Wendt/Löcherbach (Hrsg.)
Case Management in der Entwicklung

Case Management in der Entwicklung

Stand und Perspektiven in der Praxis

herausgegeben von:
Prof. Dr. Wolf Rainer Wendt
Prof. Dr. Peter Löcherbach

mit Beiträgen von:

Dipl.-Päd. Waltraud Baur
Dipl.-Psych. Dieter Best
Dipl.-Verw.-Wirtin (FH) Siglinde Bohrke-Petrovic
Prof. Dr. Michael Ewers
Mona Frommelt
Lic. phil. Stefan Kessler
Ass. jur. Stefan Lauer
Prof. Dr. Peter Löcherbach
Prof. Dr. Hugo Mennemann
Dr. Rainer Neubart

Prof. Dr. Manfred Neuffer
Dipl.-Psych. Andreas Podeswik
Prof. Ruth Remmel-Faßbender
Jürgen Ribbert-Elias
Milena Roters
Dipl.-Päd. Sören Roters-Möller
Prof. Dr. Martin Schmid
Lic. Oec. Hans Schmidt
Dipl.-Päd. Martina Schu
Prof. Dr. Wolf Rainer Wendt

2., überarbeitete Auflage

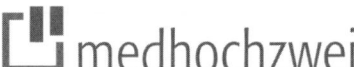

Bibliografische Information der Deutschen Nationalbibliothek

Die Deutsche Nationalbibliothek verzeichnet diese Publikation in der Deutschen Nationalbibliografie; detaillierte bibliografische Daten sind im Internet über <http://dnb.d-nb.de> abrufbar.

Bei der Herstellung des Werkes haben wir uns zukunftsbewusst für umweltverträgliche und wiederverwertbare Materialien entschieden.
Der Inhalt ist auf elementar chlorfreiem Papier gedruckt.

ISBN: 978-3-86216-048-8

© 2011 medhochzwei Verlag GmbH, Heidelberg
www.medhochzwei-verlag.de

Dieses Werk, einschließlich aller seiner Teile, ist urheberrechtlich geschützt. Jede Verwertung außerhalb der engen Grenzen des Urheberrechtsgesetzes ist ohne Zustimmung des Verlages unzulässig und strafbar. Dies gilt insbesondere für Vervielfältigungen, Übersetzungen, Mikroverfilmungen und die Einspeicherung und Verarbeitung in elektronischen Systemen.

Satz: preXtension, Grafrath
Druck und Bindung: Druckpartner Beltz, Hemsbach

Vorwort

Humandienste brauchen ein Case Management, weil sie ihre ganze Handlungsweise personen- und situationsbezogen auf Zweckmäßigkeit und nachhaltigen Erfolg auszurichten haben. Auf dieses Ziel hin sind die Fälle, mit denen die Dienste zu tun bekommen, und dahingehend ist die Problematik im Einzelfall zu bearbeiten. Case Management stellt ein Regime der fallweisen sozialen und gesundheitlichen Versorgung dar, das für Kooperation und für Koordination sorgt. Das Programm und die Handlungsstrategie des Case Managements sind aktuell, weil sie der Komplexität von Institutionen humandienstlicher Versorgung angemessen sind und weil das Verfahren den Verwicklungen in prekären Lebenssituationen von Menschen nachzugehen imstande ist.

In diesem Buch geht es um eine Bestandsaufnahme: Wo und wie bewährt sich das Konzept Case Management in der Praxis, welchen Handlungsspielraum besetzt es und mit welchen Standards zeichnet es sich in seinen Anwendungen aus? Das Verfahren wird in unterschiedlichem Maße in einzelnen Bereichen des Sozial- und Gesundheitswesens, in der Pflege, im Versicherungswesen und in der Bildungs- und Beschäftigungsförderung eingesetzt. Die Schwierigkeiten mit seiner Einführung sind kritisch zu reflektieren. Gewonnen werden soll ein Ausblick von der gegenwärtigen auf die weitere fachliche Entwicklung von Case Management im deutschsprachigen Raum. Es handelt sich um eine Auswahl von Beiträgen; einige Felder wie die Suchtkranken- und Wohnungslosenhilfe oder die Straffälligenhilfe bleiben unberücksichtigt. Der Schwerpunkt liegt im Gesundheitswesen. Herangezogen sind Beispiele, die den „Stand der Kunst" von Case Management anwendungsbezogen repräsentieren.

Gearbeitet wird professionell, aber das Case Management bezeichnet keine Profession. Gegen eine berufsbezogene Verengung des Verständnisses von Case Management ist festzustellen, dass die Kompetenz von Case Manager/innen fachübergreifend einsetzt. Ihre Zuständigkeit erschöpft sich nicht in der Fähigkeit, einen Bedarf zu klären, Hilfen zu planen und sie zu realisieren. Bei einer solchen Verkürzung kann man schnell finden: „das machen wir doch schon immer". Der Vorgehensweise ist eine umfassende Adressaten- und Problemorientierung eigen. Mit ihr werden Sektor- und Fachgrenzen überschritten, und das manageriale Handeln dehnt sich in Lebensverhältnisse aus, die mit ihrem Wandel auch das Verfahren zur Anpassung und Revision nötigen.

Vorwort

Die 2005 gegründete Deutsche Gesellschaft für Care und Case Management (DGCC) hat sich zum Ziel gesetzt, die Weiterentwicklung des Handlungsansatzes in Theorie und Praxis zu fördern und eine Optimierung der Versorgung im Sozialwesen, im Gesundheitswesen, in der Pflege, im Versicherungswesen, in der Bildungs- und Beschäftigungsförderung zu erreichen. Das vorliegende Buch ist in der Folge einer Tagung der DGCC (im Januar 2006 in Gelnhausen) entstanden, auf der in aller Breite der Entwicklungsstand von Case Management im deutschsprachigen Raum thematisiert wurde.

Seitdem ist die Entwicklung fortgeschritten. Die vorliegende zweite Auflage berücksichtigt Veränderungen in den letzten Jahren, die sich u. a. mit der Novellierung von Gesetzen im deutschen Sozial- und Gesundheitswesen ergeben haben. So mit dem Pflege-Weiterentwicklungsgesetz und mit Anpassungen in den Rechtskreisen des SGB II und des SGB III. In der Praxis sind die Anforderungen an eine sektor- und fachgebietsübergreifende Versorgung und an vernetztes Arbeiten gestiegen. Prozesse sollen optimiert werden, wobei diese Aufgabe und damit die Funktion des Case Managements interessengeleitet von den Akteuren unterschiedlich wahrgenommen wird. Klärungen im Handlungskonzept sind immer wieder neu nötig.

Gegenstand des einleitenden Beitrags von **W. R. Wendt** ist der erreichte *„state of the art"* in Beziehung auf den *„state of affairs"* im Handlungsfeld: In der Entwicklung von Case Management können die *Politik*, die es in der Reform der sozialen und gesundheitlichen Versorgung einsetzt, und die *Organisation*, in der ein „Management der Fälle" systematisch betrieben wird, und die professionelle *Methode*, mit der man fallweise personen- und situationsbezogen arbeitet, nicht voneinander getrennt werden. Der Stand der Kunst hängt ab von der Lage der Dinge und von den Entwicklungen, die sich in der Strukturierung von Versorgung (care) vollziehen: Case Management bezeichnet in Humandiensten gewissermaßen die Art und Weise der Ausführung von Care Management auf der Ebene des Einzelfalles. *Care* hier professionsübergreifend begriffen im Doppelsinn von formell organisierter und informell geleisteter Versorgung einerseits und dem Sorgen von Menschen um sich selber und füreinander andererseits. Dazwischen agiert das Case Management in den verschiedenen Diensten am Menschen.

Der Handlungsansatz ist der Sozialen Arbeit herkunftsverbunden. **M. Neuffer** setzt sich in seinem Beitrag kritisch mit dem Verhältnis und Unterschieden in der Handlungslogik von Case Management und beruflicher Sozialarbeit auseinander: es solle in sie eingebunden bleiben und vor allem die Aspekte der Beziehung zu Klienten und der Anwaltschaft für sie beachten. **M. Ewers** legt dar, dass sich auch das Fachgebiet der Pflege originär für ein Case Management im Kontinuum der Gesundheitsversorgung zuständig hält. Ewers beschreibt das „Case-Management aus, durch und in der Pflege", vergleicht den Stand eines fachpflegerischen Case Managements in Amerika mit der Situation im deutschsprachigen Raum und konstatiert Nachholbedarf. Nicht von fachlicher Seite her, sondern durch gesetzliche Neuordnung ist die Beschäftigungsförderung zum Case Management gekommen. **S. Bohrke-Petrovic** erläutert, wie das Konzept in Form des „beschäftigungsorientierten Fallmanagements" im Aufgabenbereich der Bundesagentur für Arbeit umgesetzt wird.

Im Medizinsystem finden wir das Case Management intra muros und extra muros im Einsatz. Integrierte Versorgung wird mit dem Verfahren einzelfallbezogen realisiert. **R. Neubart** beschreibt mit dem Geriatrischen Netzwerk in Brandenburg ein derart strukturiertes „Gesundheitsmanagement". Es verbessert nicht nur die Lebensqualität der betroffenen Patienten, es führt auch zu Kosteneinsparungen. Ein Muster für das Case Management im ambulanten Bereich stellt **M. Frommelt** in ihrem Beitrag dar. Sie beschreibt das Verfahren in den Strukturen vernetzten ärztlichen Handelns, wozu es inzwischen mehr als zehn Jahre Erfahrung im Praxisnetz Nürnberg-Nord gibt. Kritisch mit dem Stand der Implementierung von Case Management in Krankenhäusern befasst sich **J. Ribbert-Elias**. Ein Organisationsentwicklungsprozess – weg von der professionsbezogenen „Versäulung" hin zu einer patientenorientierten Prozesssteuerung – sei nötig und eine in manchen Kliniken anzutreffende rein ökonomisch begründete Einführung des Verfahrens abzulehnen. „Best practice" von Case Management in der Pädiatrie beanspruchen darf das von **W. Baur** und **A. Podeswik** erläuterte „Augsburger Modell" interdisziplinärer Koordination in der komplexen pädiatrischen Nachsorge bei chronisch kranken Kindern und Jugendlichen.

Sehr unterschiedlich ist der Entwicklungsstand von Case Management in der Arbeit mit behinderten Menschen einzuschätzen. Im allgemeinen, so **M. Roters** und **S. Roters-Möller** in ihrem Beitrag, findet sich nur mit der individuellen Hilfeplanung – inzwischen primär als Teilhabeplanung verstanden – ein Ansatz für die Implementierung des Verfahrens. Dagegen ist in einigen Bereichen der Rehabilitation eine erfolgreiche Nutzung von Case Management festzustellen. So bei der Erhaltung der Arbeitsfähigkeit in einem Eingliederungsmanagement am Arbeitsplatz („ability management" als Variation von „disability management") und in der beruflichen Wiedereingliederung von Unfallopfern. Auf beiden Gebieten bieten selbstständige Unternehmen ein Beispiel von best practice. Während **H. Schmidt** und **S. Kessler** in ihrem Beitrag zeigen, wie sich betriebsintern auf systemische Weise erfolgreich die Frühverrentung von Mitarbeitern vermeiden lässt, gibt **S. Lauer** Einblick in eine per Einschaltung eines neutralen Dienstleisters zwischen Versicherung und Versicherten fallweise organisierte berufliche Reintegration von Unfallpatienten. Case Management ist keine Therapie, kann ihr aber vorangehen, sie begleiten und an sie anschließen. **D. Best** verfolgt in der Kinder- und Jugendlichenpsychotherapie beispielhaft das Case Management in der multimodalen Behandlung des ADHS-Syndroms, eingeführt nach einer speziellen Vereinbarung in Baden-Württemberg.

Einen umfangreichen Anwendungsbereich von Case Management haben wir in der Altenarbeit vor uns. Seine Funktion in diesem Handlungsfeld referiert

H. Mennemann. Sie besteht vor allem im Erhalt von Selbstständigkeit und in der Vermeidung von Heimunterbringungen. Verwiesen wird auf die inzwischen erfolgte Einrichtung der Pflegestützpunkte, in denen auf die Einhaltung der Standards im Case Management gesehen werden muss. Der große Bereich der Kinder- und Jugendhilfe weist dagegen nach wie vor ein Defizit im Case Management auf. **R. Remmel-Faßbender** beleuchtet die Anknüpfungspunkte des Verfahrens an Handlungskonzepte des Jugendamtes und kann bei weiterhin zögerlicher Implementierung von Case Management in der Jugendhilfe beispielhaft auf die in einem Forschungsprojekt vollzogene effektive computergestützte Einzelfallsteuerung in einer Reihe von Jugendämtern verweisen.

Ein wissenschaftlich fundiertes fachliches Handeln bedarf der Forschung. Zum Forschungsstand erörtern **M. Schmid** und **M. Schu** die Methodik und die bisherigen Resultate internationaler und nationaler Studien. Schwerpunktmäßig finden sich klientbezogene Ergebnisse, während die Systemebene noch wenig Beachtung gefunden hat. Die Güte des Verfahrens erweist sich in seiner Wirksamkeit auf jeder Ebene seines Einsatzes. Die Qualität von Case Management hängt in den einzelnen Bereichen seiner Anwendung an der Einhaltung von Standards und an der Qualifikation derer, die sich um sie bemühen. **P. Löcherbach** zeigt das Notwendige und das Erreichte in der Entwicklung von Praxisstandards und von Ausbildungsstandards und bezieht sich dabei auf die Situation in Deutschland, in Österreich und der Schweiz. Fachlich kompetentes Personal wird gebraucht, um den noch unvollkommenen „Stand der Kunst" im Case Management zu wahren und voranzubringen.

Im Dezember 2010

Wolf Rainer Wendt
Peter Löcherbach

Inhaltsübersicht

Vorwort	V
State of the art: Das entwickelte Case Management *(Wendt)*	1
Case Management in der Sozialen Arbeit *(Neuffer)*	39
Case Management in der Pflege – Versuch einer Bestandsaufnahme *(Ewers)*	53
Fallmanagement in der Beschäftigungsförderung *(Bohrke-Petrovic)*	67
Das Gesundheitsmanagement der Geriatrie in der vernetzten Versorgung Brandenburgs *(Neubart)*	85
Case Management im Praxisnetz: HomeCare Nürnberg *(Frommelt)*	103
Case Management im Krankenhaus: Voraussetzungen – Anforderungen – Implementierung *(Ribbert-Elias)*	121
Case Management in der Pädiatrie – Nachsorge bei schwer und chronisch kranken Kindern und Jugendlichen *(Baur/Podeswik)*	141
Case Management in der Eingliederungshilfe für behinderte Menschen *(Roters/Roters-Möller)*	159
„Ability Management" – Erfahrungen aus der Schweiz *(Schmidt/Kessler)*	175
Case Management in der Rehabilitation von Unfallverletzten *(Lauer)*	193
Case Management bei der Behandlung chronifizierter psychischer Störungen bei Kindern und Jugendlichen *(Best)*	217

Inhaltsübersicht

Case Management in der Altenarbeit – Einblicke in Bewährtes und
Ausblicke auf Neues
(Mennemann) 225

Case Management in der Jugendhilfe – der Versuch einer aktuellen
Bestandsaufnahme
(Remmel-Faßbender) 241

Forschung zu Case Management: Stand und Perspektiven
(Schmid/Schu) 261

Stichwortverzeichnis 291

Beitrag 1

State of the art: Das entwickelte Case Management

Wolf Rainer Wendt

		Rn.
1	**Politik, Organisation, Methode**	5 – 12
2	**Strategie und Handwerk**	13 – 26
2.1	Der Stand der Dinge und der Stand der Kunst	15 – 19
2.2	Steuerung der Versorgung	20 – 26
3	**Kommunizieren, Beraten, Entscheiden**	27 – 43
3.1	Counselling und Case Management	31 – 36
3.2	Bahnung von Entscheidungen und Teilen von Verantwortung	37 – 43
4	**Was der Fall ist**	44 – 55
4.1	Fallgruppenmanagement und Fallführung	51 – 55
5	**Die konzeptionelle Einheit in der Vielfalt der Anwendungen**	56 – 71
5.1	Die integrierende Funktion	65 – 71
6	**Kompetenzen und Kapazitäten**	72 – 87
6.1	Prozedurale Kompetenz	81 – 87
7	**Die ökonomische Dimension des Verfahrens**	88 – 99

Literatur

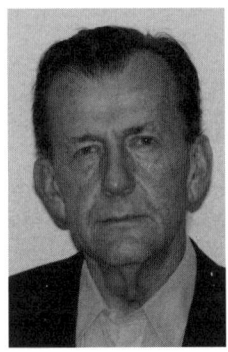

Prof. Dr. Wolf Rainer Wendt

Diplom-Psychologe, Case Management Ausbilder (DGCC):

Jahrgang 1939, hat Philosophie, Psychologie, Soziologie und Kunstgeschichte in Tübingen und Berlin studiert. Seit 1969 beruflich in der Jugendhilfe beschäftigt, übernahm er Ende 1977 die Leitung des Studienbereichs Sozialwesen der Berufsakademie Stuttgart und war als Professor in dieser Funktion bis Herbst 2004 tätig. Er ist Vorsitzender der Deutschen Gesellschaft für Sozialarbeit und Vorsitzender der Deutschen Gesellschaft für Care und Case Management (DGCC). Er lehrt in Stuttgart und in Tübingen.

Schlagwortübersicht

	Rn.		Rn.
Arbeitsbündnis	29, 44	Integrationsvertrag	8
Assessment	82 f.	Integrierte Versorgung	17, 26, 65, 67
Assistenz im CM	40	Jobcenter	66
Bedarfsgemeinschaft	27	Jugendhilfe	46
Bedarfsklärung	12	Kompetenz	73 f., 79 – 81
Behandlungspfade	24	Krankenhaus	22, 25
Beratung	31, 33 – 36, 83	Lebensführung	10, 33, 39, 61, 78, 99
Bildungsbegleitung	26	Lebenslage	38, 48
Bildungsförderung	66	Leistungserbringung	6
Care Management	9, 13, 16	Life management	35
Caring	61, 68	Macht	42 f.
Continuum of care	36	Managed Care	15
Counselling	31 f., 34	Migrationserstberatung	65
Deinstitutionalisierung	15	Monitoring	67, 86
Diagnose	82	Ökonomie	88, 94, 99
Disability Management	14	Organisationsentwicklung	9, 13
Disease Management	58	Persönliches Budget	17, 32, 58, 93
Dokumentation	87	Pflegemanagement	14
Eingliederungshilfe	12	Planung	84 f.
Eingliederungsmanagement	68	Prävention	49
Einzelhilfe	54	Profiling	82
Empowerment	41	Prozedurale Fairness	37
Fachlichkeit	58, 60, 78	Prozessmanagement	22
Fallführung	20, 55, 65 f., 69, 77 f.	Psychoedukation	35
Fallgruppen	53, 55	Screening	52
Gesamtplan	67, 85	Selbstmanagement	32
Gesundheitsmanagement	14	Servicestellen	67
Governance	26, 41	Sorgeberatung	31 – 34
Gruppenarbeit	35	Standards	30
Hilfeplan	84	Systemsteuerung	9, 20, 24, 26, 77
Humandienste	60, 96	Verantwortungsteilung	37
Implementierung	17, 90	Weiterbildung	74
Informationsmanagement	87	Zertifizierung	63, 74
Integrationsmanagement	14	Zugang	54

In unserer Alltagssprache gebrauchen wir die Redewendung, „die Dinge in die Reihe" bringen zu wollen. Es ist einfacher gesagt als getan, vielfältige Angelegenheiten, die uns beschweren, „auf die Reihe" zu bringen. Gemeint sind der mentale und der praktische Versuch, in komplizierter Lage die Übersicht zu behalten, eine Ordnung zu erreichen, zu korrigieren, was fehl gelaufen ist, das Leben zu bewältigen und zielgerichtet voranzukommen. Soweit das eine Person alleine nicht erreicht, kann ein Case Management helfen. Und mit ihm hilft sich auch ein dienstliches System, zielwirksam zu funktionieren.

1

State of the art: Das entwickelte Case Management

2   Das Verfahren nimmt generell die Aufgabe wahr, mit einzelnen Personen und für sie in prekärer Lage eine Versorgung und unterstützende Maßnahmen situations- und problembezogen „in die Reihe" zu bringen. Es ordnet sie und führt sie zusammen. Auf der anderen Seite werden im institutionellen Rahmen fallweise Lebenssituationen, Verhalten und Verhältnisse von Menschen „auf die Reihe" gebracht. Das heißt: ein Case Management bewältigt Komplexität, und es reguliert und arrangiert im Ablauf von Prozessen die für eine Problembewältigung nötigen Maßnahmen und Aktivitäten. So unspezifisch sei die Aufgabe und Funktion des Case Managements in den verschiedenen Gebieten seines Einsatzes zunächst formuliert, bevor wir betrachten, was es im Sozial- und Gesundheitswesen, in der Pflege, im Versicherungswesen und in der Beschäftigungsförderung beim „Stand der Kunst" im besonderen leistet.

3   Case Management ist vielfältig im Einsatz. Verschaffen wir uns einen Überblick über die Praxis, in der sich das Case Management entwickelt hat und für die es zu einer Praxeologie geworden ist (d. h. zu einem begrifflichen Rahmen für das in seinen Anwendungen zweckrationale Handeln), so gewinnen wir auch Einblick in den fachlichen Stand, der mit seinen Anwendungen erreicht ist, in die Schwierigkeiten, mit denen es bei seiner Implementation zu kämpfen hat, in das Qualitätsniveau, das es aufweist, und in die Perspektiven, die sich dem weiteren fachlichen Ausbau von Case Management bieten. Fachlich ist die dem Verfahren eigene Kunstfertigkeit nicht fest umrissen. Sein *state of the art*, der zu beobachten und der zu diskutieren ist, bleibt ein dynamischer. Er wird bei immer mehr differenzierter Anwendung in Bewegung gehalten. Wir beobachten diese Entwicklung und reflektieren sie als einen Transaktionsprozess zwischen theoretischer Aufarbeitung und praktischen Umsetzungen im Verfahren.

4   Der tatsächliche Einsatz von Case Management, wie wir ihn punktuell in den kontingenten Zuständen der Praxis vorfinden, hinkt an vielen Stellen dem Stand der Kunst hinterher. Selbst wenn wir uns mit Beispielen von *best practice* befassen, lässt sich fragen, woran wir messen, dass diese Praxis mustergültig ist. Die Kunstfertigkeit im Case Management wird nicht durch die eine oder andere Anwendung des Verfahrens repräsentiert, sondern wird von der wissenschaftlichen Diskussion und Erarbeitung von Standards über einzelne Anwendungen hinweg transportiert. Das ist überall so, wo professionell *lege artis* gehandelt werden soll. Die Schwierigkeit, Qualität im Case Management zu ermessen, besteht darin, dass diese Qualität nicht einfach in der guten Arbeit von Case Managern aufzufinden ist, sondern an ausgedehnten mehrdimensional strukturierten Vorgängen hängt, an die unterschiedliche Kriterien der Beurteilung anzulegen sind. Und die Strukturen wie die Vorgänge in ihnen ändern sich. Das Fachgebiet Case Management befindet sich in einem Entwicklungsprozess, der uns stets aufs Neue nötigt, uns mit der Methode Case Management, mit der Politik seiner Implementierung und mit der Organisation zu befassen, in der ein Case Management stattfindet.

1 Politik, Organisation, Methode

Wer sich mit dem Case Management befasst, lernt es auf mehreren Ebenen und aus verschiedenen Blickwinkeln betrachten. Wir finden den Handlungsansatz

politisch gefordert,

organisatorisch eingerichtet und

methodisch ausgeprägt.

Was seinen Ausgang von einer methodischen Anforderung in der Sozialen Arbeit nahm, ist im sozialpolitischen Modernisierungs- und Reformprozess handlungsstrategisch aufgegriffen und der organisierten Leistungserbringung ins Pflichtenheft geschrieben worden (s. Abb. 1).

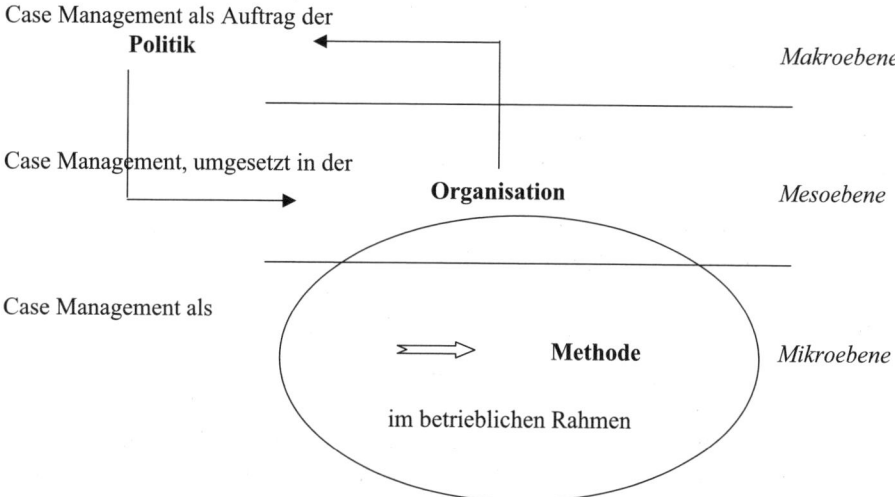

Abb. 1: Realisierungsebenen von Case Management

Auf der *politischen* Ebene erscheint es in einem andauernden Prozess der Optimierung von sozialer Versorgung zweckmäßig, das Case Management für eine wirkungsorientierte Erbringung sozialrechtlich vorgesehener Leistungen heranzuziehen. Das Verfahren wird mit einem politischen Auftrag versehen.

Es wird zum Beispiel gebraucht und eingesetzt für „moderne Dienstleistungen am Arbeitsmarkt" nach SGB III und für die „Grundsicherung für Arbeitsuchende" nach SGB II, für eine integrierte medizinische Versorgung (§ 140 SGB V), für die Zusammenführung von Leistungen in der Rehabilitation nach SGB IX, für die Begleitung der Einführung des „Persönlichen Budgets" – oder für die Integration von Migranten, die nach Vorstellungen der Europäischen Union mit einem

Integrationsvertrag beginnen soll und die in Deutschland nach dem Zuwanderungsgesetz erfolgt.

9   Auf der Ebene der *Organisation* und des Betriebs von Humandiensten sind die Strukturen und mögliche Umstrukturierungen zu betrachten, in denen ein Case Management zum Zuge kommt. Die mit ihm bezeichnete Systemaufgabe wird mit einer Organisationsentwicklung hin zu individuellerer Leistungserbringung wahrgenommen. Dabei lässt sich das Management der Versorgung (*care management*) operativ so zuschneiden, dass es in der fallweisen Abarbeitung des Versorgungsauftrags im Betrieb optimale Ergebnisse erreicht. Für diesen Zuschnitt gibt es Programme, die jeweils für eine Menge von Fällen (Fallgruppen) den Weg aufzeigen, der beschritten werden kann. Die Organisation qualifiziert sich in ihrer Zweckerfüllung dadurch, dass sie ihre Prozesse im Aufbau und in den Abläufen personen- und situationsbezogen gestaltet. Ohne konsistente Organisationsentwicklung, ein Personalentwicklungskonzept eingeschlossen, wird, wie sich empirisch zeigt (*Kolbe/Reis* 2005), ein effektiver Einsatz von Case Management nicht erreicht. Es impliziert auf der betrieblichen Ebene eine Systemsteuerung, die ihrerseits für eine vernünftige Führung der Fälle im einzelnen sorgt. Kurz gesagt: In der Organisation betrifft das Verfahren die geschickte Handhabung der Fälle, für die sie eingerichtet ist. Im betrieblichen Case Management wird entschieden, wie fallgruppenweise und fallweise verfahren wird.

10 Die von D. Moxley eingeführte Unterscheidung zwischen einem systemgesteuerten (*system-driven*) Case Management und einem konsumentengesteuerten (*consumer-driven*) Case Management (*Moxley* 1997, 15) erweckt den Anschein, es gehe auf der einen Seite nur um die Optimierung der Organisation und ihres Ressourcenverbrauchs und es gehe auf der anderen Seite nur um die Bedienung von Klienten bzw. Kundenbedürfnissen (vgl. *Klug* 2005, 48 ff.). Das Management-Erfordernis besteht aber in einer Anpassung des Systems an die Lebensführung von Menschen und in der Hinführung von Nutzern zu den Anforderungen im System bzw. an die mit seinen Möglichkeiten erreichbare Problembewältigung. Das systemgesteuerte Case Management durchdringt das Management der Anliegen von Nutzern und umgekehrt. In der Konzeption beider von Moxley genannten Typen besteht eine Spannung zwischen ihnen (*Klug* 2005, 50), die im Handeln von Case Managern auszuhalten ist. Sie sind „Mittler", die sich methodisch darauf verstehen, eine formelle Regulierung in die Eigensteuerung von Personen zu übersetzen und an informelle Versorgung anzuschließen.

11 Wird der erreichte Standard in der Anwendung von Case Management erörtert, ist professionell und fachlich „über den Weg" (d. i. *Methode*) zu diskutieren, der im Case Management gegangen wird. Die Methode besteht zunächst in einer festen Ablauforganisation. Essentiell in der Durchführung eines Case Managements ist die Einhaltung der Schrittfolge mit den Kernelementen

- Erschließung des Zugangs und Aufnahme in ein fallweises Management
- Assessment: Problemeinschätzung und Bedarfsklärung

- Zielvereinbarung und Planung
- Monitoring der Leistungserbringung
- Evaluation (Prozess- und Ergebnisevaluation)
- Accountability in fallübergreifender Berichterstattung.

Das bloße Vorkommen dieser Elemente genügt den methodischen Anforderungen indes nicht. Die Komponenten des Prozesses bedürfen einer Qualifizierung im jeweiligen Anwendungsbereich. In der Eingliederungshilfe für behinderte Menschen beispielsweise orientiert sich Bedarfsklärung (im Verhältnis von Impairment, Activity, Participation) an den Maßgaben der International Classification of Functioning, Disability and Health – ICF; in der Förderplanung zur Integration von Zuwanderern gehört die Abstimmung gesellschaftlicher Integrationsziele mit der Lebensplanung von Migranten zum Standard.

2 Strategie und Handwerk

Wie mit jedem Management werden mit unserem Verfahren bestimmte Absichten verfolgt. Es ist zweckrational angelegt. *Operativ* soll mit dem Instrumentarium Case Management erreicht werden, dass in personenbezogenen Diensten die Ziele (Effekte) im Sozial- und Gesundheitswesen, in der Pflege, im Versicherungswesen und in der Beschäftigungsförderung bestmöglich (effizient) erreicht werden. *Strategisch* stellt das Konzept Case Management einen auf bessere Zustände in jenen Bereichen gerichteten allgemeinen Verhaltensplan dar. Es hat ein Programm zum Inhalt, mit dem eine Strategie der Versorgung (*care*) operationalisiert werden kann. Die Strategie „handwerklich" gut umzusetzen, ist Sache der professionell im Case Management Arbeitenden. Sie sind dabei angewiesen auf die Organisationsentwicklung in ihrem Betrieb. Die in ihm eingerichtete Handhabung und Steuerung der Versorgung (*care management*) gibt vor und ermöglicht, was mit dem Case Management kunstfertig geleistet werden kann. (Versorgung sei hier generell verstanden als institutionalisierte Bedarfsdeckung.)

Das Care Management erfolgt bereichsspezifisch und fachlich differenziert als Gesundheitsmanagement, als Pflegemanagement, Disability Management, Integrationsmanagement usw. Im jeweiligen Bereich ist es abhängig von Politik (der gesundheitlichen Versorgung und Gesundheitsreform mit ihren Programmen, der Eingliederung behinderter Menschen, der Qualifizierung Arbeitsuchender, der Integration von Migranten usw.). *The state of the art* kann sich nur in einem gegebenen Handlungsrahmen ausbilden, über den die Fachkräfte, die im Verfahren eingesetzt werden, nicht verfügen bzw. den sie nur über Rückmeldungen beeinflussen können.

2.1 Der Stand der Dinge und der Stand der Kunst

15 Im historischen Verlauf betrachtet, hat sich das Koordinatensystem verschoben, in dem wir Case Management verortet finden. Und die Koordinaten verschieben sich weiter. Was mit der Deinstitutionalisierung in der Versorgung hilfebedürftiger Menschen in den 1970er Jahren dem Case Management als Einsatzgebiet vorgegeben wurde, sodann sich im Gesundheitswesen der USA ab den 1980er Jahren von Managed Care vereinnahmen ließ und in Europa in der Administration nach 1990 dem New Public Management in seinen verschiedenen Ausprägungen unterworfen wurde, steht heute unter dem Zeichen neuer Leitbilder, als da sind „Aktivierender Staat", „Neue Verantwortungsteilung", „Leistungsvereinbarungen", „Integrierte Versorgung", „Nutzerpartizipation" und Subjektförderung auch in der Zuweisung individualisierter Budgets (direct payments). Diese neuen Verankerungen betreffen den *state of affairs*, in dem ein Case Management eingerichtet ist oder in dem es nun implementiert wird. Man mag das Verfahren in diesen Beziehungen als ein Instrument neoliberaler Sozialpolitik identifizieren (*Hansen* 2005, 108) und es so womöglich denunzieren wollen; um die Fakten der administrativen Einordnung kommen wir nicht herum. Der *state of affairs* ist bestimmender Kontext für den Stand der Kunst in Theorie und Praxis (s. Abb. 2):

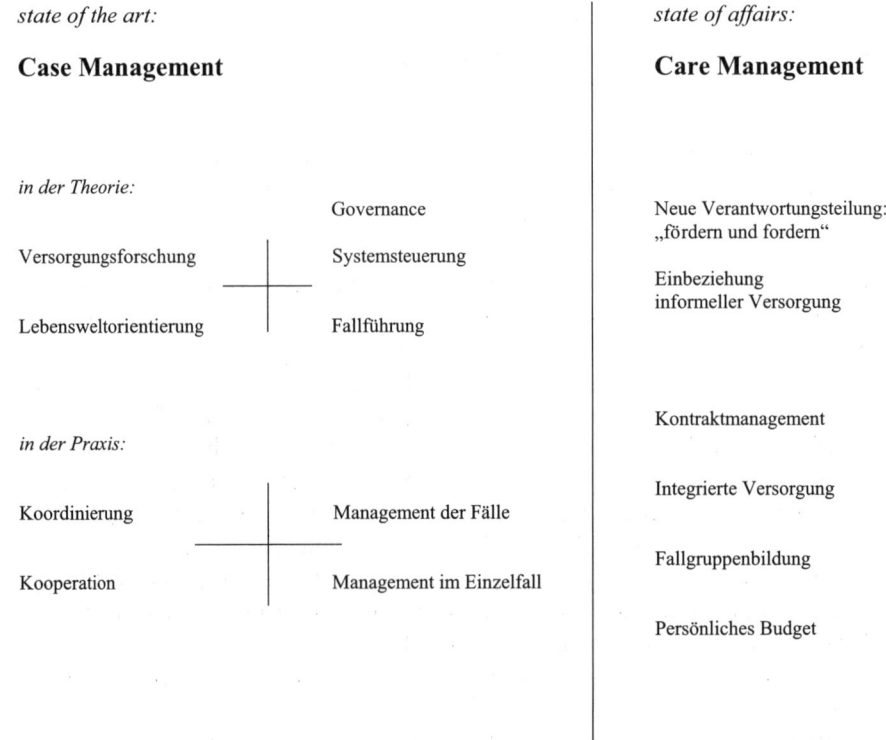

Abb. 2: Orientierungen und Verankerungen

Im angelsächsischen Raum war man lange der Meinung, dass die Ablaufstruktur im Case Management dazu genügt, es methodisch zu etablieren. Nach und nach zeigte sich aber, dass die dem Verfahren von außen vorgegebene Strukturen über seinen Erfolg bestimmen. Nach 12 Jahren Erfahrung mit dem britischen Reglement von Care Management und in spezieller Hinsicht auf behinderte und psychisch kranke Menschen stellten Cambridge u. a. (2005) fest: „To be effective, care management needs to fit with the new central policy agendas of joint commissioning, partnership working and performance management. It consequently requires an operational relationship with other functions provided from within or outside social services departments, including contracting and commissioning Best Value and care standards." (*Cambridge et al.* 2005, 1056) 16

Ein britischer Case Manager benötigt heutzutage Budgetzuständigkeit, die Berechtigung, individuelle Kontrakte abzuschließen und für eine integrierte Versorgung selbstständig Dienstleistungen zu beschaffen. Er muss sich im Markt der Angebote mindestens so gut auskennen wie im Bedarf der Klientel. „Care management information services on needs, service utilization, costs and outcomes are required if care management is to help achieve cost effectiveness and Best Value." (*Cambridge et al.* 2005, 1057) In der Praxis wird eine mangelhafte Implementierung und ein bürokratisches Verfahren beklagt. Fachlich zu antworten ist auch in Großbritannien besonders auf die mit *direct payments*, Formen des Persönlichen Budgets, verbundenen Anforderungen an die Integration gesundheitlicher und sozialer Dienste (*Glendinning et al.* 2000). 17

Mit Blick auf internationale Erfahrungen in der Anwendung von Case Management können wir für die Entwicklung seines *state of the art* diachronisch eine Reifung des Verfahrens in vier Erstreckungen konstatieren: 18

- versorgungssystematisch und lebensweltbezogen in der (kooperativen) personenbezogenen Daseinsvorsorge: Im Case Management wird sie fallweise ausgehandelt und andauernd in ihrer Durchführung begleitet.
- überindividuell in der Organisation der Handhabung von Fällen: Case Management hat sich als ein Entscheidungsverfahren herausgebildet, in dem klassifiziert wird und in dem der Einordnung folgend nach Standard vorgegangen wird. Case Management tritt auf betrieblicher Ebene als ein Zielgruppen- resp. Fallgruppenmanagement auf, sorgt aber im standardisierten Vorgehen dafür, dass es dem Einzelfall hinreichend angepasst wird.
- auf der Mikroebene in der individualisierten Koproduktion von Wohlfahrt: Die Komponenten des Verfahrens – Assessment und Profiling, gemeinsame Ratsuche und Planung, Monitoring und Evaluation – nehmen die Experten, die Dienstleistungsnutzer und mitsorgenden Angehörigen in neuer Weise in Anspruch.
- technologisch im System der Versorgung: Case Management optimiert Transaktionsnutzen und Transaktionskosten der Herstellung von Wohlfahrt

und zieht dazu informations- und kommunikationstechnologische Lösungen und Netzwerke der Leistungserbringung heran.

19 Zusammengenommen lässt sich eine Aufrüstung des Verfahrens feststellen. Sie betrifft zunächst einmal das Konzept, die Blaupausen eines geeigneten Managements. Was darin in feinerer Zeichnung des *state of the art* erscheint, wird durchaus (noch) nicht in jeder Praxis realisiert.

2.2 Steuerung der Versorgung

20 In seiner komplexen Struktur und Dynamik entfaltet sich das Case Management in Handlungsfeldern dort, wo eine Veränderung der Systemsteuerung und der Fallführung gleichzeitig und aufeinander bezogen erfolgt. Bedenken wir: Als man in der Sozialen Arbeit mit dem Case Management anfing, war von „Fall" wie von „System" nur in dem einfachen Sinne die Rede, dass dem „Klientsystem" die Ressourcen des „Hilfesystems" durch das advokatorische und vermittelnde Handeln von Case Managern zugänglich werden sollten. So hat seinerzeit Louis Lowy das Vorhaben auf den Punkt gebracht (*Lowy* 1988, 31). Inzwischen ist der ganze Umgang mit Fällen zu einer Systemaufgabe geworden, die das Case Management nicht nur, und nicht einmal in erster Linie, auf der Ebene der Beziehung einer Fachkraft zu ihrer Klientel zu bewältigen hat. Hinzugetreten sind die Ebene der betrieblichen Abläufe und die politische Ebene, auf der ein Versorgungsauftrag wahrgenommen wird und in seiner Erfüllung zu vertreten ist.

21 Auf der Betriebsebene kann das Case Management zur Steuerung der personenbezogenen Versorgungsprozesse insgesamt dienen. Vorausgesetzt, die Strukturen erlauben diese Funktion des Verfahrens oder werden ihr angepasst. Es ist dann unpersönlich im Einsatz und ein Instrument der betrieblichen Disposition über Produktionsmittel. Häufig beginnt und beschränkt sich zunächst sein Einsatz auf den Zugang und den Abgang in Humandiensten. So hat man beispielsweise im Klinikum der Universität zu Köln „die Tätigkeit des Case-Management auf die Optimierung der Patientenaufnahme sowie auf die Patientenentlassung und -überleitung" konzentriert (*Pape/Bostelaar* 2005, 581). Die Steuerungsfunktion ist ausbaufähig; sie kann auf die internen Abläufe der Leistungserbringung ausgedehnt werden.

22 In dieser Weise wird in manchen Krankenhäusern das Case Management für ein *klinisches Prozessmanagement* (*Greiling* 2004) herangezogen. Es übergreift bei einem „Gesundheitszentrum", das einen medizinischen Versorgungsauftrag integral wahrzunehmen beabsichtigt, die Sektorgrenzen und die professionellen Domänen. Hierzu sei ein Erfahrungsbericht aus der Frankenwaldklinik Kronach zitiert: „Das Case Management als neue Struktur musste in eine neue Linienstruktur eingebunden werden, da es durch seinen interdisziplinären Ansatz nicht in die ‚klassischen Säulen' des Krankenhauses, also ärztlichen Bereich, Pflege oder Verwaltung, passte. Es wurde somit eine neue Struktur geschaffen: das zentrale

Case Management. Dieses umfasst neben den Case Managern die zentrale Patientenaufnahme inkl. administrativer Aufnahme, den medizinischen Schreibdienst und den Sozialdienst". (*Roppelt u. a.* 2004, 588) Ökonomisch betrachtet ist, was da zentral gemanagt wird, der Faktoreinsatz Arbeit in der paramedizinischen Krankenhausproduktion.

Bei der Rationalisierung der *internen* Leistungserbringung bleibt es nicht. Die Frankenwaldklinik gibt auch ein Beispiel dafür, wie sich unternehmenspolitisch über die Hospitalgrenzen hinaus ein „*provider*" als „*purchaser*", als Beschaffer, zu etablieren versucht: Die Klinik will sich mit dem Konzept Case Management als Gesundheitszentrum in ihrer Region etablieren und die Patientenversorgung nicht nur innerhalb der Klinik, sondern in Vernetzung mit anderen Dienstleistern auch *extra muros* im Umfeld der Klinik steuern: Die Nachbehandlung durch Ärzte, in der Rehabilitation und Pflege sowie die Unterstützung durch Sozialdienste wird in das Case Management einbezogen.

Analog gibt es in manchen großen Krankenhäusern eine Stabsstelle „Zentrales Case Management", die im Versorgungsprozess einer Fachabteilung alle beteiligten Akteure zu koordinieren hat. Case Management wird auch hier primär als Systemgestaltung und Systemsteuerung verstanden. Sie zielt „auf ein effektives und effizientes, einzelfallübergreifendes Management von Netzwerken, das Voraussetzungen und Rahmenbedingungen für die konkrete Fallarbeit der ausführenden Akteure leistet. Der Case Manager hat sowohl die Rolle des Akteurs (z. B. Gatekeeper), als auch die steuernde Funktion des Systems und ist zuständig für den Gesamtprozess" (*Huber* 2005, 43), aber nicht für ein Management des Einzelfalles. Der „stationäre Case Manager", wie er genannt wird, beobachtet die Einhaltung von Behandlungspfaden, identifiziert Abweichungen von ihnen und erörtert diese Abweichungen mit den beteiligten ärztlichen Akteuren, ficht dabei aber die ärztlich zu verantwortende Notwendigkeit von abweichenden Behandlungen nicht an.

Im Krankenhaus soll mit dem Case Management die Verweildauer gesenkt werden; und die Fallzahlen sollen gesteigert werden. Im Einzelnen verspricht man sich eine

- „Optimierung von Prozessabläufen in der Patientenbehandlung,
- Qualitätssicherung der medizinischen Behandlung,
- Schaffung von transparenten Strukturen und Leistungen,
- Ermittlung und transparente Darstellung der Kosten und Erlöse,
- Erhöhung der Patienten- und Mitarbeiterzufriedenheit,
- Entwicklung des internen Know-how und Sicherung des Wissentransfers." (*Krusch u. a.* 2006, 124)

Überindividuelle Prozesssteuerung als Aufgabengebiet des Case Managements finden wir nicht nur im Krankenhaussektor eingerichtet. Auch Versicherungen oder kommunale Sozialverwaltungen sowie Kompetenzagenturen in der Bildungsbegleitung (zur Qualifizierung und beruflichen Integration von Jugendlichen mit besonderem Förderbedarf) sehen es so vor. In dieser Praxis von Case Management wird die Systemsteuerung gleichzeitig einem geänderten Versorgungsregime (Stichwort: Integrierte Versorgung) und einem sich ändernden Verhältnis der Dienstleister zu den Konsumenten der Versorgung (Stichwort: *consumer-driven case management*) angepasst. Den Zusammenhang beider (neuer) Regime wird unter dem Gesichtspunkt eines veränderten „Regierens" in sozialer und individueller Problembewältigung (Stichwort: *governance*) des näheren zu erörtern sein. Wir beobachten beiderseits einen Wandel des Besorgens (s. Abb. 3).

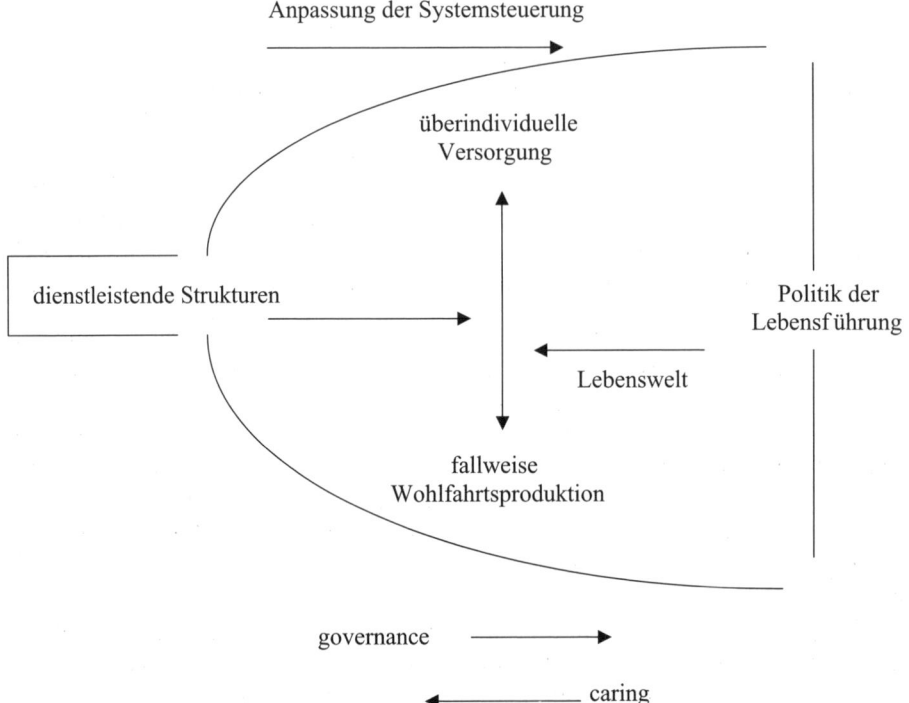

Abb. 3: Dimensionen der Ausprägung von Case Management in den Kontexten seiner Anwendung

3 Kommunizieren, Beraten, Entscheiden

27 Die methodische Anforderung im Case Management ergibt sich generell in professioneller Einstellung auf eine Person oder Familie („Bedarfsgemeinschaft„ heißt das im SGB II) in ihrer Situation. „Person-in-environment" lautet der Handlungsansatz in der Sozialarbeitswissenschaft. Er bezeichnet eine Einstellung

auf Gegebenheiten, auf die sich die Beteiligten verständigen (können). Die Prämisse im Case Management, bedarfsgerecht und zielwirksam handeln zu wollen, hat methodische Konsequenzen

- *in der Art der Kommunikation*
- *in der Weise der Beratung*
- *im Procedere des Entscheidens und der Vereinbarung.*

In Hinblick auf den Stand der Kunstfertigkeit im Verfahren verdienen diese Momente besondere Aufmerksamkeit.

Kommunikativ zeichnet sich das Case Management durch eine nüchtern-sachliche Herangehensweise aus. Die professionellen Akteure und die Adressaten ihres Handelns teilen sich problem- und aufgabenbezogen einander mit. Ein Case Manager wirkt dahin, dass dies geschieht. Der Gegenstand des Austausches wird als ein gemeinsames Objekt des Bemühens verstanden und so dem privaten Ungenügen entzogen. Nicht der Arbeitslose wird behandelt, sondern seine Arbeitslosigkeit ist das Problem. Nicht über den behinderten Menschen, sondern über Behinderungen, denen er ausgesetzt ist, wird kommuniziert. Die Art und Weise der Kommunikation schafft Orientierung, der gemäß dann zu interagieren ist. Idealtypisch wird ein *Arbeitsbündnis* hergestellt, in dem zielgerichtet gehandelt werden kann.

Case Management integriert fallweise, was Personen humandienstlich brauchen. Was sie nötig haben, ergibt sich erst in der Kommunikation mit ihnen – in einem Prozess, der sowohl von ihrer Seite als auch seitens einer zuständigen Institution begonnen werden kann. Das Ergebnis ist eine wechselseitige Inanspruchnahme. Die Art der Kommunikation betrifft die ganze Beziehungsgestaltung von der Aufnahme eines Falles über den Prozess des gemeinsamen Einschätzens und Planens bis zur Evaluation des Geschehens. Mithin besteht methodisch ein Case Management auch dann in einer sozialen Arbeit, wenn es nicht in der beruflichen Sozialarbeit betrieben wird, sondern in der medizinischen Versorgung, in der Pflege oder bei einer Versicherung stattfindet. Sozial ist das ganze Verfahren auf *Zusammenarbeit* abgestellt. Entsprechend definiert die *Case Management Society of America* (wenngleich mit dem Fokus Gesundheit) in ihren *National Standards of Practice* (2004): „Case Management is a collaborative process of assessment, planning, facilitation and advocacy for options and services to meet an individual's health needs through communication and available resources to promote quality cost-effective outcomes." Diese Definition ist in der Neufassung der Standards 2010 beibehalten worden.

3.1 Counselling und Case Management

In humandienstlichen Kontexten erfolgt die Steuerung des Verhaltens der Beteiligten auf Wegen der *Beratung*. Sie besteht im Austausch von Mitteilungen, die Informationen und Orientierung bieten, Erfahrungen transportieren, Einsicht und Klärung schaffen, Handlungsmöglichkeiten und Handlungsalternativen aufzeigen. Die Einstellung auf einen gegebenen Fall (s. u.) bedingt im Case Management eine besondere Ausprägung der Beratung in den einzelnen Phasen des Verfahrens. Rat findet sich in Kooperation (vgl. *Wendt* 2000). In den Verfahrensschritten wird der Dialog der Beteiligten strukturiert. Die hauptsächliche Weise der Beratung im Case Management ist „konsiliar": Sie wird grundsätzlich zunächst ohne fachliche Expertise geleistet. Zu diesem Verständnis von Beratung (lat. *consiliare* und *consilium*, engl. *counselling* und *consultation*) gehört der Bedeutungsgehalt, dass sie im *Miteinander* von Menschen erfolgt, welche zusammen nach einer Problemlösung suchen. Man berät sich gemeinsam: Herkömmlich meint ein *Rat* eine Mehrzahl von Personen, die sich kundig machen und die kundig sind. Das Wort Beratung steht hier intransitiv für „beratschlagen" (*deliberare*), wobei man in diesem Vorgang zu einem Beschluss kommt.

32 In der Komplexität alltäglicher Handlungserfordernisse muss, wer ihnen mit Erfolg nachkommen will, „gut beraten sein". Es gehört zum gewöhnlichen Lebens- oder Selbstmanagement, sich Rat zu verschaffen. Er kann bei anderen Menschen eingeholt werden, die man in der gleichen Situation weiß oder von denen man vermutet, dass sie sich auf die Anforderungen in ihr verstehen. Eine derartige Beratung unter Gleichen lässt sich institutionalisieren. Man spricht von *peer counselling*, wenn beispielsweise Beratung von behinderten Menschen für behinderte Menschen geleistet wird. Diese Beratungsform kann in den Case Management – Prozess, etwa einer Rehabilitation (*Roessler/Rubin* 2006) oder zur Assistenz nach Gewährung eines Persönlichen Budgets, einbezogen werden.

33 Die Beziehung von Case Management auf individuelle Lebensführung und das Management der Problembewältigung in ihr und in der Unterstützung dabei verleiht der Beratung selber einen managerialen Charakter: die Beteiligten stimmen sich ab, schätzen die Situation ein, organisieren Rat, setzen strategische Überlegungen planmäßig in operatives Handeln um, treffen Vereinbarungen usw. Der Beratungsprozess dauert an; er differenziert sich im Ablauf des Case Managements in Vorgänge des Assessments, der Zielfindung und Planung, der Koordinierung, des Monitoring und der Evaluation. Er besteht also nicht darin, dass ein Ratsuchender eine Auskunft oder Ratschläge erhält bzw. sich in einer Beratungsstelle Rat (*advice* und *guidance*) abholt. Die manageriale Beratung richtet sich durchweg auf *Lebenspraxis* aus und ist auch prozedural als Teil von ihr zu begreifen. Angesprochen werden die Sorgen von Menschen. Ich habe dafür den Begriff der *Sorgeberatung* eingeführt (Wendt 2009). Sorgeberatung ist spezifisch für ein Management, das persönliche Lebens- und Problembewältigung mit Möglichkeiten einer Unterstützung oder Versorgung verbindet.

34 Verfolgen wir die Ausformung sozialberuflicher und institutioneller Beratung in den letzten Jahrzehnten – bei Akzentverschiebung von *advice* über *guidance* zu *counselling* –, stellen wir einen paradigmatischen Wandel fest, in dem zunehmend eine Ressourcenorientierung mit dem Bezug auf Kontexte einhergeht. Be-

ratung, so wird erkannt, vollzieht sich in Kontexten und sucht ein kontexttaugliches Ergebnis. „Ein *kontextuelles Paradigma* der Beratung erweitert den psychologischen und psychosozialen Blick auf die gesamten Lebensumstände von Personen und Gruppen in einer sich dramatisch verändernden Welt. Es berücksichtigt ökonomische, ökologische, kulturelle und andere Lebensdimensionen derer, die Beratung nutzen können und die Beratung suchen. Es wirft den Blick auf Menschen mit Beratungsbedürfnissen in normativen Lebensherausforderungen und Lebenskrisen, die Beratung suchen, um ihr Leben (besser) leben zu können, ihr Leben verändern zu können, ihr Leben gestalten und ihm eine bestimmte Richtung geben zu können." (*Nestmann/Engel* 2002, 21).

Die Verhältnisse, in denen Menschen leben, sind vergleichbar. Ihre Beratung kann daher auch in Gruppen erfolgen, zu denen sie sich selber in der Erfahrung gleicher Betroffenheit zusammenfinden oder die von fachlicher Seite im Rahmen von Case Management gebildet werden. Das Verfahren lässt sich also mit Formen der *Gruppenarbeit* verbinden, in denen die Beteiligten lernen, eigene soziale, gesundheitliche oder wirtschaftliche Belange zu managen. Professionelle wirken dabei anleitend und unterstützend mit, etwa in Gruppen von pflegenden Angehörigen, in der Familienhilfe zum Austausch über Erziehungsfragen, in der Begleitung chronisch Kranker oder in der Psychoedukation. Beratung greift hier auf individuelles und gemeinsames *life management* über, von dem die Ratsuche oft genug auch ausgeht. 35

Auf der anderen Seite kommt die betriebsinterne und interorganisatorische Steuerung des Versorgungsgeschehens bzw. der humandienstlichen Leistungserbringung im *continuum of care* nicht ohne Beratung aus. Konsiliarisch werden die Kompetenzen verschiedener Stellen und Fachkräfte beansprucht und „im Rat" eines angemessenen Vorgehens zusammengeführt. Eine Menge Rat liegt im weiteren Umfeld des humandienstlichen Versorgungssystems verteilt vor und bedarf der Erschließung, wofür organisatorische und kommunikative Vorkehrungen zu treffen sind: Man vernetzt sich, findet und bahnt Wege und hält sich im Netz an sie. Es ist deshalb zu Recht darauf hingewiesen worden, dass die Verbindung von Beratungs- und Steuerungselementen im Case Management in Theorie und Praxis nachvollzogen werden muss. Steuerung tritt in der Fallbegleitung nicht an die Stelle von Beratung, und die Steuerungsaufgabe verschwindet nicht, wenn eine Case Managerin sich mit Klienten berät. „Die Reduktion des Ansatzes in eine eher beratungs- oder steuerungsorientierte Umsetzungsvariante vernachlässigt jeweils ein charakteristisches Merkmal und innovatives Element von Case Management" (*Gissel-Palkovich* 2006, 32). 36

3.2 Bahnung von Entscheidungen und Teilen von Verantwortung

37 Im formell organisierten Case Management werden *Entscheidungen* getroffen. Die der Arbeitsweise eigene *prozedurale Fairness* gebietet es, das Verfahren offenzulegen, in dem es zu den Entscheidungen kommt. Im Gegensatz zu kurzfristigen Interventionen (eines Arztes, von Sozialpädagogen, von Pflegefachkräften oder eines gesetzlichen Betreuers), bei denen die professionellen Akteure wissen, was sie zu tun haben, sind für das zeitlich ausgedehnte Case Management stets Vereinbarungen unter den Beteiligten zu treffen, für die sie sich entscheiden. Die Teilnehmer am Verfahren tragen Verantwortung. Worin sie besteht, ist im Case Management selber zu klären. Die Verantwortung wird im Prozess per Zielvereinbarung, Planung und kontrollierter Umsetzung neu geteilt. Die *Verantwortungsteilung* betrifft alle Akteursbereiche in dem Triangel von Leistungsträgern, Leistungserbringern und Leistungsnutzern sowie das generelle Verhältnis von institutionellen Versorgern und selbst sorgenden Bürgern und Bürgerinnen.

38 Im Case Management muss Komplexität reduziert werden, um rational handeln zu können: In einer Vielfalt von Diensten, Maßnahmen, Hilfen und Behandlungen, die im System möglich sind, gilt es, die richtigen auszuwählen. Und in der Komplexität individueller Lebensproblematik ist zu entscheiden, was Vorrang hat, welchen Risiken vorgebeugt werden muss und wo sich Lösungen erreichen lassen. Wofür sollen die Ressourcen eingesetzt werden, die zur Verfügung stehen? Sie sind bezogen auf einen humanen Bedarf prinzipiell knapp. W. Klug hat für die Zielgruppe der Gefährdetenhilfe beschrieben, wie komplex sich in deren Lebenslage die Managementanforderungen in den Restriktionen ihrer ganzen Lebenslage gestalten. Eingeschränkt ist ihr Einkommensspielraum, ihr sozialer Kontakt- und Kooperationsspielraum, ihr Lern- und Erfahrungsspielraum, ihr Muße- und Regenerationsspielraum und ihr Dispositions- und Partizipationsspielraum. (*Klug* 2003, 24 ff.) Unter diesen Umständen fällt dem Case Management die Aufgabe zu, person- und situationsbezogen angemessen zu disponieren und für ein schrittweises und koordiniertes Vorgehen in verteilter Verantwortung zu sorgen.

39 Einem Case Manager kommt für eine Lebensführung in *prekärer* Lage eine Schlüsselfunktion zu, weil er eine Wegleitung übernehmen kann, die dem Adressaten dienstlicher Leistungserbringung nicht abnimmt, seinen Weg selber zu gehen. In Großbritannien hat das zuständige Department of Health in seinem Green Paper „Independence, Well-Being and Choice" vier Rollen benannt, die in der Unterstützung von Menschen mit einem Versorgungsbedarf gespielt werden können (DH 2005, 36):

A person-centred planning facilitator to support the person to develop their own aspirations as the basis for future service plans.

A care manager working alongside the person who may need services to undertake the needs assessment and act as lead professional to case manage the care package. This model might be particularly valuable to support those with very complex needs and provide continuity of skilled social work input. The role might also be undertaken by another professional as part of the multidisciplinary team, for example a community matron.

A care navigator with knowledge of mainstream and specialist services, working with the person using services to develop a sustained pathway of care.

A care broker who might help the individual formulate the care plan, negotiate funding and help organise and monitor services.

Die *Wegleitung* per Erschließung, Klärung, Navigation, Vermittlung und Vernetzung fordert und ermöglicht die *Selbstleitung* der Person, die im Case Management begleitet wird. Zwar sind die Menschen, die es in Anspruch nehmen, häufig *Abhängige*, die alleine (zeitweilig oder in einer bestimmten Hinsicht) nicht in der Lage sind, für sich angemessen zu entscheiden. Statt aber eine Unfähigkeit von vornherein zu unterstellen, „ermächtigt" das Case Management zur Selbstbestimmung und klärt gegebene Einschränkungen im Laufe des Verfahrens. Patienten willigen in eine medizinische Behandlung ein, über die sie hinreichend zu informieren sind; der behinderte Mensch gestaltet, professionell unterstützt, seine Assistenz; der Suchtkranke verfügt nach Akzeptanz seiner Abhängigkeit wieder über sich selber.

Empowerment gehört zur Kunstfertigkeit im Case Management. Die „Beherrschung" der Versorgung erfolgt nicht ohne Bearbeitung der Art und Weise, in der die Nutzer der Versorgung ihr Leben führen und steht somit in einem Verhältnis zu deren Selbststeuerung als einer „Herrschaft über sich selbst". Case Management bedeutet, in einer humanen Problematik fähig zu bleiben oder fähig zu werden, diese Problematik dermaßen zu beherrschen, dass sie bewältigt und gelöst wird. Für die dazu nötige Handlungsregulation ist in die politische und wissenschaftliche Diskussion der Begriff *Governance* eingeführt worden. Er bezeichnet ein Zusammenwirken bei komplexen Steuerungserfordernissen, denen man in öffentlichen Angelegenheiten nicht mehr einfach „von oben" nachkommen kann. „Während government die autonome Tätigkeit einer Regierung meint, werden mit Governance netzwerkartige Strukturen des Zusammenwirkens staatlicher und privater Akteure bezeichnet" (*Benz* 2004, 18) Begeben sich Menschen mit ihren privaten Problemen in den Raum formell organisierter Versorgung, soll ihnen diese nicht mehr einfach verabreicht werden. Die Versorgung ist vielmehr mit ihren Nutzern zusammen per Case Management in „prozeduraler Governance" (vgl. *Considine/Lewis* 2003, 131 ff.) zu regulieren.

Tab. 1: Definition der Kommission Global Governance der Vereinten Nationen

> Die Kommission *Global Governance* der Vereinten Nationen hat 1995 definiert: „Governance ist die Gesamtheit der zahlreichen Wege, auf denen Individuen sowie öffentliche und private Institutionen ihre gemeinsamen Angelegenheiten regeln. Es handelt sich um einen kontinuierlichen Prozess, durch den kontroverse oder unterschiedliche Interessen ausgeglichen und kooperatives Handeln initiiert werden kann. Der Begriff umfasst sowohl formelle Institutionen und mit Durchsetzungsmacht versehene Herrschaftssysteme als auch informelle Regelungen, die von Menschen und Institutionen vereinbart oder als im eigenen Interesse liegend angesehen werden." (Vgl. *Wendt* 2004, 75)
> Governance ist in den verschiedensten Bereichen der Steuerung des Handelns aufgegriffen und definiert worden (vgl. *Kooiman* 2002). Regieren heißt kontexttauglich (vgl. *Wolf* 2002, 35 ff.) Normen anwenden und durchsetzen. Anwenden lässt dieses Verständnis sich auf das Verhältnis von öffentlicher Daseinsvorsorge und individueller Daseinsvorsorge, wobei das Case Management als Regulationsprozess fungiert. In ihm *bemächtigen* sich die Akteure fallweise der Aufgabe, Probleme in prekärer Lage zu bewältigen und Versorgung zu gestalten.

42 Im Case Management wird nach Regeln gehandelt, auf welche die Beteiligten im Verfahren verpflichtet werden. Es bringt „die Dinge auf die Reihe" und „diszipliniert" das Handeln der Beteiligten. Per Case Management wird „regiert" in der Analyse des Bedarfs, in der Vereinbarung von Zielen, in der Planung und ihrer kontrollierten Umsetzung. Jeder Fall wird Einschätzungen, Entscheidungen und Instruktionen „unterworfen". Erkennbar wird im Case Management *Macht* ausgeübt. Unter den Beteiligten bestehen asymmetrische Beziehungen, die mit den in ihnen gegebenen Kräfteverhältnissen Macht unterhalten. Macht wird nach M. Foucault nicht von einer Person oder Agentur besessen. „Die" Macht gibt es nicht. Vielmehr kommt sie an einem Ort und in einer Situation in einem offenen Bündel von Beziehungen zustande (*Foucault* 1978, 126). In ihren Kräfteverhältnissen nehmen die Personen bestimmte Positionen ein. Macht, Auseinandersetzung und Widerstand bedingen sich.

43 Die Machtfrage stellt sich nicht nur für Professionelle, die eine Fallführung übernehmen. Sie üben Macht aus und begegnen dabei anderen Akteuren in ihrer Kompetenz und Eigenmacht, die diese der Steuerungserfordernisse wegen auch einsetzen und sich nicht auf Unvermögen berufen sollen. In einem Arbeitsbündnis verbindet sich Macht mit Macht als prozessualem Vermögen. Macht haben heißt – im Anschluss an Hannah Arendt – mit anderen Menschen *etwas machen* können. Im Case Management geschieht das, indem Personen an einen Dienst herantreten oder von ihm aufgesucht werden und er sich ihres Falles annimmt.

4 Was der Fall ist

44 Sozialprofessionell ist umstritten, ob im Case Management die *Beziehung oder der Fall* Vorrang hat. In der Tradition beruflicher Sozialarbeit wird einer ersprießlichen Beziehung des Helfers zum Klienten Priorität eingeräumt (s. Neuffer in diesem Werk) und in einem ethischen Sinne kann das auch für unser Ver-

fahren generell gelten. Die professionelle Haltung bleibt stets „personzentriert". *Gegenstand des Managements* aber ist der Fall; ohne dass er gegeben und ausgemacht ist, bleibt eine Beziehungsaufnahme zwecklos. Erst fokussiert auf den Fall, kommen sich die Akteure näher. Wie oben zur Kommunikation, zur Beratung und zur Teilung von Verantwortung ausgeführt, ergibt sich idealtypisch im Case Management ein Arbeitsbündnis unter den Beteiligten. Es kommt im Horizont gemeinschaftlichen Daseins mit dem ihm innewohnenden Problemen und Schwierigkeiten zustande. In diesem Gesichtskreis werden die *Verhältnisse* als die äußeren und inneren Kontexte, in denen gelebt wird, und das *Verhalten* von Menschen in ihrer jeweiligen Lage betrachtet.

Nun beginnt ein Case Management *nicht* damit, dass ein Fall professionell bearbeitet wird. Voraussetzung für die Fallbearbeitung ist, dass ein organisatorischer Rahmen vorhanden ist, in dem ein Management der Fälle erfolgt. In ihm, dem „Betrieb" und Prozess des Case Managements wird entschieden, „was der Fall ist". Im humandienstlichen Kontext muss es ein „Fall *für*" einen Dienst oder eine Einrichtung sein. Dies ist sondierend in der Eingangsphase zu klären. In diesem Stadium bestimmt nicht die Person allein, was bei ihr der Fall ist. Sie behält eben ihre Problematik nicht mehr für sich, da sie in einen institutionellen Rahmen von Versorgung eingetreten ist. Dienstlicher Erledigung wird die Problematik damit aber auch nicht überantwortet. Ich habe mich gegen eine professionelle Fallrekonstruktion in „stellvertretender Deutung" ausgesprochen (*Wendt* 2005, 60 ff.), weil im Case Management eine Kooperation gesteuert wird und nicht ein einseitiges fachliches Operieren. Von professioneller Seite erfolgt ein Umgang mit der Problematik; andererseits geht die Klientel mit ihrer Problematik in bestimmter Weise um. Beiderseits erfolgt eine Selektion, die sich in der Aushandlung des relevanten Sachverhaltes fortsetzt. Der je besondere Fall konstituiert sich in dieser Interaktion (s. Abb. 4).

Wie im Case Management ein Fall vorgefunden wird bzw. sich „aufführt", hängt von einer Menge prozessualer Einflüsse ab. Hier können wir der Feststellung von S. Ader folgen: „In der Praxis konstituiert sich der Fall in einem Dreieck von Biographie, institutionellem Kontext und professionellem Handeln" (*Ader* 2006, 229). In der Jugendhilfe beispielsweise tragen zum Vorkommen eines Falles, nachgerade eines „besonders schwierigen Falles", Entwicklungen bei, zu denen

- „soziale und materielle Rahmenbedingungen, Erfahrungen und Ereignisse in der Lebens- und Familiengeschichte eines jungen Menschen (= Biographie),
- die Form der Umsetzung bzw. die Wirkungen von Aufgaben, Strukturen, Konzepten und Arbeitsweisen in den Organisationen öffentlicher Erziehung und Versorgung (= institutioneller Kontext),
- und auch die Wirkungen des methodischen Handelns, d. h. der Anwendung von Wissen, Können und Haltungen, der professionellen AkteurInnen in den Organisationen (= professionelles Handeln)"

gehören (ebenda).

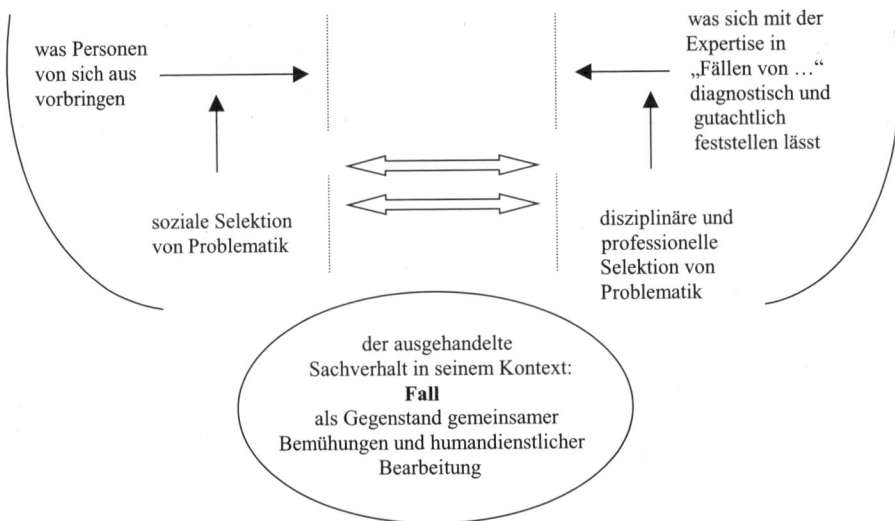

Abb. 4: Die Konstruktion des Falles

47 Diese Faktorenbündel sind im individuellen Case Management in Betracht zu ziehen. Das heißt, es hat nicht nur die Gegebenheiten bei einer Person, sondern auch die Bedingungen des Systems in der (rechtlichen, administrativen, strukturierenden) Wahrnehmung dieser Gegebenheiten und die Praktiken in der formellen und informellen Problembearbeitung zum Gegenstand. Vorausgesetzt, der dem individuellen Case Management gesetzte Rahmen ist weit genug für ein so weit ausgreifendes Handeln.

48 In der Praxis sind die Grenzen, in denen sich die Methode bewegt, oft eng gezogen. Man konzentriert sich von vornherein auf ein Problem oder auf einen Problemkomplex. Beschäftigt mit einem Fall, will ein Dienst die Dinge fachlich „in die Reihe" bringen – in schlechter Praxis unabhängig davon, ob die Nutzer des Dienstes dabei ihre Belange für sich „auf die Reihe" bringen. Ihre Lebenslage im Ganzen und die Umstände, unter denen gehandelt wird, bleiben ausgeklammert. Auch für ein isoliertes Problem, das eine Person oder Familie vorbringt, sind aber die (gewöhnlich nicht unproblematischen) Verhältnisse, in denen es existiert, wesentlich, um es lösen oder bewältigen zu können. Ein Case Management wahrt Konzepttreue, wenn in seinem Ablauf der Fokus der Fallbearbeitung von den Beteiligten bestimmt wird und wenn die weiteren Zusammenhänge je nach Erfordernis (per Reassessment) in die Behandlung einbezogen werden können.

49 Der Prozess des Case Managements schließt eine *fallunspezifische* Arbeit zur Ressourcenerschließung im Umfeld ein (externe Vernetzung mit anderen Diensten, Einrichtungen und informellen Hilfen) und eine *fallübergreifende* Arbeit in der Versorgungsgestaltung (interne Vernetzung und Bahnung von Pfaden). Wenn dabei auch von „Fallvermeidung" – zum Beispiel in der Jugendhilfe – die Rede

ist, meint man ein Handeln, mit dem man es nicht so weit kommen lässt, dass eine Problematik sich zu einem „Fall für ..." (z. B. für die Heimerziehung oder für die Psychiatrie) auswächst. Ein rechtzeitiges, hinreichend flexibles Fallmanagement beugt dem vor. Das Verfahren impliziert generell ein Moment der (sekundären oder tertiären) Prävention; es wendet im *continuum of care* sonst zu erwartende schlimmere Folgen ab.

Der professionell-methodische Umgang mit dem Fall ist mit dem Eintritt in ein Case Management keineswegs festgelegt. Er kann gleichzeitig Hilfe und Kontrolle, Unterstützung und Eingriffe zum Inhalt haben. Das eine wie das andere lässt sich in der Transparenz des Verfahrens ausweisen. Erst in ihm entscheidet sich, in welchem Ausmaß Eingriffe nötig sind, Mitarbeit erwartet werden kann, Widerständen zu begegnen ist oder sogar Zwang ausgeübt werden muss. Dem Case Management im Ganzen sind diese Momente nicht eigen, es schließt aber auch keine der genannten Handlungsoptionen aus. 50

4.1 Fallgruppenmanagement und Fallführung

Im Case Management *als System der Steuerung von vielen einzelnen Fällen*, die humandienstlich in einer Organisation oder bei einer zuständigen Stelle auftreten, ergibt sich ein Case Management als individuelle Fallsteuerung. Wir haben also stets zu unterscheiden, ob die Rede vom betrieblichen Management der Fallbearbeitung generell oder von der Behandlung des Einzelfalls ist. 51

Um in der Menge der Kunden eines Dienstes und bei diversen Anliegen festzustellen, wo eine individuelle Fallbegleitung angebracht ist, bedarf es der Einschaltung eines Auslesevorgangs (*screening*). In ihm werden Zugangsgruppen unterschieden: Es gibt 52

- Personen, die allein mit Informationen bedient und ggf. weiterverwiesen werden
- Personen in einer kritischen Situation, die umgehend ein Handeln erfordert
- Personen, die eine begrenzte Problematik aufweisen
- Personen mit einer komplexen und/oder chronischen Problematik.

Zum Stand der Kunst im Case Management gehört die Fähigkeit, diese Gruppen zu identifizieren, vorgebrachte Anliegen und Probleme dem einen oder anderen Falltyp zuzuordnen und die Kompetenz, mit den Fallgruppen unterschiedliche Wege zu gehen. 53

Es wird oft die Ansicht vertreten, dass ein Case Management nur für ausgewählte Personengruppen mit einem komplexen Unterstützungsbedarf in Frage kommt. Case Manager wären überfordert, wenn in allen Fällen der Zugang zum Verfahren erfolgte. Bei der Umsetzung von Case Management in der Sozialen Arbeit sei „daher zu berücksichtigen, dass qualifiziertes Case Management einen eingeschränkten Adressatenkreis notwendig macht. Der Anspruch, Case Management 54 quasi als Allroundmethode der sozialen Einzelhilfe für einen großen und nicht differenzierten Personenkreis anzubieten, entpuppt sich als fachlich problematisch, da er sich gegen die Zielsetzung einer Integration des Individuums wenden und Segregation bewirken kann." (*Gissel-Palkovich* 2006, 30)

55 Bei einer solchen Einschätzung wird die oben getroffene Unterscheidung von Case Management als systematischer Steuerung der Behandlung aller Fälle und individueller Fallführung nicht beachtet, mithin Methode und Betrieb verwechselt. Dem politischen und ökonomischen Anspruch, effektiv und effizient zu arbeiten und dies auch nachweisen zu können, wird Genüge getan, wenn die Disposition über Fallgruppen von Dispositionen im Einzelfall unterschieden wird. Die Fallgruppenbildung erlaubt eine Standardisierung des Vorgehens in Humandiensten und eine effiziente Allokation von Ressourcen je nach Falltyp und Fallschwere. Damit kann für jede Gruppe ein angemessenes Qualitätsniveau gesichert werden. Unterstellt wird ökonomisch eine gewisse Homogenität des Ressourcenverbrauchs und ausgegangen wird von einem abgrenzbaren Versorgungsauftrag bzw. Behandlungsbedarf, der den spezifischen Aufwand rechtfertigt. Den qualitativen Leistungsanforderungen entsprechen quantitative Leistungskorridore. Fallgruppen erlauben die Zuordnung von Kosten und stellen eine Bezugsbasis für Preise, insbesondere für Vergütungspauschalen dar. Es gibt verschiedene, mehr oder minder ausgereifte, Systeme der Fallgruppenbildung in der medizinischen – diagnosenbezogenen stationären – Versorgung, in der Rehabilitation, für die Soziale Arbeit und in der Pflege (*Brühl* 2003; *Deutsches Institut* 2004), in der Jugend- und Sozialhilfe und in der Beschäftigungsförderung.

5 Die konzeptionelle Einheit in der Vielfalt der Anwendungen

56 Case Management ist ein kooperativer Prozess. Das Verfahren ist auf gemeinsames Handeln ausgerichtet, auf Zusammenwirken

- mit den Adressaten von Humandiensten,
- unter den Fachkräften, die beteiligt werden,
- über Zuständigkeitsbereiche von Diensten und Einrichtungen hinweg,
- in Vernetzung mit anderen Akteuren im Umfeld.

57 Die Arbeit am Fall steuern heißt im Kontinuum des Prozesses, den Umgang mit den beteiligten Personen und Stellen gestalten. Die zu bearbeitende und zu lösende Problematik bleibt insgesamt im Fokus, während nacheinander und nebeneinander an ihren einzelnen Momenten laboriert wird – im eigenen Bemühen einer betroffenen Person, in ihrem Umkreis und mit herangezogener fachlicher Kompetenz.

Das Konzept Case Management wird deshalb nicht von der jeweils beteiligten Fachlichkeit bestimmt. Es bleibt ihr gegenüber *neutral*: mit der Fallführung wird unmittelbar weder therapiert noch erzogen oder gepflegt. Indes ist der erreichte Stand in der *Anwendung* des Verfahrens durchaus im Verhältnis zum „Stand der Künste" zu sehen, in und mit denen ein Case Management erfolgt. Zum Beispiel bedingt die Handhabung des Persönlichen Budgets in der Eingliederungshilfe die Ausformung des dazu herangezogenen Case Managements, und in der Medizin regulieren Disease Management Programme für chronisch Kranke die Ausführung der dazu vorgesehenen Fallführung. 58

Der kooperative Prozess vollzieht sich in Strukturen der im Sozial- und Gesundheitswesen, in der Pflege, im Versicherungswesen und in der Arbeitsverwaltung organisierten Versorgung, und die operativen Möglichkeiten des Verfahrens hängen ab von strategischen Entscheidungen, welche die Ausrichtung des Versorgungssystems insgesamt betreffen. Entschieden wird politisch, und umgesetzt werden die Entscheidungen auf administrativer Ebene. Es fällt auf, dass eingefahrene Verwaltungsstrukturen sich schwerer mit der Einführung von Case Management tun (s. dazu Remmel-Faßbender i. d. Werk) als ohnehin neu zu formierende. Wir können, wie oben dargelegt, die erreichte und erreichbare Kunstfertigkeit des Handelns im Case Management als *state of the art* nicht isolieren von den herrschenden Zuständen, dem *state of affairs* in den Anwendungsbereichen von Case Management. Der Stand der Dinge hat sich für das Verfahren in einem Vierteljahrhundert seiner Verfügbarkeit durchgreifend verändert. Auf das ganze *„management of care"*, auf die Rahmenbedingungen, unter denen fallweise humandienstlich vorgegangen wird, muss eingegangen werden, wenn wir die Standards in der Etablierung und Anwendung von Case Management betrachten. 59

Case Management stellt einen humandienstlichen Handlungsansatz dar. Von Humandiensten (*human services*) sprechen wir überall dort, wo Leistungen in der direkten Versorgung von Menschen mit Hilfen und anderen Maßnahmen erbracht werden, durch die Probleme im persönlichen Leben bewältigt werden. Der Begriff „*human service organization*" tauchte in den USA nach 1970 in der Diskussion über Regierungsprogramme auf, die soziale und gesundheitliche Dienste kombinierten. Für ihre Erbringung fielen die Gemeinsamkeiten in den Strukturen und in den Prozessen der Organisationen in diesem Bereich ins Gewicht (*Austin* 2002, 30). In Humandiensten arbeiten Angehörige von vielen verschiedenen Berufsgruppen mit. Die Professionellen der Sozialen Arbeit, Medizin- und Pflegeberufe, Pädagogen und Psychologen sind die wichtigsten. Ihre jeweilige Fachlichkeit wird für eine oft interdisziplinär angelegte Leistungserbringung gebraucht. Diese bezieht pragmatisch und eklektisch ein, was personen- und situationsbezogen in der Bewältigung und Lösung von Problemen gebraucht wird. Mit der Zunahme integrierter Versorgungsformen und fachgebietsübergreifender Kooperation bietet sich der Begriff Humandienste an, über spezifische Tätigkeiten hinweg das professionelle Handeln in seinem generellen Charakter zu erfassen. 60

61 Berufspolitisch ist die Tendenz zu beobachten, die jeweilige Zuständigkeit auszudehnen und die Integration in der Versorgung vom eigenen Fachgebiet aus zu betreiben. Medizin, Pflege, Psychotherapie, Pädagogik, Sozialarbeit und fast jede Form professioneller Beratung scheinen geeignet, die Lebensführung von Menschen umfassend zu begleiten und mithin ein darauf bezogenes Case Management zu realisieren. Nehmen wir zum Beispiel die Pflege (s. *Ewers* i. d. Werk): Das Verfahren kommt einem erweiterten Verständnis von fachpflegerischem Handeln entgegen. In der Definition des International Council of Nursing (ICN) umfasst Pflege „die eigenverantwortliche Versorgung und Betreuung, allein oder in Kooperation mit anderen Berufsangehörigen, von Menschen aller Altersgruppen, von Familien und Lebensgemeinschaften, sowie von Gruppen und sozialen Gemeinschaften, ob krank oder gesund, in allen Lebenssituationen (Settings)". Erst in dieser Ausdehnung – im Übergang von *nursing* in *caring* – erreicht die professionelle Pflege eine Zuständigkeit für ein umfassendes Case Management.

62 Nun ist es gerade die fachliche Neutralität des Verfahrens, die Fachkräfte aus verschiedenen Humanberufen dazu einlädt, in die Funktion einer Case Managerin oder eines Case Managers einzutreten bzw. bei der Implementierung des Verfahrens mitzuwirken. Sie bilden sich über ihre Grundqualifikation hinaus in ihm weiter und müssen in ihrem Selbstverständnis als Case Manager/in die Professionalität nicht verleugnen, die sie mitbringen.

63 Der seit 2005 geltende *Code of Professional Conduct for Case Managers* der amerikanischen Zertifizierungskommission (*URL: http://www.ccmcertification.org*) unterstellt für die Zertifikanten: „Case management is not a profession but rather a collaborative and trans-disciplinary practice". Eine Zertifizierung zeige an, dass der oder die Case Manager/in die Ausbildung, die Fertigkeiten, den moralischen Charakter, die Berechtigung und Erfahrung besitzt, die erforderlich ist, um einen angemessenen, auf soliden Prinzipien der Praxis gründenden Dienst zu leisten.

64 Ein Case Management bringt Aufgaben in der Steuerung von Prozessen, in der Information und Kommunikation und in der direkten Problembearbeitung mit sich. Alle diese Aufgaben zusammen können in der Regel nicht von einer einzelnen Person erledigt werden, wie immer sie fachlich qualifiziert sein mag. Sehen wir einmal ab von einer selbstständigen gewerblichen Praxis, in der eine Case Managerin – unabhängig von ihrer beruflichen Grundqualifikation – es unternimmt, in dem einen oder anderen Einzelfall rundum alle Aufgaben zu besorgen, bedarf es für die Wahrnehmung der Funktionen und die Erledigung der Arbeitsaufträge in den einzelnen Dimensionen des Case Managements einer Kooperation unter mehreren Fachkräften, dann allerdings auch wieder der Koordination der Aufgabenerledigung in der Fallsteuerung durch eine hinreichend kompetente Case Managerin.

5.1 Die integrierende Funktion

Formen kontinuierlichen humandienstlichen Einsatzes und integrierter Versorgung bedingen eine eigenständige Fallsteuerung. Das Integrationserfordernis bedeutet funktional, ein individuelles Case Management nicht mit der Erbringung einzelner humandienstlicher Leistungen gleichzusetzen. Das Geschäft der Fallführung im Einzelfall besteht im Klären, Beraten, Planen, Organisieren und Arrangieren, Koordinieren und Überwachen, nicht in der Ausführung dessen, was *nach* Klärung, Beratung, Planung, Organisation und Koordination zu tun ist. Seitdem zum Beispiel das nach dem Zuwanderungsgesetz vorgesehene „migrationsspezifische Beratungsangebot" die Förderung der Integration per Case Management in der Migrations(erst)beratung mit sich gebracht hat, bedeutet in diesem Handlungsfeld eine Fallführung mit den Komponenten

- Sondierungsgespräch
- individuelle Sozial- und Kompetenzanalyse
- Erstellung eines Förderplans
- Abschluss und Kontrolle einer Integrationsvereinbarung

nicht, dass die Case Managerin in der Beratungsstelle vereinbarte und arrangierte Maßnahmen selber umsetzt. Sie ist zuständig für eine personenbezogene Strategie, um die Integration von Migranten zu erreichen.

Gleiches gilt für ein Case Management in der Arbeitsförderung oder in der Rehabilitation. Beispielsweise kommt es bei der Bildungsbegleitung im Qualifizierungsprozess von jungen Menschen (vgl. *Harjess* 2004) und der Begleitung von jungen Erwachsenen zur Eingliederung in Arbeit darauf an, bei bestehenden multiplen Vermittlungshemmnissen eine individuelle Integrationsstrategie zu entwickeln und durchzuhalten. Darauf richtet sich die Fachkraft im Jobcenter ein und darauf sucht sie mit sozialberuflichem Geschick ihre Klienten in deren ganzer Lebensführung und Verhalten festzulegen (s. Bohrke-Petrovic in diesem Werk). Mit der erarbeiteten flexiblen Strategie besteht die Fallführung des Weiteren in einer zielgerichteten Prozessbegleitung, zu der Vernetzung sowohl mit verschiedenen Dienstleistern, die zur Problembehandlung und -behebung beitragen, als auch eine fallunspezifische Vernetzung zwecks Akquisition von Qualifizierungs- und Beschäftigungsmöglichkeiten gehören.

Zur Teilhabe behinderter Menschen am Leben in der Gesellschaft wird eine Integrierte Versorgung per Case Management bewerkstelligt, insoweit verschiedene Leistungsträger und Leistungserbringer beizuziehen sind und ein angemessener Versorgungszusammenhang für den Leistungsberechtigten herzustellen ist. Es ist die Aufgabe einer Servicestelle nach § 22 SGB IX, zielgerichtet zu informieren, eine Lotsenfunktion wahrzunehmen, Bedarf und Zuständigkeiten zu klären, Entscheidungen vorzubereiten, zwischen den Beteiligten zu koordinieren und zu vermitteln und ein Monitoring während der Leistungserbringung zu betreiben.

Für Menschen mit einer Behinderung stellt nach § 58 SGB XII der Träger der Sozialhilfe so frühzeitig wie möglich einen Gesamtplan zur Durchführung der einzelnen Leistungen auf. Dabei sind die Chancen zu bedenken, den Plan tatsächlich umzusetzen. Für eine kontinuierliche Realisierung sorgt ein Management des Falles, ohne dass deshalb zwingend eine Fachkraft als Case Manager/in berufen werden muss. Oft reicht eine informelle Begleitung aus, Eltern kümmern sich, zuständige Fachstellen nehmen ein Monitoring wahr, und natürlich ist die Selbststeuerung des Betroffenen gefragt.

68 *Caring* heißt: *sich kümmern*. Im fallübergreifenden Eingliederungsmanagement gibt es dazu das Bemühen, ein behindertes Kind in die Normalschule zu integrieren, und im Arbeitsleben ist unter anderem eine betriebliche Integrationsvereinbarung vorgesehen, die nach § 83 SGB IX zwischen dem Arbeitgeber und der Vertretung behinderter Mitarbeiter zu treffen ist und „Regelungen im Zusammenhang mit der Eingliederung schwerbehinderter Menschen, insbesondere zur Personalplanung, Arbeitsplatzgestaltung, Gestaltung des Arbeitsumfelds, Arbeitsorganisation, Arbeitszeit sowie Regelungen über die Durchführung in den Betrieben und Dienststellen" enthält. Ausgliederung soll verhindert werden. Wie das geht, hat das Modellprojekt „Case Management zur Erhaltung von Beschäftigungsverhältnissen behinderter Menschen (CMB)" von 2001 bis 2004 gezeigt (*Brader/Faßmann u. a.* 2004; s. a. *Schmidt/Kessler* i. d. Werk).

69 Unterstützung und Teilhabe von Menschen wird in ihrem sozialen Umfeld erreicht. Im Management des Einzelfalles besteht die „Rundumversorgung" eben darin, *geeignete Arrangements* zu treffen, herzustellen, zu unterhalten und anzupassen – und nicht etwa darin, dem Betroffenen eigenes Sich-kümmern abzunehmen. In der Fallführung wird kunstfertig darauf hingewirkt, dass man im Umfeld zu Arrangements in der Arbeit, in sozialen Kontakten, in der gesundheitlichen Betreuung, im Wohnen und in der Freizeitgestaltung kommt, die dem Klienten erlauben, sich mit seinen Fähigkeiten selber mit den Gegebenheiten zu arrangieren.

70 Im konkreten Fall mag ein Versicherer oder Versorger der resignierten Feststellung „ich bin invalide" einer Person mit der Frage begegnen, welche Tatbestände zu dieser Feststellung führen und wie sie sich nach Meinung des Betroffenen in Kooperation ändern lassen. Indem also eigene und zu teilende Verantwortung unterstellt wird, reduziert sich das behauptete Unvermögen auf objektive Gegebenheiten, umwelt- und personbezogene Kontextfaktoren, die sich relativieren und eventuell ändern lassen. Mit dem Wechsel der Blickrichtung wird aus einem funktionsgestörten behinderten Menschen ein funktionsfähiger Mensch mit Behinderungen (und der Begriff „Disability Management" erscheint unangebracht; vgl. *Schmidt/Kessler* i. d. Werk). Die gemeinte Umsteuerung im Verständnis ist, angefangen von der Weltgesundheitsorganisation mit der neu gefassten ICF (Internationale Klassifikation der Funktionsfähigkeit, Behinderung und Gesundheit), die auf funktionale Gesundheit und auf soziale Partizipation abstellt, bis in

die nationalen Gesetzgebungen, in Deutschland im SGB IX und in den auf die ICF bezogenen Rehabilitationsrichtlinien, vollzogen worden.

Als Steuerungsverfahren auf der Systemebene wie als Methode auf der Ebene des Einzelfalls hat das Case Management den Vorzug, nicht von einer spezifischen Problematik auszugehen bzw. einen bestimmten Problembereich (Behinderung, Krankheit, Pflegebedürftigkeit, Erziehungsschwierigkeiten usw.) zu unterstellen, sondern erst im Verfahren festzustellen, „was der Fall ist". Dessen Natur tangiert also grundsätzlich den Charakter der Arbeitsweise im Case Management und seine Anwendung nicht. Gegen eine vielfältige Anwendbarkeit von Case Management ist vorgebracht worden, wer für seinen universellen Einsatz sei, könne nicht damit einverstanden sein, es „über unterschiedlichste Einsatzbereiche und über vielfältige Auslegungen bis in die letzten Verästelungen der Sozialen Arbeit und des Gesundheitswesens zu balkanisieren" (*Hansen* 2005, 117). Nun ist das Verfahren gerade dazu da, balkanische Zustände im Interesse von Nutzern zu überwinden. Im Versorgungszusammenhang, der zu managen ist, werden die fachlichen und sektoriellen „Verästelungen" gebündelt. Das Verfahren übergreift deshalb die diversen Einsatzbereiche und anwendungsspezifischen Auslegungen und verfällt ihnen mit seinem einheitlichen Konzept nicht.

71

6 Kompetenzen und Kapazitäten

Dienste für Menschen erfüllen ihren Versorgungsauftrag auch ohne ein Case Management. Implementieren dienstleistende Organisationen das Verfahren, wollen sie mit ihm ihren Auftrag angemessener (effektiver und effizienter) erfüllen. Das Case Management spielt mithin eine Rolle in Beziehung auf Aktivitäten, die auch ohne es erfolgen, aber mit ihm besser ablaufen, und es muss seine Leistungsfähigkeit in dieser Rolle kunstfertig darstellen können und schlüssig belegen, was das extra für das Verfahren eingesetzte Personal zu seinem Erfolg beiträgt.

72

Für die soziale oder gesundheitliche oder eine andere den Unterhalt des Lebens von Menschen betreffende Problematik weist das humandienstliche Versorgungssystem eine Menge Kompetenzen auf, und es verfügt über eine umfängliche Kapazität, mit der es seine Zuständigkeit und seine Befähigung fachlich spezifiziert einzusetzen vermag. Die fachliche Spezialisierung ist die Stärke, aber auch die Schwäche der Dienste. Auf eine komplexe und chronische Problematik im Einzelfall ist weder die Kompetenz noch die Kapazität der diversen dienstleistenden Organisationen von vornherein zugeschnitten. Diese Aufgabe wird vom Case Management wahrgenommen. In ihm wird das individuell passende „package of care" geschnürt. Die Ressourcen dafür lassen sich sowohl aus dem System der Sozialleistungen und ihrer dienstlichen Erbringung als auch aus dem Aktionskreis und Handlungsvermögen derer beziehen, denen die Leistungen zugute kommen sollen.

73

74 Wie meistern Case Manager/innen diese komplexe Aufgabe? Welche Fähigkeiten setzen sie ein, um den damit verbundenen Anforderungen dem Stand der Kunst entsprechend gerecht zu werden, und welche Zuständigkeit beanspruchen sie in der Wahrnehmung der Aufgabe, kurz: worin besteht ihre Kompetenz? Sie bringen ein einschlägiges Hochschulstudium, Erfahrung in der Praxis mit und sind nach einer einschlägigen Weiterbildung als „Case Manager/in (DGCC)" zertifiziert. Ihre Qualifikation erweist sich in der täglichen Praxis zuvörderst in

- der Fähigkeit, Gespräche und Verhandlungen zu führen
- der Beratungskompetenz
- der Konfliktfähigkeit
- der interkulturellen Kompetenz
- der Fähigkeit zur Moderation
- der Fähigkeit zum Schnittstellenmanagement
- der Berichtsfähigkeit (im Dokumentations- und Auswertungsprozess)
- im „networking" mit allen Stellen und Personen, deren Ressourcen fallweise gebraucht werden.

75 Auch wenn es nicht zertifizierte Case Manager sind, die im Verfahren eingesetzt werden, sondern Fachkräfte, die Teilaufgaben des Case Managements übernehmen, kommen die genannten Fähigkeiten zum Zuge, und man muss wissen, wann und wo sie angebracht sind. Häufig funktioniert in Humandiensten das Case Management per Aufgabenverteilung an verschiedene Stellen und Personen. Die einen sind in erster Linie Prozessbegleiter, andere fungieren als Patientenbegleiter, Klientenbegleiter oder Kundenbegleiter, wirken als Integrationsbegleiter, Rehabilitationsberater oder sind gesetzliche Betreuer.

76 Beispielsweise wirken in der professionellen Hilfe für Arbeitsuchende nach SGB II

- persönliche Ansprechpartner
- Sachbearbeiter im Leistungsrecht und in der Vermittlung
- Fallmanager für besonders schwierige Klientelgruppen

mit. Die in diesen Funktionen tätigen Mitarbeiter sind unterschiedlich qualifiziert und zur Erledigung ihrer Aufgaben aufeinander verwiesen. Das Case Management übergreift die Spezifik ihres Einsatzes. Grundsätzlich ist viel gewonnen, wenn das Case Management in einem Dienst oder in einer Einrichtung als gemeinsame Angelegenheit verstanden wird und nicht als eine, die nur den Case Manager betrifft.

77 Die DGCC hat Anfang 2006 in ihrer Stellungnahme zum Fachpersonal im Case Management betont, dass auch Mitwirkende, die nicht für eine Systemsteuerung oder eine Fallführung im ganzen zuständig sind, mit dem Verfahren hinreichend vertraut sein müssen, um ihre Funktion in der fallweisen Versorgung erkennen und entsprechend zweckmäßig und zielführend handeln zu können. Das Case

Management ist die gemeinsame Angelegenheit der professionell Beteiligten, ob sie sich nun Case Manager nennen oder nicht.

Übernehmen sie eine einzelfallbezogene Steuerung im ganzen, stellt sich für Case Manager/innen in den Strukturen ihres Einsatzes, so lehrt die Erfahrung, in Sachen Kompetenz die zentrale Frage, wie sie Ärzten, Psychologen und anderen beteiligten Professionellen Zuständigkeit abringen können. Case Manager/innen haben mit dem Missverständnis zu kämpfen, mit den Experten in deren disziplinärer Domäne zu konkurrieren. Case Management ist aber transdisziplinär angelegt. Beim Anspruch auf Kompetenz handelt es sich im Grunde um eine Definitionsfrage, eine Abgrenzungsfrage danach, was die Fachlichkeit von Case Managern von der Fachlichkeit ärztlichen, psychologischen, pädagogischen Handelns unterscheidet. Die professionelle Zuständigkeit jener Berufsgruppen wird nicht dadurch geschmälert, dass für die Fallführung eine eigene Zuständigkeit vorhanden sein muss. Sie beansprucht einen Zwischenraum, in dem es weder um die richtige medizinische Behandlung, noch um Psychotherapie, um die richtige Pflege oder um sonderpädagogische Didaktik geht, aber um so mehr um gewöhnliche Lebensführung und ihr Umfeld. Für die Belange darin muss eine Case Managerin nicht pädagogisch, medizinisch, pädagogisch usw. fachkompetent sein, aber in der Lage, sich in diesen Fachbezügen zu bewegen und zugleich außerhalb von ihnen in Alltagsbezügen und Alltagsgeschäften von jedermann und jederfrau. **78**

Eine mit dem individuellen Case Management betraute Fachkraft kann sehr viel tun und sich dafür ein multidisziplinäres Wissen und multiprofessionelles Können aneignen. Die Kunst im Management besteht allerdings gerade auch darin, ein in der Organisation und im Handlungsbereich verstreut vorhandenes Wissen und Können zu nutzen. Überdies ist an das Können und Wissen der Adressaten humandienstlicher Bemühungen anzuknüpfen. Ihre Kompetenz soll global und dimensional gesteigert werden. Die Klienten haben, nachgerade unter beeinträchtigenden Umständen, in ihrer Lebenswelt *Stärken*. Und auf sie, nicht auf Defizite, baut die im Verfahren erwartete Zusammenarbeit und Koproduktion von Wohlfahrt. Es gilt der Leitsatz: Kompetenzen, die im Case Management herangezogen werden, liegen sowohl auf der Systemseite als auch seitens der Klientel vor. **79**

Denn die Bewältigung von sozialen, gesundheitlichen und anderen Problemen, die im Leben von Menschen auftreten, ist zunächst ihre eigene Angelegenheit. Sie sind persönlich „zuständig", soweit sie erwachsen und mündig sind, und sie verfügen, allerdings in sehr unterschiedlichem Maße, über Ressourcen zur Bewältigung ihrer Probleme. Die Kompetenz von Case Managern besteht zum einem wesentlichen Teil darin, diese Ressourcen zu erschließen und sie mit Ressourcen zu verbinden, die im Versorgungssystem bei Lage des Falles herangezogen werden können. Dabei gehört zur Kompetenz unbedingt die Einsicht – und die Vermittlung der Einsicht –, dass die Kapazitäten in der Erschließung und in der Ver- **80** wirklichung von Möglichkeiten *beschränkt* sind. Sie sind knapp auf Seiten des formellen Angebots wie auf Seiten der eine humandienstliche Versorgung nachfragenden Personen.

6.1 Prozedurale Kompetenz

81 Betrachten wir die einzelnen Dimensionen des Verfahrens, finden wir in ihnen, dem Stande der Kunst nach, bestimmte Kompetenzen (Zuständigkeiten und Befähigungen) besonders gefragt. Sie unterscheiden sich von beruflichen Fähigkeiten in Verfahren, die in dem einen oder anderen Fachgebiet den gleichen Namen tragen. Es gibt ein Assessment, die Hilfeplanung, Monitoring und Evaluation in verschiedenen humandienstlichen Handlungsbereichen; das methodische Vorgehen im Case Management hebt sich durch seinen kooperativen Charakter davon ab.

82 Jede Dimension hat Anteil an dem managerialen Bemühen, „Dinge auf die Reihe" zu bringen. Im *Assessment* kommt es prozedural darauf an, nach vorne zu blicken: anamnestische und diagnostische Befunde werden der Aufgabenstellung entsprechend beigezogen und ausgewertet. Die Beratung über Diagnosen klärt, gewichtet und ergänzt sie, gleicht auch Einseitigkeiten fachlicher Einschätzung aus. Anstelle monodisziplinärer Deutungshoheit beanspruchen Case Manager/innen in ihrer Expertise die Zuständigkeit für die gemeinsame Auslegung von Lebenslagen, die Einschätzung von Fähigkeiten und die Konsultation über den in der jeweiligen Lage und bei der vorhandenen Problematik gegebenen Bewältigungsbedarf. Es sind dafür in einigen Handlungsfeldern Assessmentinstrumente entwickelt worden, beispielsweise in der Pflege (*Bartholomeyczik/Halek* 2004), im Rahmen der Überarbeitung des Pflegebedürftigkeitsbegriffs in den Modulen des „Neuen Begutachtungsassessments", und als *Profiling* für die Beschäftigungsförderung (*Gsub* 2003).

83 Die Fähigkeit, eine auf die Einschätzung bezogene Beratung durchzuführen, beruht nicht auf einer bestimmten, der Psychologie oder der Pädagogik zu entnehmenden Methode. Die Kunst im Assessment besteht erstens darin, sich über die Ratsuche selber, ihren Charakter und ihr Ausmaß zu verständigen, – und zweitens darin, in der Beratung auf dem Boden und im Horizont vorhandener Lebenserfahrung zu bleiben. Ein Assessment wird nüchtern und realistisch betrieben. Ich habe an anderer Stelle ausgeführt, dass es sich hierbei im Grunde um eine transdisziplinäre Befähigung handelt, „in der sich Case Manager eines *common sense* in Belangen von Menschen und in ihren Geschäften zu versichern wissen" (*Wendt* 2005, 63).

84 In den Prozeduren der *Planung* ist die Fähigkeit gefragt, eine realistische Zielbestimmung zu erreichen, die das Erreichbare und die darauf gerichtete Bewältigungsaufgabe konkret beschreibt, und es ist darauf zu insistieren, dass die Beteiligten sich auf die vereinbarten Ziele wirklich verstehen. Der danach erarbeitete

Plan gibt die Mittel und Wege zum Erreichen der Ziele an. Der gesetzliche Auftrag, planmäßig vorzugehen, ist in verschiedenen Bereichen des Sozialwesens der Anlass (vor allem in der Eingliederungshilfe für behinderte Menschen und in der Jugendhilfe), ein Case Management zu implementieren. Oft wird unter ihm dann nur eine Ausweitung der Planung per Einbeziehung von Bedarfsklärung und anschließendem Monitoring verstanden. Im Grunde beschränkt sich das Case Management derart auf die Erstellung und Umsetzung eines Hilfeplans.

Quer zur Beschreibung von Vorhaben im Einzelfall erstreckt sich die Planungsdimension im Case Management zwischen Entwürfen angebotsorientierter Leistungserbringung im Dienstleistungssystem und der Lebensplanung von Menschen. Ein auf Kontinuität und Nachhaltigkeit notwendiger humandienstlicher Begleitung gerichteter *Gesamtplan* geht in der Abstimmung der Bedarfsdeckung im ganzen den dienstlichen Plänen, wie professionell vorgegangen werden soll, voraus. Aus der Gesamtplanung lässt sich ein spezifischer Förderplan, ein Hilfeplan, ein Erziehungsplan, ein Behandlungsplan, ein Rehabilitationsplan oder sonst ein besonderer Plan ableiten, in dem zielgerichtet fachlich-dienstlich *umgesetzt* wird, was im Vorgang der Planung vereinbart wird. Die kompetente Führung des Prozesses der Planung hat darauf zu achten, ihr Ergebnis nicht vorweg zu nehmen. Also nicht schon mit einem angebotsinduzierten Umsetzungsplan (dem Heimplatz im Kopf) an den Zuschnitt einer Versorgung (Fremderziehung oder Pflege) zu gehen. Andererseits enthält ein Gesamtplan nicht die Details dessen, was jeweils aktuell gemacht werden kann und soll. Ihm müssen aufgabenbezogene Planungsschritte folgen. An den Erfahrungen mit dem Einsatz des Instrumentariums des „integrierten Behandlungs- und Rehabilitationsplans" (IBPR) der *Aktion Psychisch Kranke* (2005) lässt sich studieren, wie wenig mit dem korrekten Ausfüllen eines Satzes von Bögen getan ist.

85

In der Phase des *Monitoring* entscheidet die Position, von der aus das Geschehen kontrolliert wird, über Aufgaben der Kontrolle und die Prozeduren, in denen sie erfolgt. Vom Leistungsträger aus sind die Beiträge zur Leistungserbringung gemäß getroffenen Vereinbarungen zu verifizieren. Dabei kommt es operativ auf die Häufigkeit und Intensität der Kontakte zu den Nutzern an („Dranbleiben" lautet die Devise). Die Handhabung von Beschwerden sollte geregelt sein. Erfolgt sowohl beim Leistungsträger als auch beim Leistungserbringer ein Case Management, können sich die fallführenden Personen kurzschließen. Aber auch dafür ist ein Reglement angebracht. Ein Monitoring *im Betrieb* der Leistungserbringung hat fallübergreifend die Sicherung von Qualität als Hauptaufgabe. Dafür ist die personelle Verantwortung festzulegen. Ein Monitoring stellt eine vom direkten „Dienst am Menschen" gesonderte Funktion dar. Sie kann zum Beispiel von einer Stabsstelle und/oder in Fallkonferenzen wahrgenommen werden. Sowohl auf der Seite des verantwortlichen Trägers als auch beauftragter Dienstleister setzt ein Monitoring das Vorhandensein von Standards voraus, an denen sich die Qualität, in der Leistungen erbracht werden, beurteilen lässt.

86

87 Prozedural schließt ein entwickeltes Case Management in jeder Phase ein elaboriertes *Informationsmanagement* ein. In schlichtester Ausführung haben wir es in der Bereitstellung von Formblättern vor uns, in denen Daten eingetragen, Fragen beantwortet, Vorhaben notiert und Verläufe beschrieben werden. Es gibt inzwischen hinreichend Software, die den Dokumentationsprozess elektronisch komfortabler gestalten. Die Steuerungsaufgabe im Informations- und Kommunikationsprozess reicht aber weiter: Für die integrierende Funktion der Verfahrens wird ein Datenaustausch zwischen den Beteiligten in ihrer internen und externen Vernetzung gebraucht, so dass alle den Sachstand einsehen und ihn, soweit sie berechtigt sind, aktualisieren können. Case Management stellt in dem Sinne ein Informationsverarbeitungssystem dar, dass Klarheit gewonnen und der Durchblick gewahrt wird, dass Verantwortung ausgewiesen ist, dass die zuständigen Stellen, Fachkräfte und Nutzer Bescheid wissen und stets prüfbar bleibt, was fallbezogen erreicht und weiter zu tun ist.

7 Die ökonomische Dimension des Verfahrens

88 Auf der Makroebene der öffentlichen Daseinsvorsorge spricht die Rationalität des Case Managements für seinen Einsatz. Im Hinblick auf den administrativen *state of the art* ist die Ökonomie des Verfahrens zu betrachten. Seine Kunstfertigkeit hält dazu an, das professionell und fachlich Richtige auch „richtig", das heißt effizient, zu tun. Was immer im einzelnen und fachspezifisch von Diensten und in Einrichtungen geleistet werden muss, es wird zusammengeführt und einer durchgängigen Prüfung auf Zweckmäßigkeit, Passgenauigkeit, Zielwirksamkeit und Nutzen unterworfen. Das Verfahren ist sozialpolitisch und für die Strategie von Organisationen im Sozial- und Gesundheitswesen, in der Beschäftigungsförderung und im Versicherungswesen interessant, weil es eine neue *Steuerung der Leistungserbringung* ermöglicht.

89 Die Steuerung liegt in der Hand der Nutzer oder Verwerter von Leistungen und erfolgt von deren eigentlicher Erstellung gesondert. Nutzer sind die Menschen, denen humandienstlich geholfen wird, und die Leistungsträger, die auf einen zweckmäßigen und wirtschaftlichen Einsatz ihrer Gelder sehen müssen. Ob sie sich nun als Träger von Sozialleistungen zu rechtfertigen haben oder als gewerbliche Versicherer erfolgreich sein wollen, sie drängen zumindest in kostspieligen Fällen auf einen rationalen Ressourceneinsatz. Übernimmt per Leistungsvereinbarung eine Organisation oder ein Betrieb einen Versorgungsauftrag, besteht betriebsintern ein Interesse an einer rationalen Prozessregie und möglichst optimalen Abwicklung des Auftrags. Mit dem Case Management wird von der Aufnahme der Fälle bis zur abschließenden Rechenschaftslegung die Leistungserbringung gesteuert.

Die Steuerung erfolgt über Entscheidungen, die schrittweise getroffen werden. 90
Als Entscheidungsverfahren bezieht das Case Management von Experten zu erlangende medizinische, pädagogische, juristische u. a. Entscheidungen ein und führt mit ihnen, die fachlich zu vertreten sind, zu Erwägungen und Entschlüssen, welcher Weg zu gehen ist und wie Ressourcen auf ihm zielstrebig eingesetzt werden sollen. Ökonomisch richtet sich die Wegbestimmung und die Ressourcenallokation auf Passgenauigkeit in der Bedarfsdeckung. Sie liegt im politischen und organisatorischen Interesse. Wir finden aus diesem Grunde die Implementierung von Case Management vielerorts und international eingebunden in den Prozess einer wirkungsorientierten Verwaltungssteuerung (New Public Management).

Nehmen wir exemplarisch Australien. Hier bedient sich die öffentliche Hand der 91
Multi-Service-Agentur *Centrelink* (Commonwealth Service Delivery Agency), um alle möglichen Sozialleistungen bürgerfreundlich für die Nutzer erreichbar zu machen und diese Leistungen zugleich möglichst effektiv und effizient zu erbringen (*Müller, W.* 2006) Als beim *Department of Human Services* angesiedelte Regierungsagentur hat Centrelink den Zweck, „*serving Australia by assisting people to become self-sufficient and supporting those in need*". Die gleichzeitige Beziehung auf die Nation und auf die einzelnen Menschen ist bedeutsam: Individuelle Lebenshaushalte (*to become self-sufficient/supporting the needy*) werden bedient und der öffentliche Sozialhaushalt wird „*in serving Australia*" wohlfahrtsbezogen verwaltet.

Der Bürger muss sich in seinen Belangen nicht an einzelne Fachstellen wenden. 92
Centrelink betreibt für ihn ein Case Management mit den Prozessbereichen

- *Access*
- *Assess & Decide*
- *Plan & Refer*
- *Ongoing Contact*

und sorgt für die Leistungsbereitstellung (*Müller, W.* 2006, 8) Ein „Customer Service Officer" wirkt dabei als Case Manager. Centrelink handelt selber mit Fachministerien die globalen Budgets aus, die es für die Leistungsberechtigten einsetzt, und soll dabei dem Staatshaushalt eine Effizienzdividende erbringen.

Auch in einzelnen humandienstlichen Handlungsfeldern sind es die ökonomi- 93
schen Implikationen des Verfahrens, die seinen Gebrauch begünstigen. Sie betreffen die Steuerung (Allokation und Distribution) des Ressourceneinsatzes (die Aufteilung vorhandener Mittel und Kräfte auf verschiedene Verwendungen), die effektive und effiziente Gestaltung von Abläufen, die Angemessenheit (equity) des Versorgungsgeschehens und die Schaffung von Kosten-Nutzen-Transparenz. Dazu sind die Steuerung auf der Ebene der Organisation und die Steuerung auf der Ebene des Einzelfalls wechselseitig miteinander zu verbinden. Finanziell lässt sich eine Verknüpfung über Komplexpauschalen und ein Persönliches Budget

herstellen, das der Nutzer selber, unterstützt durch eine Case Managerin, für die in seinem Fall angebrachte integrierte Versorgung einteilt.

94 Case Management hat ökonomisch den Vorzug, dass im Betrieb einer Versorgung nicht auf die Honorierung von Einzelleistungen, sondern auf den Komplex des insgesamt Erforderlichen und auf die Abstimmung der Einzelleistungen darin abgehoben werden kann. Einzelwirtschaftliche Optimierungsstrategien von Dienstleistern können so verhindert werden. In der Ablauforganisation der Leistungserbringung sowohl im Einzelfall wie in der Steuerung „der Fälle" lassen sich die Kosten und die Wertschöpfung verteilt auf die einzelnen Aktivitäten beobachten. Es gibt in den Dimensionen des Verfahrens

1. eine Ökonomie in der Clearingphase und von Screening, worin sich eine allokative Effizienz dadurch erreichen lässt, dass ein Dienst sein Leistungsvermögen angemessen nach Bedürftigkeit verteilt (und nicht eine Fallgruppe auf Kosten anderer besser stellt)
2. eine Ökonomie der Aushandlung des Vorgehens fallweise, worin über die Faktorkombination in der Koproduktion individueller Wohlfahrt entschieden wird
3. ein mehr oder minder wirtschaftliches Assessment: statt auf uferlose „Ganzheitlichkeit" setzt ein Case Management auf Reduktion von Komplexität
4. Budgetverantwortung in der Zielsetzung und in der Planung, wodurch die Fachlichkeit dienstleistender Stellen und Personen sowie das Wunsch- und Wahlverhalten von Nutzern auf Wirtschaftlichkeit orientiert werden
5. eine Ökonomie der Leistungsvergabe (z. B. in der Verwendung eines Persönlichen Budgets) und der koordinierten Erbringung von Dienstleistungen.

95 In diesen Hinsichten kann ein Leistungsträger die Rationalität seines Handelns feststellen. Auch bei dem Case Manager, den ein Leistungserbringer einsetzt, rückt die ökonomische Dimension seiner Aufgabenstellung in den Vordergrund.

96 In der Krise des Wohlfahrtsstaates ist entschieden, dass die öffentliche Hand und die beauftragten öffentlich-rechtlichen Körperschaften nicht mehr alles und ohne Überprüfung bezahlen, was in den Subsystemen der Humandienste mehr oder minder professionell getan wird. In Deutschland geben die Kommunen und die Kommunalverbände einen großen Teil ihrer verfügbaren Mittel für die Jugendhilfe, die Sozialhilfe und die Eingliederungshilfe aus. Die Zweckmäßigkeit und der Nutzen dieser Ausgaben *im Einzelnen* steht in Frage. Man sieht auf die Fälle, wie sie zustande kommen, was bei ihnen geschieht und was aus ihnen wird.

97 Im Grunde geht es in der Regulierung der Leistungserbringung ökonomisch darum, *den Haushalt* einer Versorgungsgemeinschaft in transparenter Weise *mit Haushaltsentscheidungen* von zu versorgenden Menschen und von den dienstlich Zuständigen zu verbinden. Dies derart, dass man den persönlichen und personenbezogenen Haushaltsentscheidungen in den übergreifenden Haushalten nachkommen kann. Das Case Management hat eine advokatorische Funktion.

Sie wird durch die Dispositionen im Verfahren nicht beeinträchtigt, denn sie sorgen für Angemessenheit. Es ist ökonomisch angebracht, dass ein Versicherer für bestimmte Fallgruppen ein besonderes Management (etwa eine Patientenbegleitung) vorsieht. Das erlaubt der Versicherung, den Anforderungen an ihre Wirtschaftlichkeit auch im Sinne der prämienzahlenden Versicherten besser zu entsprechen.

Egal, ob es „system driven" oder „consumer driven" angelegt ist, ermöglicht das Case Management rationale Entscheidungen über den Einsatz knapper Mittel für ausgemachte Zwecke. „System driven" geht es in erster Linie um eine Klassifikation der Fälle und ihre Selektion, um dadurch den Einsatz der im Versorgungssystem verfügbaren Ressourcen zu optimieren. Diese Regulierung kann ebenso sehr die vernünftige Wahl von Konsumenten sein wie im Interesse des Betreibers von Diensten liegen. Beide Seiten können in der Ressourcenallokation übereinkommen, wenn die Vorteile auch für den einzelnen Nutzer deutlich sind, also eine „win-win"-Situation eintritt. Exemplarisch haben wir eine darauf gerichtete sozialwirtschaftliche Organisation in einer Genossenschaft mit humandienstlichen Zwecken oder einer Versicherung auf Gegenseitigkeit vor uns. Eine derartige Organisation begründet ihr „management of cases" auf der Gleichartigkeit der einzelnen in sie einbezogenen Fälle, für die angemessen und fair (*equitable*) gesorgt wird.

98

Fassen wir zusammen: Die Ökonomie des Case Managements, sozialwirtschaftlich verstanden, beschränkt das Verfahren nicht in seiner Funktion, sondern dehnt vielmehr seine Zuständigkeit in der Produktion individueller und sozialer Wohlfahrt aus. Das auf sie gerichtete Zusammenwirken ist zu managen. So verstanden, haben wir keine Gegenüberstellung von „Lebensweltorientierung und Ökonomisierung" (H. Kleve in *Kleve/Haye/Hampe-Grosser/Müller* 2003, 41 ff.) zu konstatieren, die es dem Case Manager überlässt, beide miteinander zu verbinden. Heutzutage geht es in der Lebenswelt und Lebensführung jedes Menschen ökonomisch zu; es ist über die Verwendung von Mitteln, Kräften und Zeit ist zu entscheiden, und darin verwickeln sich die intermediären Strukturen und die Akteure, die direkt betroffenen und die professionell und amtlich zuständigen. Die persönliche Ökonomie schneidet sich mit der Ökonomie des Versorgungssystems immer dann, wenn es in Anspruch genommen wird und dabei kaum umhin kann, das Individuum mit seiner Ökonomie in Anspruch zu nehmen. Ein entwickeltes Case Management entfaltet sich in dem Geschick, mit dem diese Inanspruchnahme beiderseits sozial und wirtschaftlich angemessen gehandhabt wird.

99

Literatur

Ader S: Was leitet den Blick? Wahrnehmung, Deutung und Intervention in der Jugendhilfe. Juventa, Weinheim 2006.

Aktion Psychisch Kranke (Hrsg.): Der personenzentrierte Ansatz. Individuelle Hilfeplanung (IBRP) und personenzentriert-integriertes Hilfesystem. 5. Aufl., Psychiatrie-Verlag, Bonn 2005.

Austin DM: Human Services Management. Organizational Leadership in Social Work Practice. Columbia University Press, New York 2002.

Bartholomeyczik S/Halek M: Assessmentinstrumente in der Pflege. Möglichkeiten und Grenzen. Wittener Schriften/Schlütersche, Hannover 2004.

Benz A (Hrsg.): Governance – Regieren in komplexen Regelsystemen. Eine Einführung. VS Verlag für Sozialwissenschaften, Wiesbaden 2004.

Brader D/Faßmann H u. a.: „Case Management zur Erhaltung von Arbeits- und Ausbildungsverhältnissen behinderter Menschen (CMB)" – Abschlussbericht einer Modellinitiative der Bundesarbeitsgemeinschaft für Rehabilitation. Forschungsbericht, Nürnberg: Institut für empirische Soziologie an der Univ. Erlangen-Nürnberg 2004.

Brühl A: Fallgruppen der Sozialarbeit FdS © als Antwort auf die Einführung der Diagnosis Related Groups in Akut-Krankenhäusern. Nomos, Baden-Baden 2003.

Cambridge P/Carpenter J/Forrester-Jones R et al.: The State of Care Management in Learning Disability and Mental Health Services 12 Years into Community Care. In: British Journal of Social Work, 35, 7, 2005, S. 1039-1062.

Considine M/Lewis JM: Bureaucracy, Network, or Enterprise ? Comparing Models of Governance in Australia, Britain, the Netherlands, and New Zealand. In: Public Administration Review, 63, 2, 2003, S. 131-140.

Department of Health: Independence, Well-Being and Choice: Our Vision for the Future of Social Care for Adults in England (Green Paper). Cm 6499, The Stationary Office, London 2005.

Deutsches Institut für angewandte Pflegeforschung e. V. (Hrsg.): Pflegerelevante Fallgruppen (PRG): eine empirische Grundlegung. Schlütersche, Hannover 2004.

Eggers S/Rasper K: Dienstleistungsmanagement im Setting „Wohnstift". Zur Konzeptionalisierung von Case Management im Spektrum Wohnen im Service. Paulo Freire Verlag, Oldenburg 2004.

Gissel-Palkovich I: Case Management – ein Handlungskonzept Sozialer Arbeit ? In: Sozialmagazin, 31, 2, 2006, S. 25-36.

Glendinning C, et al.: Buying Independence. Using direct payments to integrate health and social services. Policy Press, Bristol 2000.

Greiling M (Hrsg.): Pfade durch das klinische Prozessmanagement. Methodik und aktuelle Diskussionen. Kohlhammer, Stuttgart 2004.

Gsub, Gesellschaft für soziale Unternehmensberatung mbH (Hrsg.): Profiling. Neue Eingliederungsstrategien in der Arbeitsvermittlung. Beiträge aus Theorie und Praxis. Berlin 2003.

Hansen E: Das Case/Care Management. Anmerkungen zu einer importierten Methode. In: Neue Praxis, 35, 2, 2005, S. 107-125.

Harjess E: Bildungsbegleitung (Expertise). Bundesinstitut für Berufsbildung, Bonn 2004. URL: http://www.good-practice.de/expertise_bildungsbegleitung.pdf.

Huber P: (Interview zu) Case Management im Krankenhaus. In: Case Management, 1, 1, 2005, S. 34-36.

Kleve H/Haye B/Hampe-Grosser A/Müller M: Systemisches Case Management. Kersting, Aachen 2003.

Klug W: Mit Konzept planen – effektiv helfen. Ökosoziales Case Management in der Gefährdetenhilfe. Lambertus, Freiburg i.Br. 2003.

Klug W: Case Management im US-amerikanischen Kontext. Anmerkungen zur Bilanz und Folgerungen für die deutsche Sozialarbeit. In: Löcherbach P u. a. (Hrsg.): Case Management. Fall- und Systemsteuerung in der Sozialen Arbeit. 3. Aufl., Reinhardt, München 2005, S. 40-66.

Kolbe C/Reis C: „Case Management in der Sozialhilfe und der kommunalen Beschäftigungsförderung" Ein Probelauf für das Fallmanagement ? In: Archiv für Wissenschaft und Praxis der sozialen Arbeit, 36, 1, 2005, S. 62-75.

Kooiman J: Governance: A Social-Political Perspective. In: Grote JR/Gbikpi B (Hrsg.): Participatory Governance. Political and Societal Implications. Leske + Budrich, Opladen 2002, S. 71-96.

Krusch A/Siegmund T/Huber P/Kircher M/Schumm-Draeger PM: Clinical Pathways und Case-Management als DRG-Managementinstrumente. Bericht über ein Pilotprojekt am Klinikum München-Bogenhausen. In: Das Krankenhaus, 98, 2, 2006, S. 124-128.

Lowy L: Case Management in der Sozialarbeit. In: Brennpunkte Sozialer Arbeit – Soziale Einzelhilfe. Moritz Diesterweg, Frankfurt am Main 1988, S. 31-39.

Moxley DP.: Case Management by Design. Nelson-Hall, New York 1997.

Müller M: Case Management in verschiedenen Arbeitsfeldern sozialer Dienstleistung. In: Sozialmagazin, 31, 2, 2006. S. 10-17.

Müller W: Hilfe umfassend organisieren. In: Sozialwirtschaft, 16, 2, 2006, S. 6-8.

Nestmann F/Engel F (Hrsg.): Die Zukunft der Beratung. Dgvt-Verlag, Tübingen 2002.

Pape R/Bostelaar RA: Flächendeckendes Case-Management im Klinikum der Universität zu Köln. In: Das Krankenhaus, 97, 7, 2005, S. 579-582.

Roessler RS/Rubin SE: Case Management and Rehabilitation Counseling: Procedures and Techniques. 4th ed., Pro-Ed, Austin, TX 2006.

Roppelt C u. a.: Das Ziel: Komplette Systemsteuerung. Erfahrungen der Frankenwaldklinik Kronach mit Case Management. In: ku Krankenhaus Umschau, 73, 7, 2004, S. 586-590.

Wendt WR: Rat finden in Kooperation. Die Soziale Arbeit braucht einen eigenständigen Begriff von Beratung. In: Blätter der Wohlfahrtspflege – Deutsche Zeitschrift für Sozialarbeit, 147, 5+6, 2000. S. 97-99.

Wendt WR: Sozial arbeiten und sozial wirtschaften. Lambertus, Freiburg i. Br. 2004.

Wendt WR: Methodisches Fallverstehen und das Management von Fällen – eine Auseinandersetzung. In: Case Management, 1, 2, 2005, S. 60-64.

Wendt WR: Versorgung – Besorgen – Sorgen. Konturen von Care Management und der Arbeit am Fall. In: Case Management, 6, 1, 2009. S. 4-7.

Wendt WR: Sorgeberatung. Gut beraten. In: Sozialwirtschaft aktuell, 8, 2009. S. 1-3.

Wolf KD: Contextualizing Normative Standards for Legitimate Governance beyond the State. In: Grote JR/Gbikpi B (Hrsg.): Participatory Governance. Political and Societal Implications. Leske und Budrich, Opladen 2002, S. 35-50.

Beitrag 2

Case Management in der Sozialen Arbeit

Manfred Neuffer

		Rn.
1	Ausgangspunkte und kritische Anmerkungen	2 – 10
2	Einsatzmöglichkeiten	11, 12
3	Besonderheiten	13 – 24
4	Case Management ein Beitrag zur Ökonomisierung der Sozialen Arbeit?	25, 26
5	Positionierung von Case Management in der Sozialen Arbeit	27 – 32
6	Konsequenzen für ein Case Management in der Sozialen Arbeit	33 – 43

Literatur

Autor

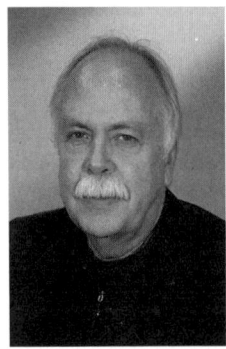

Prof. Dr. Manfred Neuffer

Jahrgang 1944, Dipl. Sozialarbeiter, Diplom-Pädagoge, Prof. em. der Hochschule für Angewandte Wissenschaften Hamburg, Fakultät Wirtschaft und Soziales, Department Soziale Arbeit. Schwerpunkte: Wissenschaft der Sozialen Arbeit, Case Management, systemische Beratung, Mediation, soziale Netzwerkarbeit. Mediator und Ausbilder der Bundesarbeitsgemeinschaft Familienmediation (BAFM), Case Management Ausbilder, Mitglied der Ausbildungsleitung für Case Management im Zentrum für Praxisentwicklung (ZEPRA) an der HAW, Hamburg.

E-Mail: manfred.neuffer@haw-hamburg.de

Schlagwortübersicht

	Rn.		Rn.
Aktivierender Sozialstaat	7	Neues Steuerungsmodell	6
Beziehungsarbeit	17 f., 20	Ökonomisierung	25
Case Work	3	Sozialarbeitswissenschaft	13 – 15, 33
Ethic-Codes	8, 30 f., 39, 42	Soziale Einzelhilfe	4
Netzwerkarbeit	23 f., 36	Sozialmanagement	23

Kann Case Management als methodisches Konzept in den disziplinären Zusammenhang der Sozialarbeitswissenschaft eingeordnet werden? Bedroht Case Management als eigenständiger Bereich die berufliche Entwicklung in der Sozialen Arbeit? Ist Case Management überhaupt ein sinnvoller Begriff für eine fallorientierte Vorgehensweise in der Sozialen Arbeit? Stehen ökonomische Überlegungen vor berufsethischen Anforderungen? Derartige und andere Fragestellungen tauchen aktuell in der Fachdiskussion auf. Doch nicht genug, werden Sozialarbeiter/innen mit dem Konzept vertraut gemacht, wird häufig zurückgemeldet: Wir arbeiten doch im Prinzip schon so, was ist denn an Case Management Neues?

1

1 Ausgangspunkte und kritische Anmerkungen

Die Grundelemente des Case Management, einerseits in komplexen Belastungssituationen individuelle Unterstützung zu geben und andererseits das Hilfesystem auf die Bedarfe Einzelner oder einer Zielgruppe abzustellen, finden wir in der Sozialen Arbeit seit Beginn der Berufsgeschichte. „Alle Fürsorge besteht darin, dass man entweder einem Menschen hilft, sich in der gegebenen Umwelt einzuordnen, zu behaupten, zurechtzufinden – oder dass man seine Umwelt so gestaltet, verändert, beeinflusst, dass er sich darin bewähren, seine Kräfte entfalten kann …" (*Salomon* 1926, 59).

2

Auch Marie Baum forderte 1927 für die Familienfürsorge, die Zuständigkeit in die Hand eines Fürsorgers zu geben und grundsätzlich die Gesamtlage der Familie zum Ausgangspunkt der Prüfung und zur Aufstellung des Heilplans zu machen. Und sieht als weitere Aufgabe, Klient/innen in unterstützende Einrichtungen zu vermitteln (*Neuffer* 1990, 41 ff).

3

In der amerikanischen Sozialarbeit führten Anfang 1970er Jahren die Ausdifferenzierungen von Dienstleistungen und die unkoordinierte Unterstützung in komplexen Fallsituationen dazu, dem Case Work – der Sozialen Einzelhilfe – ein neues Konzept Case Management hinzuzufügen. In Deutschland beschäftigen wir uns mit Case Management in der Sozialen Arbeit unter anderem seit Einführung des SGB VIII (1990) und dessen § 36, der einen Hilfeplan im Zusammenwirken verschiedener Fachkräfte verlangt. Case Management kann also eindeutig als Weiterführung der Sozialen Einzelhilfe verstanden werden. Dabei muss zu-

4

mindest aus deutscher Sicht beachtet werden, dass die Soziale Einzelhilfe als ein klassisches Methodenkonzept auch innerhalb der Sozialen Arbeit immer wieder in der Kritik stand. Sei es Ende der 1960er Jahre, als die Soziale Einzelhilfe synonym für Schuld zuschreibende Individualisierung von Problemlagen in der (gesellschafts-) kritischen Fachöffentlichkeit wahrgenommen wurde, sei es, als die Therapeutisierungswelle die fallbezogenen Methoden der Sozialen Arbeit prägte. Auch wurde immer wieder gefordert, Soziale Arbeit nicht vom Fall, sondern vom Feld her zu gestalten. In diesem Kontext muss die Aufnahme von Case Management in der Sozialen Arbeit gesehen werden.

5   Im Gegensatz zu den professionellen Interessierten am Case Management im Gesundheits-, Versicherungs- und Beschäftigungswesen verfügen Sozialarbeiter/innen durch ihre grundständige Ausbildung über Anteile aus dem Weiterbildungskonzept der Deutschen Gesellschaft für Care und Case Management (DGCC). Diese Anteile stehen in unterschiedlicher Ausprägung zur Verfügung und wurden eventuell durch andere Fortbildungen zusätzlich vertieft. Konzepte, Arbeitsabläufe und Strukturen in der fallorientierten Sozialen Arbeit entsprechen ebenfalls Teilen des Case Managements. So wird das Konzept Case Management einerseits als Ergänzung begrüßt, andererseits wird aber befürchtet, eine zertifizierte Weiterbildung diene als Einfallstor, um originäre Anteile der Sozialen Arbeit in einer Spezialdisziplin abzuspalten. Es wird kritisierend gefragt: Teilt ein Sonderweg Case Management in der Aus- und Weiterbildung Zusammengehörendes weiter auf? Werden gewachsene einheitliche Ausbildungsstandards zertrümmert? Waren die Inhalte von Case Management nicht schon immer Bestandteil der Sozialen Arbeit? Kommt unsere Methode in andere Hände, wird uns auch die Definitionsmacht genommen und werden wir aus unserem eigenen Markt gedrängt (siehe Beispiel Sozialmanagement)? (*Redaktion Forum* SOZIAL 4/2005, 8 ff)

6   Eine andere Entwicklung in der Sozialen Arbeit bringt für das Konzept Case Management weitere Vorbehalte. Mit der Einführung des Neuen Steuerungsmodells (vor allem in der Jugendhilfe), mit der Abkehr von der Zuwendungsfinanzierung, die für Träger ein relativ gesichertes Finanzierungsgeschehen gewährleistete, hin zu Fachleistungsstunden werden häufig nur noch befristet Projekte finanziert. Sozialarbeiter/innen werden häufig ebenso befristet eingestellt. Letztlich wird mit dem ungeeigneten Versuch, über Managementkonzepte, die aus der Wirtschaft stammen, Soziale Arbeit zu steuern, zu verdichten und Kosten einzudämmen, ein Paradigmenwechsel in der Sozialen Arbeit eingeläutet. Das individuum- oder subjektzentrierte Paradigma in der Sozialen Arbeit hat „... seit den 1990er-Jahren auch in ökonomistisch reduktionistischer Form in *betriebswirtschaftlichen Fallsteuerungs- oder Casemanagementkonzepten* personenbezogener Dienstleistungen Eingang gefunden ..." (*Staub-Bernasconi* 2007, 179).

7   Noch schärfer stellt Galuske Case Management in einen neoliberalen Zusammenhang:

„Die doppelte Botschaft des aktivierenden Sozialstaats an die Soziale Arbeit ist deutlich: Eure Leistungen müssen effizienter, kostengünstiger und transparenter werden ... Die Programmatik des neoliberal gewendeten, aktivierenden Sozialstaats ist treffend erkannt und das Angebot steht: Das Case Management offeriert sich als passende Methode, um den Anforderungen einer aktivierenden Sozialen Arbeit zu genügen" (*Galuske* 2007, 411).

In aller Regel haben Sozialarbeiter/innen ihren Beruf weniger ergriffen, um zu managen, sondern mehr mit der Intention, mit den Klient/innen einen Veränderungsprozess zu gestalten, der geprägt ist von Akzeptanz derer Lebenswelt, von einem anwaltlichen oder parteilichen Charakter, von Empowerment und letztlich von den Ethic-Codes der internationalen und nationalen Berufsverbände. Alle diese Punkte stehen einer positiven Aufnahme von Case Management grundsätzlich eigentlich nicht im Wege, denn dessen Grundprinzipien sind den zuvor genannten sehr ähnlich. 8

Nicht nur in der beruflichen Eingliederung, ebenso in der Migrationsarbeit, der Arbeit mit Menschen mit Behinderung, in der Kinder- und Jugendhilfe und anderen fallorientierten Arbeitsfeldern wird, zumeist mit dem Begriff Fallmanagement versehen, qualifizierte Soziale Arbeit ad absurdum geführt, wobei die grundlegenden Rahmenbedingungen einer erfolgreichen Implementierung von Case Management missachtet werden. 9

„Das Case Management-Konzept wird nicht selten ohne ausreichende Ressourcenbasis ... und ohne jegliche Fort- und Weiterbildung in der Praxis ... zu implementieren versucht, mit dem Risiko folgenschwerer Fehler, was sich auch in Bremen in Zusammenhang der Untersuchung des ‚Kevin-Falles' zeigte" (*Biesel* 2009, 5). 10

2   Einsatzmöglichkeiten

Der Anteil fallorientierter Sozialer Arbeit wird auf 75 % geschätzt und erstreckt sich unter anderem auf die klassischen Arbeitsbereiche wie Altenhilfe, Arbeitslosigkeit, Berufshilfen – berufliche (Re-)Integration, Arbeit mit Migrant/innen, Arbeit mit Menschen mit Behinderung, Gefährdetenhilfe (Wohnungslosigkeit, Schulden, Straffälligkeit), Suchtkrankenhilfe, Jugendhilfe (ASD, Hilfen zur Erziehung, Jugendgerichtshilfe, Adoptions- und Pflegekinderwesen), Krankenhaussozialdienst, Psychiatrie, Rehabilitation. Diesen Arbeitsfeldern ist gemeinsam, dass Klient/innen häufig multikomplexen Belastungssituationen ausgesetzt sind und die Auftragsbereiche sich häufig überschneiden. Wer also im Sinne von Case Management die Fallführung übernimmt und wo Dienstleistungssysteme sinnvollerweise gemeinsame Angebotsstrukturen zu entwickeln hätten, bleibt in der Realität oft unklar und das erschwert ein aufeinander abgestimmtes, spezifisches Leistungspaket für das Klientel. Konkurrenzen, unterschiedliche Haushaltsver- 11 antwortung, unterschiedliche Träger (öffentliche und freie, kleine Einrichtungen und große Verbände) be- und verhindern Kooperation und Koordination. Andererseits weist die unmittelbare Fallarbeit viele Ähnlichkeiten auf, die dem Phasenablauf des Case Managements entsprechen. Case Management kann sich daher am ehesten etablieren, wenn sich überschneidende Dienstleistungsbereiche (zum Beispiel Jugendhilfe und Psychiatrie) über die Sinnhaftigkeit dieses Konzeptes verständigen und für sich jeweils daraus Nutzen ziehen. In den jeweiligen Arbeitsfeldern oder Teilbereichen selbst, müsste es intern leichter gelingen das Gesamtkonzept Case Management zu implementieren. Der Zwang, qualitative Anforderungen mit fachfremden ökonomischen Bedingungen und Vorstellungen in Verbindung zu setzen, prägt derzeitig alle Arbeitsfelder.

12 Aufzuräumen wäre zu allererst mit einer Vorstellung, Case Management sei gleichzeitig in Gänze die unmittelbare Tätigkeit von Case Manager/innen. Konzept und persönlicher professioneller Auftrag kann unterschiedlich sein, wer auf dem Dienstleistungssystem steuernd tätig wird, ist im Team- oder Trägerverbund festzulegen, doch müssen alle beteiligten Case Manager/innen zu diesem Prozess Zugang haben.

3 Besonderheiten

13 In der bisherigen Fachdiskussion um Case Management wird die wissenschaftliche Begründung kaum als notwendige Komponente eines professionellen Handlungskonzeptes herangezogen. Ebenso wie für das Case Management im Gesundheitswesen die Gesundheits- und Pflegewissenschaft eher eine unterbelichtete Rolle spielt, fehlt für Case Management in der Sozialen Arbeit in aller Regel der Bezug zur Sozialarbeitswissenschaft.

14 Die Sozialarbeitswissenschaft, bereits seit Jahrzehnten diskutiert, fand ihre erste offizielle Anerkennung, als 2001 die Kultusministerkonferenz in der Diplom-Rahmenprüfungsordnung (für die Fachhochschulausbildung von Sozialarbeiter/innen) die Sozialarbeitswissenschaft als Leitdisziplin auswies. Wissenschaftlich begründete und aus eigenen Theorien erklärende Verfahren fehlten der Sozialen Arbeit lange Zeit. Man warf ihr nicht nachgewiesene Wirksamkeit und Nachhaltigkeit vor. An dieser Stelle weist Silvia Staub-Bernasconi darauf hin: „Soziale Arbeit, die den Anspruch erhebt, Profession zu sein, muss das Doppelmandat zu einem Tripelmandat erweitern. Das dritte Mandat setzt sich aus folgenden Elementen zusammen: wissenschaftliche Beschreibungs- und Erklärungsbasis ... und damit wissenschaftsbegründete Arbeitsweisen oder Methoden ... ethische Basis ... und Menschenrechte als eine Legitimationsbasis" (*Staub-Bernasconi* 2007, 200).

15 Die Bedeutung der Sozialarbeitswissenschaft liegt darin, dass nicht die Methoden oder Arbeitsverfahren, also hier Case Management, die Problemlösung bestim-

men, sondern dass die sozialen Probleme als Gegenstand und die Theorien der Sozialen Arbeit bestimmen, welche Vorgehensweisen sinnvollerweise eingesetzt werden könnten.

Soll Case Management in der Sozialen Arbeit akzeptiert werden und sich erfolgreich etablieren, muss einerseits die Einbindung des Konzepts in den disziplinären Rahmen der Sozialarbeitswissenschaft mit einem definierten Gegenstand, theoretischen Erklärungen und Praxisforschung, den handlungsleitenden Rahmenbedingungen, dem professionellen Verständnis von Sozialer Arbeit und den berufsethischen Prinzipien gegeben sein. Andererseits ist die spezielle Funktion des Verfahrens Case Management in der Bearbeitung von multikomplexen Situationen im Sinne einer eigenen speziellen Handlungstheorie herauszuarbeiten. 16

Eine besondere Bedeutung nimmt die Beziehung zwischen Klient/in und Case Manager/in ein. Beziehungsarbeit findet nicht nur zwischen Klientel und Sozialarbeiter/innen statt, Beziehungen müssen ebenso zum Umfeld (Familienangehörige, Nachbarn, unterstützende Personen) des Klientels gestaltet und geknüpft werden. Darüber hinaus haben Case Manger/innen Arbeitsbeziehungen zu anderen Fachkräften herzustellen, sei es intern in der Kollegialen Beratung oder extern u. a. zu Vertreter/innen der Leistungserbringer und noch weiter gezogen zu Kooperationspartnern in der sozialräumlichen Aufgabenstellung. Alle diese Beziehungen, sollen sie effektiv und erfolgreich werden, müssen professionell kommunikativ gepflegt werden. 17

Gehen wir im Case Management von einer durchgehenden Fallverantwortung aus, erfordert Beziehungsarbeit ein besonderes Augenmerk, um das Vertrauen der Klient/innen zu erreichen, so dass sie von Beginn bis zum Ende einer Hilfestellung emotional und inhaltlich den Unterstützungsprozess reflektieren, Eigenkräfte entwickeln (Empowerment) und eine verantwortliche Ansprechperson ohne Hemmschwelle konsultieren können. Insofern erfordert dies von den Case Manager/innen nicht nur fremde Dienstleistungen anzuregen, zu entwickeln und zu koordinieren, sondern sich dieser ganzheitlichen Aufgabe mit dem eigenen personalen Angebot selbst zu stellen. 18

Klient/innen in multibelasteten Situationen sind in aller Regel nicht selbst in der Lage, mit ihren verbliebenen Ressourcen, ihre Bedürfnisse und Wünsche zu realisieren. Und die Hilfe, die sie benötigen, bezieht sich erst einmal auf die Entwicklung dieser anspruchsvollen Mündigkeit, selbstverantwortlich handeln zu können, auf die Herstellung von Motivation, Zutrauen in und Wiederbemächtigung von Kompetenzen und Ressourcen. Im Rahmen einer stabilen, kontinuierlichen und vertrauensvollen Beziehung können sie sich ihrer komplexen Situation stellen und sie verändern. Sie erfahren häufig unterschiedlichste Anforderungen von professionellen und nichtprofessionellen Helfer/innen. Die Anforderungen sind von unterschiedlichen Werten und Normen geprägt, von institutionellen Aufträgen und Zwängen, von gegensätzlichen Ansprüchen und Forderungen. 19

Besonderheiten

Nicht selten blockieren sich diese selbst professionell qualitativ hoch stehenden oder gut gemeinten Unterstützungen dadurch, dass die Klient/innen den Bezug der jeweilgen Hilfestellung zu ihrer gesamten Lebenslage nicht herstellen können. Daher wird die Gestaltung der Beziehung als Übersetzungsleistung zwischen Case Manager/in und Klient/in das Fundament des gesamten Unterstützungsprozesses, auch wenn Hilfemaßnahmen in aller Regel im Case Management nicht selbst übernommen werden.

20 Eine konstruktive Arbeitsbeziehung setzt das Vertrauen der Klient/innen voraus, die Atmosphäre in dieser Beziehung ist bedeutsam. Emotionale Unterstützung, ermutigende Anerkennung, Offenheit für Veränderung, Stimulation zu neuen Verhaltensweisen und keine voreiligen Analogieschlüsse werden als Grundlagen genannt. Wird allerdings die Beziehungsarbeit zu sehr in den Mittelpunkt gerückt, kommen die sachbezogenen Interventionen zu kurz. Eine Arbeitsbeziehung kann methodisch gefördert werden, u. a. durch eine qualifizierte Gesprächsführung, Biografiearbeit, Unterstützung eines befriedigenden Alltags, eine aktive Rolle des/der Berater/in (*Ansen* 2006, 107 ff). Nicht nur in der sozialen Beratungstätigkeit, die in vielen Elementen denen des Case Managements ähnelt, gilt es, eine Arbeitsbeziehung aufzubauen, die sich von therapeutischen Vorgehen abgrenzt und die Sachaspekte in gleichem Maße mit einbezieht. Sie nimmt damit eine zentrale Rolle ein. Es handelt sich um eine Halt gebende, ermutigende und motivierende Unterstützung, die reflexiv das Geschehen gestaltet.

21 Jeder intensive Unterstützungsprozess von Klient/innen muss sich über diese Arbeitsbeziehung im Klaren sein und über die Tatsache, dass Klient/innen auch über die Beziehung zu einem/r Sozialarbeiter/in wachsen können. Sie kann umso besser genutzt werden, je deutlicher sie als sinnhaft gesehen und je reflektierter sie eingesetzt wird. Das bewusste und gesteuerte Beziehungsgeschehen in diesem Sinne entspricht einer professionellen Verantwortung und grenzt sie sowohl von therapeutischen Formen ab, als auch von nichtprofessionellen Hilfestellungen.

22 Diese tragende Säule wird nicht von allen als Wesensmoment des Case Managements gesehen, managen ist eben eher planen, organisieren, koordinieren, kontrollieren. Im Erstkontakt, im Assessment, in der Zielarbeit, in der Hilfeplanung muss ein/e Case Manager/in in eine wichtige und verantwortungsvolle Arbeitsbeziehung mit dem Klientel gehen, da ihm/ihr sonst die Bedürfnisse und Interessen der Klient/innen verschlossen bleiben. Die generalistisch ausgebildeten Sozialarbeiter/innen können mit Case Management diese Phase gestalten und das Unterstützungskonzept mit anderen Fachkräften entwickeln. Aber auch im Monitoring benötigt das Klientel eine vertraute und verantwortungsvolle Bezugsperson, sollten die Hilfestellungen nicht gemäß seinen Bedürfnissen gelingen oder bei ihm selbst Zweifel an der Veränderung eintreten. Selbst die Abschlussphase muss klientenorientiert ausgerichtet sein, den letztlich kann nur das Klientel über Erfolg oder Nichterfolg berichten. Es ist durchgängig Experte seiner Lebenssituation selbst. Folglich ist das Verstehen der Klient/innen zentral im gesamten Case

Management, aber auch umgekehrt das Verstehen der Klient/innen über die Handlungsweisen im Case Management.

Wenn im Konzept des Case Management betont wird, es handelt sich nicht nur um Fallarbeit oder Fallsteuerung sondern auch um Arbeit auf der Systemebene, also um Systemsteuerung, so begibt man sich in die Nähe des Sozialmanagements, das ebenfalls aus der Sozialen Arbeit entwickelt wurde. Sozialmanager/innen verpflichten sich nicht nur den internen Abläufen ihrer Organisation sondern beanspruchen für sich planende, koordinierende und disponierende Funktionen. Also genau das, was im Case Management ebenfalls als Kernaufgabe reklamiert wird. Auch die Stadtteil- und Gemeinwesenarbeit, immer mehr durch den unscharfen Begriff sozialraumorientierte Soziale Arbeit abgelöst, besitzt Elemente, wie sie im Case Management vorzufinden sind. Netzwerkarbeit auf institutioneller Ebene war schon immer Bestandteil von Stadtteil- und Gemeinwesenarbeit. In der Fachdiskussion werden daher Vorbehalte gegen den Gesamtanspruch von Case Management in Bezug auf Fall- und Systemsteuerung laut, da angestammte Felder der Sozialen Arbeit mit dem Begriff „Case" nichts anzufangen wissen oder nichts anfangen wollen. Noch mehr genährt wird die kritische Einschätzung dadurch, dass der Einsatz von ausgebildeten Case Manager/innen häufig nicht diesem Globalauftrag entspricht. Zusätzlich wird die Funktion und Rolle von Case Manager/innen erschwert durch den Begriff des Fallmanagements, der in der Beschäftigungsförderung für Unklarheiten sorgt, aber als Begriff zunehmend auch in der Sozialen Arbeit Eingang findet und die unterkomplexe Implementation von Case Management fördert.

Deutlich eigenständiger konturiert ist Case Management über die fallspezifische Netzwerkarbeit, die, im Gegensatz zu Beratungsansätzen, in multikomplexen Belastungssituationen mit unterschiedlichen professionellen und nichtprofessionellen Unterstützungsleistungen eine zentrale und anspruchsvolle Bedeutung besitzt. Wenngleich auch diese Ebene klarer Vereinbarungen mit dem Klientel bedarf, um fallspezifische Netzwerkarbeit aufgaben- und arbeitsfeldübergreifend in Gang zu setzen.

4 Case Management ein Beitrag zur Ökonomisierung der Sozialen Arbeit?

Die Ökonomisierung der Sozialen Arbeit kann man unter vier Dimensionen betrachten. Soziale Arbeit als Handlungswissenschaft wird von mehreren Bezugswissenschaften genährt unter anderem auch der Ökonomie. Insbesondere in der Praxis scheint sie aber zunehmend zu einer Leitdisziplin zu werden mit völlig fachfremden Implikationen. Ökonomie wird immer mehr als unabweisbare Herausforderung, als Sachzwang und als Anpassungsstrategie bezeichnet, damit Soziale Arbeit sich als Profession behaupten kann. Und zuletzt steht die Ökonomisierung im Zeichen eines neoliberalen Abbaus des Wohlfahrtstaates (vgl. *Arnegger/Spatschek* 2008, 9-10). Der Ruf nach Effektivität und vor allem Effizienz wird für die Soziale Arbeit als überfällig bezeichnet und häufig in Verbindung mit dem Konzept Case Management gebracht. Soziale Arbeit wird aber immer mehr davon geprägt, kurzatmiges kostengünstiges Handeln einzusetzen. Im Gegensatz zu Investitionen in den Bereichen Bildung, Wirtschaft und Technik begreift man soziale Unterstützungsleistungen nicht als Investitionen in die Zukunft, allenfalls als dem Sozialstaat geschuldete Ausgaben. Stabile Lebenssituationen für die keine weiteren Hilfebedarfe mehr notwendig werden, lassen sich dadurch ebenso ökonomisch darstellen. Allerdings sollte weitaus mehr im Vordergrund stehen, dass eine gelungene und befriedigende Lebensführung ein Bestandteil von Menschenwürde ist und einen gewichtigen gesellschaftlichen Nutzen darstellt. Da Sachmittel in der Sozialen Arbeit nicht im Vordergrund stehen, bedeutet der Einsatz von mehr Personal mehr Zeit für die Fallarbeit und damit mehr Wirksamkeit und Nachhaltigkeit. Insofern ist das Verhältnis von Fallzahlen pro Case Manager/in von erheblicher Bedeutung.

26 Ökonomie und Management haben ihre Berechtigung in der Sozialen Arbeit, allerdings müssen sie in einer eigenen Handlungslogik entwickelt werden. Soziale Unterstützungsleistungen werden nur dann wirksam und nachhaltig, wenn sie effektiv, nach fachlichen Standards eingebracht werden. So kann eine stationäre Unterbringung, die nicht am Ende von vielfältigen gescheiterten Versuchen an ambulanten Hilfen steht, zeitnah eingesetzt wirksamer sein. Umgekehrt kann die Heranziehung einer Nachbarin für eine entlastende Aufgabe bei einem alleinerziehenden Elternteil, mehr Wirkung erzielen als eine langwierige Beratung. Ökonomie in der Sozialen Arbeit muss sich demnach an den Bedarfen der Klient/innen ausrichten. Case Management in der Sozialen Arbeit muss die Menschen in den Mittelpunkt stellen und nicht, wie häufig zu sehen ist, lediglich die Gestaltung von Arbeitsabläufen, beides zusammen ergibt erst Sinn. Case Management könnte diese Anforderungen erfüllen, wenn die fachlichen Standards und die berufsethischen Anforderungen in Einklang gebracht werden. Insofern sollte sich Case Management stärker als wirksame und nachhaltige Unterstützungsleistung positionieren und die Effizienzfrage in diesem Sinne nachrangig thematisieren.

5 Positionierung von Case Management in der Sozialen Arbeit

27 Wo finden sich Gemeinsamkeiten in der Sozialen Arbeit inhaltlich und konzeptionell zum Case Management?

28 Gesetzliche Bestimmungen und Richtlinien in unterschiedlichen Bereichen des SGB tragen den Grundgedanken der geplanten Unterstützung, wobei in einzelnen Teilbereichen und daraus abgeleiteten Richtlinien Case Management schon

direkt aufgenommen wurde, z. B. im Konzept der Migrationsberatung („bedarfsorientierte Einzelfallbegleitung sog. Case-Management"), des Bundesministeriums des Innern.

Ein ähnliches Phasenkonzept wie im Case Management findet sich in der systemischen Beratung, der Mediation oder der Krisenintervention (z. B. Familiy first). Vorgehensweisen und Techniken wie der klientenzentrierten Gesprächsführung, das Analyseinstrument der Systemischen Denkfigur, Geno-, Sozio-, Ökogramm, Schemata der Zieloperationalisierung, Evaluationsinstrumente sind nur einige Beispiele der gemeinsamen Nutzung. Aber auch Grundorientierungen wie Empowerment, Ethic-Codes, allgemeine und spezielle Handlungstheorien weisen dieselben Ausgangspunkte auf.

Diese Gemeinsamkeiten und Leitideen der fallorientierten Sozialen Arbeit können die Verbindung zum Konzept Case Management herstellen und dessen Verankerung in der Sozialen Arbeit begründen und gleichzeitig den eigenständigen Ansatz verdeutlichen.

Systemisches Erklären und Handeln in sozialen Problemen und multikomplexen Fallsituationen bildet einen handlungstheoretischen Rahmen, der hier nicht näher ausgeführt werden kann. Ein lediglich auf funktionalen Ablauf gerichtetes Konzept der Sozialen Arbeit, wie zum Teil als Case Management diskutiert (s.o), kann zu einem beliebigen Einsatz führen, ohne die „Warum" -Frage zu klären, also die Frage nach einer wissenschaftlichen Erklärung, wie es zu einer bestimmten Fallsituation kommen konnte. Systemisch heißt hier, Berücksichtigung unterschiedlicher ontologischer Niveaus -biologische, biopsychische, soziale, sozialkulturelle- (*Geiser* 2004). Qualitätsstandards für eine plan- und überprüfbare Soziale Arbeit können am ehesten entwickelt werden über eine theoretische Erklärung und Praxisforschung, dies gilt im gleichen Maße für das Case Management.

Eine ressourcenorientierte Soziale Arbeit deckt sich mit der konsequenten Ressourcen-Analyse und Einbeziehung von Ressourcen bei Person und Umwelt in der Hilfeplanung des Case Management. Die ausdrückliche Beteiligung von Klient/innen am Unterstützungsprozess entspricht, abgesehen von gesetzlichen Bestimmungen, auch den Ethic-Codes, denen sich die Standards und Richtlinien für die Weiterbildung im Case Management verpflichtet haben. Die Beteiligung von in der Regel benachteiligten Klient/innen bedarf einer vertrauensvollen Arbeitsbeziehung, aber auch des notfalls anwaltlichen Handelns für das Klientel. Insofern dürfte die Rolle des Anwalts (Advocacy) in der Sozialen Arbeit am gebräuchlichsten sein, gegenüber der Gatekeeper- oder Broker- Funktion im Case Management.

6 Konsequenzen für ein Case Management in der Sozialen Arbeit

33   Soll Case Management in der Sozialen Arbeit akzeptiert werden und sich erfolgreich etablieren, muss einerseits die Einbindung des Konzepts in allgemeine Gegebenheiten wie der Sozialarbeitswissenschaft, mit einem definierten Gegenstand, theoretischen Erklärungen und Praxisforschung, den handlungsleitenden Rahmenbedingungen, dem professionellen Verständnis von Sozialer Arbeit und den berufsethischen Prinzipien vorhanden sein. Andererseits ist die spezielle Funktion des Verfahrens Case Management in der Bearbeitung von multikomplexen Situationen im Sinne einer eigenen Handlungstheorie herauszuarbeiten.

34   Die bisherigen Weiterbildungsinhalte von Case Management werden immer mehr in die grundständigen Ausbildungen des Bachelor oder Master Systems in der Sozialen Arbeit Eingang finden, allerdings unterschiedlich in Umfang und zeitlicher Befassung. So geschieht dies an der HAW Hamburg, Department Soziale Arbeit, über die Studienelemente Handlungstheorie, Ethic-Codes, Konzepte und Arbeitsformen (Phasenkonzept: Erstgespräch, Problem- und Ressourcenanalyse, Zielarbeit, Hilfeplanung, Verlauf und Abschluss) im Umfang von 90 Zeitstunden.

35   Diese Grundkenntnisse, die bisher nur in der zertifizierten Weiterbildung vermittelt wurden, bringen Absolvent/innen dieser Abschlüsse in eine zukünftige Weiterbildung ein. Es wird für den Bereich der Sozialen Arbeit zunehmend zu klären sein, ob und wie diese, allerdings nachzuweisenden, Vorkenntnisse anerkannt werden können. Ein Weg könnte eine stärkere Modularisierung der Weiterbildung darstellen und die Möglichkeit über einen verkürzten Grundkurs, den Aufbauteil für spezifische Arbeitsfelder der Sozialen Arbeit auszuweiten.

36   Case Management bedeutet von Auftrag her gesehen, aber auch von dem gegebenen und gewachsenen Berufsverständnis, unmittelbare Arbeit mit dem Klientel, mit seinem Umfeld im Sinne von fallspezifischer Netzwerkarbeit und der Beteiligung an der fallunspezifischen Netzwerkarbeit in einem zielgruppen- oder quartiersbezogenen Dienstleistungssystem. Die Arbeit auf der Systemebene muss in Abstimmung oder in Kooperation mit Sozialmanager/innen, Sozial- und Jugendhilfeplaner/innen und Stadtteil- und Gemeinwesenarbeiter/innen stattfinden.

37   Klient/innen benötigen häufig Dienstleistungen aus unterschiedlichen Arbeitsbereichen mit jeweils eigenständiger Finanzierung und Gesetzesgrundlage. Diese Schnittstellenproblematik muss deutlicher durch Vereinbarungen über kommunale und regionale Initiativen geklärt werden.

38   Case Management, will es klientenorientiert konzipiert sein, macht keinen Sinn, wenn auf bestimmte Problemlagen vorab festgelegte Leistungspakete ausgewiesen sind. Ziele mit Klient/innen zu erarbeiten, erübrigt sich mit derartig festge-

legten Vorgaben, wie wir sie zum Beispiel in der Beschäftigungsförderung vorfinden.

Fordern ohne Fördern, ein Begriffspaar was sich im Beschäftigungsbereich breit gemacht hat, entspricht nicht den Ethic-Codes und muss daher abgelehnt werden, aber auch das Fordern muss an den Mitwirkungsmöglichkeiten des Klientels ausgerichtet sein. 39

Case Management erlangt sein klares Profil in der Sozialen Arbeit durch eine reflektierte aber tragende Arbeitsbeziehung, durch ein gezieltes, geplantes und den Erfolg beobachtendes Verfahren mit abschließender Auswertung, durch eine fallspezifische Netzwerkarbeit mit den infrage kommenden professionellen Dienstleistern, den einzubindenden Unterstützern aus dem Umfeld und durch eine Beteiligung an der Planung und Organisation von Dienstleistungen. Case Management stellt daher ein mögliches unter anderen Konzepten der Sozialen Arbeit dar und sollte sich nicht aus dem Gesamtrahmen der Sozialen Arbeit entfernen und eine eigene Verberuflichung anstreben. 40

In aller Regel befinden sich Klient/innen in der Sozialen Arbeit, die multikomplexen Belastungssituationen ausgesetzt sind, zusätzlich in einer benachteiligten Situation, aufgrund der Tatsache, dass sie in aller Regel ihre persönlichen und gesetzlichen Handlungsspielräume nicht kennen oder nicht einsetzen können. Sie benötigen demnach oft eine parteiliche, anwaltliche Vertretung, die sie in Auftrag geben müssen. Dies ist nicht mit einer überfürsorgenden Funktion zu verwechseln. Gerade Case Manager/innen sind in anwaltlicher Funktion gefragt. 41

ngesichts der immer enger werdenden finanziellen Situation der Träger von sozialen Dienstleistungen wird von ihnen ökonomisches Handeln abverlangt. Wirtschaftlich sinnvoll zu handeln, ist in jeder Situation angesagt und Case Management kann dazu einen Beitrag leisten. Wird allerdings Case Management lediglich zu Haushaltssanierungen eingesetzt, steht auch dies im Widerspruch zu den Ethic-Codes. Leistungen, die Klient/innen benötigen aber aus Kostengründen nicht erhalten können, sind zu benennen und dabei ist deutlich zu machen, welche Folgen eine nicht eingesetzte notwendige Leistung auslöst. 42

Mit diesen Positionen soll dem Einsatz von Case Management in anderen Feldern wie dem Gesundheits- und Versicherungswesen oder der Beschäftigungsförderung nicht widersprochen werden. Will man aber vermeiden, dass dieses Konzept, sich von den Klient/innen und Patient/innen (dem Case) zu sehr entfernt, wäre eine Diskussion über für alle Bereiche zutreffende Standards zu führen und die Funktion und Rolle der Case Manager/innen im Case Management selbst zu klären. Die unterschiedlichen Vorstellungen von Fall- und Systemsteuerung finden sich am besten in einer klaren Trennung von Care und Case Management wieder, so war es wegweisend, die DGCC mit beiden Begriffen zu gründen. 43

Literatur

Ansen H: Soziale Beratung bei Armut. Reinhardt, München 2006

Arnegger M/Spatschek C: Der Begriff der Ökonomisierung im Kontext der Sozialen Arbeit – Die Vermessung eines umkämpften Terrains. In: *Spatschek C*, u. a. (Hrsg.): Soziale Arbeit und Ökonomisierung. Schibri, Berlin 2008

Biesel K: Case Management zwischen Befürwortung und Ablehnung-Versuch einer (Er-)Klärung. Vortragsskript Fachhochschule Potsdam vom 16.10.2009

Deutscher Berufsverband für Soziale Arbeit DBSH (Hrsg.):Berufsethische Prinzipien des DBSH, Essen 1997

Galuske M: Case Management und aktivierender Sozialstaat. Kritische Anmerkungen zu einer Erfolgsgeschichte. In: Soziale Arbeit, Heft 11-12/2007, 409 ff

Geiser K: Problem- und Ressourcenanalyse in der Sozialen Arbeit. Lambertus, 4. Aufl., Freiburg 2009

Redaktion Forum SOZIAL: Case Management-Klientel im Blick, Heft 4/2005

Neuffer M: Die Kunst des Helfens.Geschichte der Sozialen Einzelhilfe. Beltz, Weinheim 1990

Neuffer M: Case Management. Soziale Arbeit mit Einzelnen und Familien, 4. Aufl., Juventa 2009

Salomon A: Soziale Diagnose. Carl Heymann, Berlin 1926

Staub-Bernasconi S: Soziale Arbeit als Handlungswissenschaft. Bern/Stuttgart, Haupt 2007

Beitrag 3

Case Management in der Pflege – Versuch einer Bestandsaufnahme

Michael Ewers

		Rn.
1	Einleitung	1
2	Case Management in der Tradition der Pflege	2 – 4
3	Case Management in der Verantwortung der Pflege	5 – 9
4	Case Management in der pflegerischen Versorgung	10 – 14
5	Bestandsaufnahme zur Situation im deutschsprachigen Raum ..	15 – 18
6	Zusammenfassung und Ausblick	19, 20

Literatur

Autor

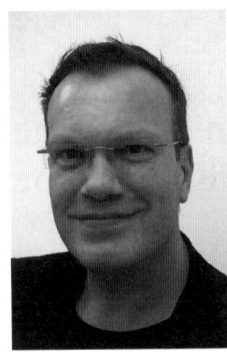

Prof. Dr. Michael Ewers
Dr. P.H., Dipl. Rel. Päd., M.P.H.

Pflege- und Gesundheitswissenschaftler; seit 2009 Universitätsprofessor für Gesundheitswissenschaften und ihre Didaktik an der Charité - Universitätsmedizin Berlin, zuvor Professor für Gesundheitswissenschaften/Patientenorientiertes Management an der Hochschule München, Fakultät für Sozialwissenschaften.

Arbeits- und Forschungsschwerpunkte: Pflege- und Versorgungsforschung zu Steuerungsfunktionen in der Gesundheitsversorgung, zur Bewältigung schwerer chronischer Krankheit sowie zur häuslichen Pflege und Versorgung Schwerkranker; Bildungsforschung zur Qualifizierung der Gesundheitsberufe und zu deren edukativen Aufgaben;

Schlagwortübersicht

	Rn.		Rn.
Care Management	7	Pflegeberatung	16
Caring	3, 17, 19	Pflegemanagement	6
Continuum of care	4	Qualifikation	9
Diagnosis Related Groups	11	Qualifizierung	18
Disease Management	16	Standards	16
Koordinationsstellen	16	Überleitung	16
Krankenhaus	10	Utilization Review	7
Managed Care	2, 14		

1 Einleitung

Die Pflege ist eine traditionsreiche Gesundheitsdisziplin, die international in den letzten hundert Jahren wichtige Beiträge zur Diskussion über Case Management geleistet und dessen Anwendung und Ausdifferenzierung engagiert vorangetrieben hat. Dieses Engagement und das ihm zugrunde liegende professionelle Selbstverständnis der Disziplin darzulegen und für die Verständigung und gemeinsame Arbeit mit den anderen mit diesem Thema befassten Professionen, Disziplinen und Interessengruppen nutzbar zu machen, ist Intention der folgenden Ausführungen. Sie sind aus einer pflegewissenschaftlichen Perspektive verfasst und als Versuch einer Bestandsaufnahme angelegt. Thematisiert werden der internationale Diskussions- und Entwicklungsstand von Case Management aus, durch und in der Pflege sowie einige der hierzulande derzeit zur Bewältigung anstehenden Herausforderungen.

1

2 Case Management in der Tradition der Pflege

Der Begriff Case Management wird in der englischsprachigen pflegewissenschaftlichen Literatur erst seit den 1970er-Jahren verwendet, andere Begriffe wie etwa Disease, Pathway oder Utilization Review Management kamen erst in den 1980er-Jahren hinzu. Die Ursprünge des pflegerischen Case Management reichen allerdings bis in die nordamerikanische Settlement Movement zurück. Erinnert sei zum Beispiel an Lilian Wald (1867-1940), die Gründerin des Henry Street Settlement House in New York und zugleich eine der Pionierinnen der Pflege im beginnenden 20. Jahrhundert. Gemeinsam mit Mary Brewster rief sie 1893 die Visiting Nurse Society of New York ins Leben und legte damit zugleich das Fundament für das populationsbezogene *Public Health Nursing* (*Buhler/Wilkerson* 1993; *Keeling/Bigbee* 2005), in dessen Kontext Case Management und dessen methodische Weiterentwicklungen bis heute eine zentrale Rolle spielen. Weitere Stationen der pflegerischen Auseinandersetzung mit Case Management in Nord-

2

amerika waren (1) dessen Einsatz bei der Rehabilitation von Veteranen des 2. Weltkrieges in den 1950er-Jahren, (2) die modellhafte Erprobung als Reaktion auf die Leistungsausweitung und Kostenexplosion nach Einführung von Medicare und Medicaid Anfang der 1970er-Jahre und schließlich (3) die Einbindung in die seit den 1980er-Jahren an Bedeutung gewinnenden Managed-Care-Initiativen (*Ewers/Schaeffer* 2005a). Das moderne Case Management verdankt u. a. Karen Zander und Kathleen Bower wichtige Impulse. Beide waren in den 1980er-Jahren im Massachusetts General Hospital in Boston/USA im Pflegemanagement tätig und haben dort an der Ausdifferenzierung von Pathway Management und klinischem Case Management gearbeitet (*Bower* 2004; *Zander* 1995). Aber auch das Carondolet St. Mary's Health Center in Tuscon/USA war seit den 1980er-Jahren wiederholt Impulsgeber, etwa wenn es um die Ausdifferenzierung pflegerischer Rollenprofile ging (*Ethridge/Johnson* 1996; *Mahn-DiNicola/Zazworsky* 2005).

3   Dieses vielfältige Engagement gründet auf dem professionellen Selbstverständnis der Pflege als einer wissenschaftsbasierten „caring profession" (*Morse et al.* 1990, 2006). International besteht Einigkeit darüber, dass die Pflege einen bedeutenden Anteil an der Bewältigung komplexer Gesundheits- und Versorgungsprobleme über den gesamten Lebenslauf hinweg leistet. In modernen Gesundheitssystemen nimmt sie zudem eine Querschnittsfunktion und eine Schlüsselrolle bei der nutzer- und ergebnisorientierten Organisation und Steuerung komplexer Versorgungsprozesse ein (*Ewers/Schaeffer* 2003). Dabei hat sie die einzigartige professionelle Funktion,

„Individuen – gesund oder krank – bei der Wahrnehmung von solchen Aktivitäten zu unterstützen, die zur Gesundheit oder Wiedererlangung (oder zum friedlichen Sterben) beitragen und die sie selbst wahrgenommen hätten, wenn sie hierzu über ausreichende Kräfte, Willen oder Kenntnisse verfügen würden. Dies hat auf ein Art und Weise zu geschehen, die dem Individuum hilft, seine Unabhängigkeit so schnell wie möglich wiederzuerlangen" (Henderson 1966: 36; eigene Übersetzung)

4   Zu den Aufgaben der Pflege zählen demnach die Förderung und Erhaltung von (bedingter) Gesundheit, die Verhütung von Krankheit, die Rehabilitation, die direkte Versorgung in Krankheitsfällen sowie die ergebnisorientierte Planung, Organisation, Steuerung und Evaluation komplexer Versorgungssituationen. Diesem umfassenden Aufgabenprofil liegt ein *Paradigmenwechsel* von der Krankheits- zur Gesundheitsorientierung, von der Anbieter- zur Nutzerorientierung sowie von der Prozess- zur Ergebnisorientierung zugrunde, der international bestimmend für die Identität der Pflege geworden ist (*WHO* 1995; *Clark* 1998). Nicht einzelne Interventionen oder Aktivitäten definieren demnach die Funktion der Pflege als vielmehr der innere Zusammenhang von klinischen Ereignissen und den darauf abzielenden Aktivitäten unterschiedlicher Akteure sowie deren Einfluss auf den Weg Einzelner und ihres sozialen Umfeldes durch das Kontinuum der Gesundheitsversorgung (*Madden/Prescott* 1994). Dieses professionelle

Selbstverständnis als *Begleiter von Menschen durch das „continuum of care"* ist die Basis für die Umsetzung und Weiterentwicklung von Case Management aus, durch und in der Pflege.

3 Case Management in der Verantwortung der Pflege

Die in vielen Ländern zu beobachtende Einführung von Case Management in der Verantwortung der Pflege kann als eine *innovative Antwort auf die Krise der Gesundheitsversorgung* gewertet werden. Die Pflege engagiert sich damit für eine Versorgungsgestaltung, die konsequent auf die Bedarfs- und Problemlagen der Nutzer abgestimmt ist und hierfür im Bedarfsfall auch die Grenzen von Organisationen und Professionen überschreitet. Zugleich fördert sie die Patientenorientierung und Patientenpartizipation des arbeitsteilig angelegten Versorgungshandelns und reagiert damit nicht zuletzt auf sich wandelnde Rollen von Nutzern der Gesundheitsversorgung (*Schaeffer* 2001, 2004). Ausgerichtet am Konzept des „continuum of care" zielt das Handeln der Pflege darauf ab, ausgewählte Patienten mit komplexen Problemlagen durch ein unübersichtliches Gesundheits- und Sozialsystem zu lotsen, ihnen die richtige Versorgung zur richtigen Zeit am richtigen Ort zu offerieren, den Einsatz (im)materieller Ressourcen zu kontrollieren und mit allen beteiligten Akteuren möglichst eng zu kooperieren, um auf diese Weise individuell und gemeinschaftlich angestrebte Versorgungsergebnisse zu erzielen (*Cohen/DeBack* 1999; *Powell* 2000).

Die American Nurses Association (ANA) definiert Pflege Case Management (Nurse Case Management) zusammenfassend als einen dynamischen und auf Kooperation angelegten Zugang zur Gewährleistung und Koordination von Leistungen der Gesundheitsversorgung für definierte Zielgruppen. Ferner spricht sie von einem auf Partizipation angelegten Prozess, in dem Möglichkeiten zur Beantwortung individueller Gesundheitsbedarfe eruiert und entsprechende Dienstleistungen organisiert werden, während zugleich die Fragmentierung und Doppelung von Versorgung reduziert und die Qualität wie die Kostenwirksamkeit klinischer Ergebnisse erhöht werden (*ANA* 1988; *Bower* 1992). Vorausschauendes Handeln und eine präventive Ausrichtung sind dabei ebenso selbstverständlich wie eine enge Verknüpfung klinischer, edukativer und steuernder Funktionen. Damit ist nicht gemeint, dass die Pflege in jedem Fall selbst Hand anlegt und direkte pflegerische Leistungen erbringt. Vielmehr ist sie aufgrund ihres Qualifikationsprofils in der Lage, das Versorgungsgeschehen in seiner gesamten Spannbreite – inklusive der medizinisch-pflegerischen Anteile – zu supervidieren und bei absehbaren Fehlentwicklungen frühzeitig notwendige Maßnahmen einzuleiten. Eben diese Fähigkeit empfiehlt die Pflege in vielen Fällen für die Übernahme von Case-Management-Funktionen (*Mullahy/Jensen* 2004).

7 International hat die Pflege einen breiten wissenschaftlichen Diskurs über Case Management, dessen theoretische und konzeptionelle Grundlagen, dessen institutionelle Umsetzungsbedingungen und Wirkungen in Gang gesetzt (*Ewers/ Schaeffer* 2005a; *Ewers* 2010). Im Zuge dessen wurde Case Management zu einem Oberbegriff für verschiedene Konzepte und Instrumente. Eines davon ist das auf eine systematische bedarfsgerechte Planung, Organisation und Koordination der Gesundheitsversorgung abzielende *Care Management*, von dem prinzipiell alle der in einer bestimmten Region oder Einrichtung versorgten Patienten profitieren können (*Schaeffer* 2000; *Bower* 2004). Daneben haben aber auch *Disease, Pathway* und *Utilization Review Management* an Bedeutung gewonnen. Oft sind diese auf Standardisierung zielenden Instrumente auf Problemlagen und Interventionen ausgerichtet, von denen große Patientengruppen betroffen sind und für deren Beantwortung solide wissenschaftliche Kenntnisse für eine evidenzbasierte Versorgungsgestaltung zur Verfügung stehen (*Zander* 2005). Schließlich bleibt noch das *individuelle Case Management*, das sich auf den Teil einer Patientenpopulation konzentriert, der aufgrund spezifischer und oftmals hochgradig komplexer Problemlagen nicht mit standardisierten Angeboten versorgt werden kann. Im Versorgungsalltag werden diese Konzepte und Instrumente miteinander kombiniert, um so ein größtmögliches Maß an Ergebnissen erzielen zu können. Die Pflege übernimmt dabei vielfach eine führende Rolle, bemüht sich aber darum, andere Disziplinen und Akteure in die Neugestaltung von Prozessen der Gesundheitsversorgung und die ergebnisorientierte Steuerung der individuellen Patientenversorgung einzubeziehen („collaborative care", *Zander* 1995; *Kesby* 2002).

8 Die Zahl der international zum Pflege Case Management vorliegenden empirischen Studien ist kaum mehr zu überblicken. Allenfalls zu Themenschwerpunkten oder spezifischen Fragestellungen kann in einschlägigen Literaturdatenbanken noch mit Anspruch auf Vollständigkeit recherchiert werden (*Ewers/Schaeffer* 2005b). In der Summe belegen diese Studien immer wieder, dass die Pflege durch den Einsatz von Case Management in der Lage ist

- präventive Potentiale zu realisieren, notwendige Dienstleistungen zeitnah einzuleiten, die Abstimmung der Leistungserbringer untereinander zu erhöhen, die Leistungserbringung tendenziell in weniger kostenintensive Settings zu verlagern und so Über-, Unter- und Fehlversorgung zu vermeiden (exempl. *Lim et al.* 2003);
- die Patienten zu befähigen, trotz bedingter Gesundheit, Krankheit, Funktionsstörungen oder Behinderungen optimales Wohlbefinden zu erzielen, ihren Gesundheitszustand zu verbessern, ihre Selbstpflegepotentiale zu realisieren und ihr Selbstmanagement zu optimieren sowie Selbstverantwortung zu übernehmen und aktiv an Versorgungsentscheidungen mitzuwirken (exempl. *Eric* 2005);
- auf Seiten der an der Versorgung beteiligten professionellen Akteure positive Veränderungen zu bewirken, also beispielsweise Produktivitätszuwächse oder

steigende Zufriedenheit mit dem eigenen Versorgungshandeln zu erzielen (exempl. *Wilson et al.* 2005).

Um solche *Ergebnisse auf der System-, Patienten- oder Mitarbeiterebene* realisieren zu können, bedarf es neben angemessenen Rahmenbedingungen u. a. auch einer angemessenen Qualifikation derjenigen, die Case Management anbieten. Als Mindestanforderung wird international ein Bachelor in Pflege und eine mindestens dreijährige klinische Praxis empfohlen (*ANA* 1988). Zwar genießen klinische Kompetenzen und praktische Erfahrungen in der Disziplin traditionell hohe Wertschätzung. Aber erst die pflegewissenschaftliche Basisqualifikation vermittelt den Pflegenden das theoretische Wissen und die praktischen Kompetenzen, um die beim Case Management anstehenden komplexen Aufgaben und Entscheidungsprozesse mit Blick auf die Gesundheitsversorgung von Einzelnen, Gruppen und größeren sozialen Gemeinschaften bewältigen zu können (ebd., *Mundt* 1996). Inzwischen werden sogar immer öfter Qualifikationen gefordert, die über den Bachelor hinausgehen und auf einem postgradualen Praxisniveau (Advanced Practice) angesiedelt sind. Konkret handelt es sich um einschlägige Master-Abschlüsse, die sowohl für fortgeschrittene Praxisfunktionen und klinische Aufgaben wie auch für Führungs-, Entwicklungs- und Forschungsaufgaben qualifizieren (*Hamric* 2005; *Mahn-DiNicola/Zazworsky* 2005; *Powell/Tahan* 2007). In der Praxis haben die verschiedenen Qualifikationsstufen eine unterschiedliche Reichweite der Verantwortung zur Folge, wie sie idealtypisch in Abbildung. 1 dargestellt ist (*Daly/Carnwell* 2003). 9

NCM Team-/Abteilungsleitung
(Master-Abschluss - Advanced Practice)

NCM Expertin/NCM Experte
(Bachelor-Abschluss plus Berufserfahrung und Weiterbildung)

NCM Assistentin/NCM Assistent
(Pflegeausbildung plus Berufserfahrung plus Weiterbildung)

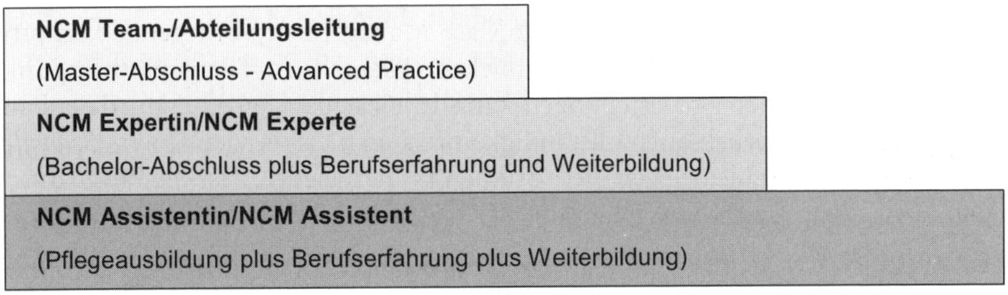

Abb. 1: Reichweite der Verantwortung im Nurse Case Management (NCM) – eigene Darstellung

4 Case Management in der pflegerischen Versorgung

Case Management findet in allen pflegerischen Kontexten und bei diversen Zielgruppen Anwendung, wobei zwischen Case Management von Krankenhausseite (*hospital based*), von ambulanter Seite (*community based*), von öffentlicher Seite 10 (*public sector based*) oder von Kostenträgerseite (*claims based/payer based*) unterschieden wird.

11   Das *krankenhausbasierte Case Management (hospital based)* hat durch die Einführung von diagnosebezogenen Fallpauschalen in Form von Diagnosis-Related-Groups (kurz: DRGs) in den 1980er-Jahren in den USA an Bedeutung gewonnen, zumal kürzere Verweildauern und der häufigere Wechsel der Patienten zwischen ambulanter und stationärer Versorgung einen erhöhten intra- und intermuralen Steuerungsbedarf provoziert und die Krankenhäuser unter Innovationsdruck gesetzt haben. Üblich ist heute die enge Verknüpfung von Case Management für spezielle Patientengruppen mit Care-Management-Initiativen und dem Einsatz standardisierter Steuerungsinstrumente (z. B. Pathway Management). Die verschiedenen Konzepte und Instrumente werden von Pflegenden unterschiedlicher Qualifikationsstufen in enger Kooperation mit anderen Disziplinen (z. B. Ärzten, Physio- und Ergotherapeuten) realisiert (*Daniels/Ramey* 2005; *Ewers* 2005).

12   Daneben hat sich als Reaktion auf den Bedeutungszuwachses chronischer Krankheiten das *gemeindebasierte Case Management (community based)* etabliert. Anknüpfungspunkt sind Leistungsanbieter der Primärversorgung, die neben chronisch Kranken auch multimorbide, in ihrer Funktionsfähigkeit eingeschränkte oder pflegebedürftige ältere Menschen betreuen. Für diese Zielgruppe existieren zudem spezielle Case-Management-Programme, die von ambulanten Pflegediensten, Einrichtungen der pflegerischen Langzeitversorgung oder auch sozialarbeiterischen Diensten angeboten werden. Schließlich gibt es Case-Management-Programme für psychisch kranke oder behinderte Menschen, die bewusst pflegerische Expertise einbinden, um den komplexen biopsychosozialen Problemlagen dieser Klientel Rechnung zu tragen (*Kelly/Stephens* 1999).

13   *Case Management von öffentlicher Seite (public sector based)* spielt in Ländern mit staatlichen Gesundheitssystemen (z. B. Kanada, Großbritannien), in denen der Zugang zur ambulanten Versorgung in Form einer zentralen Eintrittspforte geregelt wird (CCAC, *Salfi/Joshi* 2003), eine wichtige Rolle für die Pflege. Darüber hinaus werden Pflegende aufgrund ihrer klinischen Expertise traditionell im Kontext von Public-Health-Programmen für spezielle Bevölkerungsgruppen mit besonderen gesundheitlichen Risiken eingesetzt (vgl. *Keeling/Bigbee* 2005). In öffentlichen Programmen mit sozialer Schwerpunktsetzung, etwa solchen zur Integration von Langzeitarbeitslosen oder ehemaligen Strafgefangenen etc., wird Pflegeexpertise selten nachgefragt.

14   Beim *Case Management von Kostenträgerseite (claims based/payer based)* – etwa von Managed-Care-Organisationen oder auch Versicherungen – hat neben dem individuellen Case Management für besonders komplizierte Einzelfälle auch das Inanspruchnahme-Management durch Pflegende große Bedeutung. Dabei geht es weniger darum, dass bei den betreuten Patienten pflegerischer Versorgungsbedarf im klassischen Sinne besteht. Vielmehr erweisen sich die klinischen Kompe-

tenzen der Pflegenden auch für die Steuerung und das Monitoring des ärztlichen Versorgungsgeschehens und der von anderen nicht-ärztlichen Gesundheitsdisziplinen angebotenen Leistungen (z. B. im Rehabilitationsbereich) als nützlich, weshalb diese Disziplin in den von Kostenträgerseite unterhaltenen Programmen häufig eingebunden wird.

5 Bestandsaufnahme zur Situation im deutschsprachigen Raum

Spätestens an dieser Stelle ist daran zu erinnern, dass sich die professionelle Entwicklung der Pflege im deutschsprachigen Raum von der in anderen Ländern unterscheidet – mit weit reichenden Konsequenzen für die Auseinandersetzung mit und die Anwendung von Case Management aus, durch und in der Pflege. Einem traditionellen Verständnis folgend wird die Pflege hierzulande vielfach als ärztliche Assistenzdisziplin ohne eigenständigen professionellen Verantwortungsbereich wahrgenommen und auf die Ausübung technisch-instrumenteller, meist haushalts- oder körpernaher Teilfunktionen reduziert. Die Gesundheitsversorgung wird sequenziell betrachtet und Pflege erst dann hinzugezogen, wenn alle Möglichkeiten der Prävention, Kuration und Rehabilitation ausgeschöpft sind. In wichtigen Handlungsfeldern wie der Gesundheitsförderung und Prävention, der Primärversorgung oder Patientenberatung ist sie kaum vertreten. Nach wie vor wird der Pflege damit eine tendenziell *untergeordnete und nachrangige Position im Gesundheitssystem* zugewiesen, wodurch ihre Querschnittsfunktionen und Potenziale zur Begleitung von Menschen durch das Kontinuum der Gesundheitsversorgung weitgehend ungenutzt bleiben (*WHO* 1995; *Ewers/Schaeffer* 2003; *Bollinger et al.* 2006).

Inzwischen wurden diese Defizite erkannt, die Modernisierung der Pflege vorangetrieben und deren Professionalisierung befördert. Langjährige Reformblockaden wurden überwunden und in vielen Bereichen hat sich die Pflege als *experimentierfreudig und innovativ* erwiesen – so auch wenn es die Steuerung und Gestaltung von Gesundheitsversorgung geht. Hinzuweisen ist etwa auf die *Diskussion über Leitlinien und Standards*, die in der Pflege beachtliche Qualitätsverbesserungen angestoßen hat (*DNQP* 2004a/b) – mit Anknüpfungspunkten für die Entwicklung von Disease Management und klinischen Versorgungspfaden. Wichtige Impulse kommen auch aus der *Debatte über Assessment-, Diagnose- und Klassifikationsinstrumente* (*Bartholomeyczik/Halek* 2004). Pflegewissenschaftlich untermauert und auf interprofessionelle Verständigung ausgerichtet, ist diese Debatte für die Umsetzung von Case Management aus, durch und in der Pflege unverzichtbar. Erwähnenswert ist zudem das Engagement der Pflege bei der *Einführung von Entlassungsplanung, Überleitungspflege und Pflegeüberleitung* (*Wingenfeld* 2005) und damit das Bemühen, Qualitätsverluste bei der Prozessierung von Patienten durch das arbeitsteilige Versorgungshandeln zu vermeiden. Auch auf die seit Einführung der Pflegeversicherung auf den Weg gebrachten Modellprojekte zur *Erprobung von Koordinationsstellen, Pflegeberatung oder Pflegebudgets* ist aufmerksam zu machen (*Mennemann et al.* 2001; *Schülke* 2004). Schließlich ist es in Reaktion auf die Einführung der G-DRGs in deutschen Krankenhäusern zu einem – salopp formuliert – *Feuerwerk an Praxisprojekten* gekommen, in denen sowohl Case Management als auch vergleichbare Konzepte und Instrumente auf vielfältige Weise aufgriffen und erprobt werden.

17 All diese Aktivitäten sind unbestritten wichtig und in angemessener Weise zu würdigen. Sie dürfen aber den Blick nicht dafür verstellen, dass die deutschsprachige pflegewissenschaftliche Auseinandersetzung mit dem Thema hinter dem internationalen Stand zurückbleibt und dass es in der Praxis nach wie vor an einer überzeugenden Umsetzung von Case Management aus, durch und in der Pflege fehlt. Die wenigen deutschsprachigen pflegewissenschaftlichen Arbeiten zum Thema setzen sich mit konzeptionellen Aspekten auseinander, daneben sind einfache Projektbeschreibungen oder idealtypische Darstellungen dessen zu finden, was Case Management ist oder bewirken könnte. Eine wissenschaftliche Diskussion von Teilaspekten oder eine eigentlich empirische Auseinandersetzung steht noch aus (*Ewers/Schaeffer* 2005b). In der Praxis dominieren *professionsfremd motivierte Initiativen und Projekte*, angestoßen durch Gesetzgeber, Kosten- und Einrichtungsträger oder andere Disziplinen. Impulse aus der Pflege(wissenschaft) oder deren verantwortliche Einbindung sind selten und so darf nicht verwundern, wenn bei der Einführung von Case Management oder vergleichbaren Konzepten und Instrumenten genuin pflegerische Fragen und Anliegen übersehen werden. Häufig sind in der Pflege *konzeptionelle Unsicherheiten* zu beobachten, etwa wenn heute in vielen Krankenhäusern Bezugspflege (*Manthey* 2002) und Case Management vermischt, konzeptionell verkürzt, auf die vorhandenen Rahmenbedingungen herunter gebrochen und so ihrer innovativen Potentiale beraubt werden. Nicht weniger problematisch ist es, wenn

- bestehende Beratungs- und Versorgungsangebote – den Marketinginteressen der in zunehmendem Wettbewerb stehenden Leistungsanbieter folgend – kurzerhand mit neuen Labeln versehen werden, die mit Case Management verbundenen Anpassungserfordernisse auf der Struktur- und Prozessebene aber unbeantwortet bleiben;
- einzelne unerfahrene Nachwuchskräfte mit anspruchsvollen Managementaufgaben auf der Fall- und Systemebene betraut werden, zugleich aber übersehen wird, dass es sich bei der Implementierung von Case Management um eine zentrale Führungsaufgabe handelt, die ein kontinuierliches Engagement verantwortlicher Leitungskräfte erfordert;
- mit der Einführung von Case Management einseitig ökonomische Steuerungsinteressen verbunden werden („Guarding the €"), die pflegerische Begleitung von Patienten durch das Versorgungskontinuum in den Hinter-

grund tritt und damit die zentrale Intention von Case Management wie auch dessen Wesenskern (Proprium) aus dem Blick gerät;
- Case Management als ein schlichtes Behandlungsmanagement missverstanden wird, soziale Aspekte des Versorgungsgeschehens und „Caring"-Funktionen unterbewertet werden oder wenn Case Management auf das eigene Haus oder auf Steuerungsfunktionen neben bzw. unterhalb der Medizin beschränkt bleibt (*Ewers* 2005).

Diese Hinweise sollen genügen, um einige der Entwicklungsherausforderungen aufzuzeigen, vor die sich die deutschsprachige Pflege bei der Auseinandersetzung mit Case Management derzeit gestellt sieht: **18**

- Beispielsweise wird die *Konzeptentwicklung* künftig mehr Aufmerksamkeit erfahren müssen, angefangen bei der Abgrenzung von anderen Konzepten und Instrumenten (z. B. Bezugspflege, Disease Management), über die Definition von Programmzielen und zu erwartenden Ergebnissen, von Selektions- und Aufgreifkriterien, Workloads und Intensitätsstufen, bis hin zu strategischen Fragen der Einbindung von Case Management in bestehende Versorgungsstrukturen, zur Mandats- und Rollenklärung gegenüber anderen professionellen Akteuren (den Ärzten) und Funktionsdiensten (Überleitungspflege) und zur Klärung von intra- und intermuralen Kooperationsbeziehungen.
- Nicht weniger wichtig sind *Qualifizierungsoffensiven*, die einerseits an dem tatsächlichen Ausbildungsniveau der deutschsprachigen Pflege anknüpfen, andererseits aber auch auf eine schrittweise Adaption an internationale Standards ausgerichtet sind. Zu erweitern sind dabei gleichermaßen die sozial-kommunikativen, edukativen und fallverstehenden, die klinischen und technisch-instrumentellen wie auch die theoretisch-konzeptionellen Kompetenzen der Pflege. Diese anspruchsvolle Aufgabe wird nicht einzig den Weiterbildungseinrichtungen oder dem Engagement Einzelner überantwortet werden dürfen. Vielmehr ist hierfür *pflegewissenschaftliche Expertise* und insofern eine enge strukturelle Verkoppelung mit dem tertiären Bildungssektor gefordert.
- Wird mit der Einführung von Case Management eine *patientenorientierte Neugestaltung von Versorgungsroutinen* unter Einbeziehung aller relevanten Akteure angestrebt, dürfte sich dies für die Pflege schon allein aufgrund der traditionell hierarchischen Verantwortungsgestaltung im Gesundheitswesen und ihrer unter- und nachgeordneten Position im Gefüge der Gesundheitsdisziplinen als ein anspruchsvoller Prozess erweisen, der – soll er denn gelingen – künftig einer sorgfältigen *Implementationsbegleitung* bedarf. Im Zuge dessen wird nicht zuletzt die systematische Dokumentation, Evaluation und Wirkungskontrolle von Case Management intensiviert werden müssen, womit für die deutschsprachige Pflege neben den praktischen auch zahlreiche wissenschaftliche Herausforderungen zur Bewältigung anstehen (*Ewers* 2010).

6 Zusammenfassung und Ausblick

19 Die Pflege hat international in Theorie und Praxis wichtige Beiträge zum Thema Case Management geleistet. Entsprechend ihrem Profil als wissenschaftsbasierter „caring profession" hat sie innovativ auf die Krise der Gesundheitsversorgung reagiert, die mit Case Management verbundenen Optionen für die Begleitung von Menschen durch das „continuum of care" engagiert aufgegriffen, es in diversen Praxiskontexten erprobt und für unterschiedliche Praxisanforderungen konzeptionell ausdifferenziert. Zugleich hat sie – gestützt auf eine wissenschaftlich fundierte Qualifikationsbasis – unter Beweis gestellt, dass die Anwendung von Case Management und vergleichbaren Konzepten und Instrumenten beeindruckende Ergebnisse auf der System-, Patienten- und Mitarbeiterebene zu realisieren vermag.

20 In den deutschsprachigen Ländern konnte die Pflege trotz großer Innovationsbereitschaft und Experimentierfreude bis dato nur bedingt an diese Erfolge anknüpfen. Nachholbedarf zeigt sich im Bereich der Konzeptentwicklung, der Qualifizierung, der systematischen Implementierung und insgesamt bei der pflegewissenschaftlichen Auseinandersetzung mit Fragen der Organisation und Steuerung komplexer Versorgungsprozesse. Der Entwicklungsrückstand der deutschsprachigen Pflege darf nun aber nicht der Disziplin und ihren Angehörigen zum Vorwurf gemacht werden. Hier zeigen sich vielmehr die negativen Auswirkungen der lange vernachlässigten Modernisierung und Professionalisierung dieser traditionsreichen Gesundheitsdisziplin, der unzureichenden Förderung von Versorgungsforschung im Allgemeinen und pflegerischer Versorgungsforschung im Besonderen und schließlich der noch immer anhaltenden Minderbewertung des spezifischen Beitrags der Pflege zur Bewältigung komplexer Aufgaben in der Gesundheitsversorgung. Hier eine Änderung herbeizuführen, die Professionalisierungsbemühungen der Pflege im deutschsprachige Raum zu unterstützen, ihre Potenziale als „caring profession" angemessen zu würdigen und für die Bewältigung der Krise der Gesundheitsversorgung nutzbar zu machen, hat ohne Zweifel hohe Priorität. Positive Effekte dessen wären sowohl für die Anwendung und Weiterentwicklung von Case Management, für die partnerschaftliche Zusammenarbeit mit den übrigen mit diesem Thema befassten Professionen, Disziplinen und Interessengruppen, vor allem aber für die im Gesundheits- und Sozialsystem nach Hilfe und Unterstützung suchenden Menschen zu erwarten.

Literatur

ANA – American Nurses Association: Nursing Case Management. ANA Publication No. NS-32. ANA, Kansas City MO 1988.
Bartholomeyczik A/Halek M (Hrsg.): Assessmentinstrumente in der Pflege. Möglichkeiten und Grenzen. Schlütersche Verlagsanstalt, Hannover 2004.
Bollinger H/Gerlach A/Grewe A: Die Professionalisierung der Pflege zwischen Traum und Wirklichkeit. In: Pundt J (Hrsg.): Professionalisierung im Gesundheitswesen. Positionen – Potenziale – Perspektiven. Huber, Bern 2006, S. 76-92.

Bower K: Case Management by Nurses. American Nurses Publishing, Kansas City MO 1992.
Bower K: Patient care management as a global nursing concern. Nursing Administration Quaterly 28(1) 2004, S. 39-43.
Buhler-Wilkerson K: Bringing care to the people: Lillian Wald's legacy to public health nursing. American Journal of Public Health 83(12) 1993. S. 1778-1786.
Clark J: The unique function of the nurse. Nursing Standard 12(16), 1998, S. 39-42.
Cohen EL/DeBack V: The Outcomes Mandate. Case Management in Health Care Today. Mosby, St. Louis MO 1999.
Daly WM/Carnwell R: Nursing roles and levels of practice: A framework for differentiating between elementary, specialist and advancing nursing practice. Journal of Clinical Nursing 12(2), 2003, S. 158-167.
Daniels S/Ramey M: The Leader's Guide to Hospital Case Management. Jones and Bartlett Publishers, Boston MA 2005.
DNQP – Deutsches Netzwerk für Qualitätsentwicklung in der Pflege (Hrsg.): Expertenstandard Entlassungsmanagement in der Pflege. Entwicklung – Konsentierung – Implementierung. DNQP, Osnabrück 2004a.
DNQP – Deutsches Netzwerk für Qualitätsentwicklung in der Pflege (Hrsg.): Expertenstandard Dekubitusprophylaxe in der Pflege. DNQP, Osnabrück 2004b.
Eric B: Global Case Management: Impact of Case Management on Client Outcomes. Lippincott's Case Management 10(1) 2005, S. 32-38.
Ethridge P/Johnson S: The influence of reimbursement on nurse case management: Carondolet's experience. In: Cohen EL (Ed.): Nurse Case Management in the 21st Centrury. Mosby, St. Louis MO 1996, S. 245-255.
Ewers M: Krankenhausbasiertes Case Management als Baustein einer integrierten Versorgung. In: Badura B/Iseringhausen O (Hrsg.): Wege aus der Krise der Versorgungsorganisation. Beiträge aus der Versorgungsforschung. Huber, Bern 2005, S. 156-166.
Ewers M: Case Management und andere Steuerungsaufgaben der Pflege. In: Schaeffer D/Wingenfeld K (Hrsg.) 2010: Handbuch Pflegewissenschaft. 2., erg. u. akt. Auflage. Juventa, Weinheim, S. 643-660.
Ewers M/Schaeffer D: Die Rolle der Pflege in der integrierten Versorgung. In: Tophoven C/Lieschke L (Hrsg.): Integrierte Versorgung. Entwicklungsperspektiven für Praxisnetze. Deutscher Ärzteverlag, Köln 2003, S. 193-213.
Ewers M/Schaeffer D (Hrsg.): Case Management in Theorie und Praxis. 2., ergänzte Auflage. Huber, Bern 2005a.
Ewers M/Schaeffer D: Case Management: Aktuelle Literaturauswahl zum Stand der Diskussion und Entwicklung. In: Ewers M/Schaeffer D 2005a: Case Management in Theorie und Praxis. 2., ergänzte Auflage. Huber, Bern 2005b, S. 331-349.
Hamric AB: A definition of advanced nursing practice. In: Hamric AB/Spross JA/Hanson CM (Eds.): Advanced nursing practice: An integrative approach. 3rd Edition. Elsevier Saunders, St. Louis MO 2005, S. 85-108.
Henderson V: The nature of nursing. Macmillan, New York 1966.
Keeling AW/Bigbee JL: The history of advanced nursing practice in the United States. In: Hamric AB/Spross JA/Hanson CM (Eds.): Advanced nursing practice: An integrative approach. 3rd. Edition. Elsevier Saunders, St. Louis MO 2005, S. 3-46.
Kelly J/Stephens I: Community case management for mental illness. Australian Nursing Journal 6(10) 1999, S. 24-27.
Kesby SG: Nursing Care and Collaborative Practice. Journal of Clinical Nursing 11 (3), 2002, S. 357-366.
Lim WK/Lambert SF/Gray LC: Effectiveness of case management and post-acute services in older people after hospital discharge. Medical Journal of Australia 178(6), 2003, S. 262-266.
Madden MJ/Prescott P: Advanced Practice roles in the managed care environment. Journal of Nursing Administration 24(1), 1994, S. 65-62.
Mahn-DiNicola VA/Zazworsky DJ: The advanced practice nurse case manager. In: Hamric AB/Spross JA/Hanson CM (Eds.): Advanced nursing practice: An integrative approach. 3rd Edition. Elsevier Saunders, St. Louis MO 2005, S. 617-676.

Literatur

Manthey M: Primary Nursing; Ein personenbezogenes Pflegesystem. Huber, Bern 2002.
Mennemann H/Ribbert-Elias J/Woltering U: Innovation durch Zusammenarbeit. Das Ahlener System. In: Institut für Sozialforschung und Sozialwirtschaft e. V. (Hrsg.): Zehn Jahre BMG-Modellprogramm. ISO, Saarbrücken 2001, S. 243-267.
Morse JM/Bottorf J/Anderson G/O'Brien B/Solberg S: Beyond empathy: expanding expressions of caring. 1991. Journal of Advanced Nursing 53(1), 2006, S. 75-87.
Morse JM/Solberg SM/Neander WL/Bottorf JL/Johnson JL: Concepts of caring and caring as a concept. Advanced Nursing Science 13(1), 1990, S. 1-14.
Mullahy M/Jensen DB: The Case Manager's Handbook. 3rd. Edition. Jones and Bartlett Publishers, Boston MA 2004.
Mundt MH: Key Elements of Nurse Case Management in Curricula. In: Cohen EL (Ed.): Nurse Case Management in the 21st Century. Mosby, St. Louis MO 1996, S. 48-54.
Powell SK: Advanced Case Management. Outcomes and Beyond. Lippincott, Philadelphia PA 2000.
Powell SK/Tahan HA (Hrsg.): Core Curriculum for Case management. 2nd Edition. Lippincott, Philadelphia 2007.
Salfi J/Joshi A: A critical analysis of the broker and strengths models of case management: identifying a potential framework for community case managers. Care Management Journal 4(2), 2003, S. 66-72.
Schaeffer D: Care Management. Pflegewissenschaftliche Überlegungen zu einem aktuellen Thema. Pflege 13(1) 2000, S. 17-26.
Schaeffer D: Patientenorientierung und -beteiligung in der pflegerischen Versorgung. In: Reibnitz von C/Schnabel PE/Hurrelmann K (Hrsg.): Der mündige Patient. Juventa, Weinheim 2001, S. 49-59.
Schaeffer D: Der Patient als Nutzer. Krankheitsbewältigung und Versorgungsnutzung im Verlauf chronischer Krankheit. Huber, Bern 2004.
Schülke H: Das personenbezogene Pflegebudget. Mehr als ein Modellversuch. Pflegen ambulant 16(1), 2004, S. 20-25.
WHO – Weltgesundheitsorganisation – Regionalbüro Europa: Pflege im Aufbruch und Wandel. Stärkung des Pflege- und Hebammenwesens zur Unterstützung der „Gesundheit für alle". Quintessenz Verlag, München 1995.
Wilson C/Curtis J/Lipke S/Bochenski C/Gilliland S: Nurse case manager effectiveness and case load in a large clinical practice: implications for workforce development. Diabetis Medicine 22(8), 2005, S. 1116-1120.
Wingenfeld K: Die Entlassung aus dem Krankenhaus. Institutionelle Übergänge und gesundheitlich bedingten Transitionen. Huber, Bern 2005.
Zander K: Case Management und Ergebnisorientierung: Auswirkungen auf die US-amerikanische Pflege. In: Ewers M/Schaeffer D (Hrsg.): Case Management in Theorie und Praxis. 2., ergänzte Auflage. Huber, Bern 2005, S. 179-193.
Zander K (Ed.): Managing Outcomes through Collaborative Care. The Application of Care-Mapping and Case Management. American Hospital Publishing, Chicago IL 1995.

Beitrag 4

Fallmanagement in der Beschäftigungsförderung

Siglinde Bohrke-Petrovic

		Rn.
1	Gesetzlicher Auftrag: Einführung von Fallmanagement	1 – 5
2	Ausgangslage für das Fallmanagement in der Bundesagentur für Arbeit	6, 7
3	Strategische Ziele des Fallmanagement-Einsatzes in den Arbeitsgemeinschaften (ARGE)	8 – 12
4	Case Management – Definition im „Beschäftigungsorientierten Fallmanagement" und Neuausrichtung der Aufgaben	13 – 16
5	Die Prozessschritte im „Beschäftigungsorientierten Fallmanagement"	17 – 36
5.1	Herstellung eines Arbeitsbündnisses und Beratung	18 – 21
5.2	Prozessschritt Aktivierende Anamnese/Assessment	22 – 24
5.3	Integrationsplanung und Eingliederungsvereinbarung	25, 26
5.4	Leistungssteuerung	27 – 30
5.5	Controlling	31 – 36
6	Ethische Leitlinien	37 – 41
7	Kenntnis- und Kompetenzprofil der Fallmanager/innen	42, 43
8	Qualitätssicherung und -entwicklung	44
9	Zusammenfassung und Ausblick	45 – 51

Literatur

Autoren

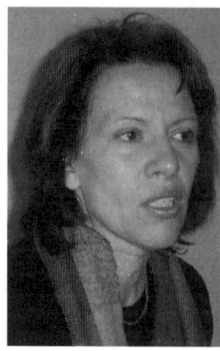

Siglinde Bohrke-Petrovic

Diplom-Verwaltungswirtin; Jahrgang 1951, Studium an der Fachhochschule der Bundesagentur für Arbeit zur Berufsberaterin. Berufsberaterin im Arbeitsamt, seit 1981 Dozentin für Berufsberatung und Arbeitsvermittlung an der Fachhochschule für öffentliche Verwaltung, Fachbereich Arbeitsverwaltung in Mannheim. Ab 2001 Steuerung eines Bertelsmann-Projekts an der Fachhochschule mit dem Schwerpunkt „Beschäftigungsorientiertes Fallmanagement" mit Auswirkungen auf die Qualifizierung der MitarbeiterInnen von Arbeitsagentur und Kommunen. Ausweitung der Lehraufgaben um die Thematik Case Management und inzwischen Case Management Ausbilderin (DGCC).

Schlagwortübersicht

	Rn.		Rn.
Anamnese	22 f.	Integrationsplanung	16, 25 f.
Arbeitsbündnis	18 f., 26	Kompetenz	24, 42
Assessment	22 f.	Kontraktmanagement	31
Bedarfsgemeinschaft	16	Langzeitarbeitslosigkeit	8
Beratung	18	Leistungssteuerung	27, 29
Beschäftigungsförderung	1, 4, 11, 44	Netzwerk	12, 16, 28
Budgetverantwortung	29	Outcome	36
Bundesagentur für Arbeit	1, 3, 6	Persönlicher Ansprechpartner	7, 43, 46
Controlling	32 f., 36, 44	Profiling	6, 26
Datenschutz	40	Qualifikation	3, 5, 44
Dokumentation	44	Qualitätssicherung	44
Eingliederungsvereinbarung	7, 25 f.	Qualitätszirkel	44
Empowerment	16	Sozialraum	16
Ethik	37	Systemsteuerung	49
Fallführung	12, 27	Zertifizierung	5, 43
Fallkonferenz	29	Zugang	51
Hilfeplanung	26		

1 Gesetzlicher Auftrag: Einführung von Fallmanagement[1]

Mit der Verabschiedung des Sozialgesetzbuch II am 19. Dezember 2003 wollte der Gesetzgeber zwei bisher getrennte Leistungssysteme zusammenführen. Dabei wünschte er ausdrücklich, dass in einem fairen Wettbewerb optierende Kommunen sowie die Bundesagentur für Arbeit gemeinsam mit den Kommunen in einer Arbeitsgemeinschaft unter Beweis stellen sollen, wer die wirksamsten Instrumente und Hebel der aktiven Arbeitsmarktpolitik einsetzen kann, um arbeitslose Menschen wieder in Arbeit und Brot zu bringen. Dem *Fallmanagement* kommt in diesem Kontext eine zentrale Bedeutung zu. Sowohl in den einzurichtenden ARGEn als auch bei den optierenden Kommunen soll es flächendeckend eingeführt und umgesetzt werden.

1

Die Tradition der Bundesagentur für Arbeit in diesem sich gerade entwickelnden Feld ist noch vergleichsweise jung. Dennoch hat sie, initiiert durch den gesetzlichen Auftrag im Sozialgesetzbuch II, innerhalb eines kurzen Zeitrahmens versucht, funktionsfähige Strukturen im Fallmanagement ansatzweise zu definieren und in die Praxis zu implementieren. Menschen mit multiplen Vermittlungshemmnissen sollen durch den Einsatz von Fallmanagement wieder näher an den

2

---

[1] Case Management kommt in der Bundesagentur für Arbeit als beschäftigungsorientiertes Fallmanagement zur Anwendung. Im Text wird daher nur der Begriff Fallmanagement verwandt.

Arbeitsmarkt herangeführt und möglichst integriert werden. Dieser Prozess erfordert, abhängig von der individuellen Ausgangslage und der sich daraus ergebenden Interventionstiefe, einen unterschiedlichen Zeitrahmen sowie differenzierte Betreuungs- und Unterstützungsangebote.

3   Über ein von der Bertelsmann Stiftung im Netzwerk „Beschäftigungsförderung in Kommunen – BiK" erarbeitetes und mit entsprechenden Finanzmitteln ausgestattetes Curriculum zur gemeinsamen Qualifizierung von MitarbeiterInnen von Kommunen, Bundesagentur für Arbeit und Beschäftigungsträgern wurde der Fachhochschule der Bundesagentur für Arbeit der Auftrag erteilt, dieses Projekt von September 2002 bis Juni 2004 umzusetzen. Durch eine Außenevaluation konnte die Erfolgsfähigkeit dieses Qualifizierungskonzepts nachgewiesen werden, das inzwischen in die Qualifizierungskonzepte der Bundesagentur für Arbeit Eingang gefunden hat.

4   Im Zusammenspiel mit Vertretern der kommunalen Spitzenverbände, der Wohlfahrtsverbände, der Wissenschaft und dem Ministerium für Wirtschaft und Arbeit sowie dem Institut für Arbeitsmarkt- und Berufsforschung konnte in der zweiten Jahreshälfte 2004 eine Fachkonzept „Beschäftigungsorientiertes Fallmanagement" erarbeitet und anlässlich einer internationalen Fachtagung am 11.11.2004 an der Fachhochschule in Mannheim der Öffentlichkeit präsentiert werden. Die Bundesagentur hat dadurch dokumentiert, dass sie bereit ist, die ihr zugedachte Verantwortung für die Weiterentwicklung des Fallmanagement in der Beschäftigungsförderung zu übernehmen. Durch die gemeinsame Entwicklungsarbeit wurde gleichzeitig ein Zeichen gesetzt, dass nur im Verbund mit allen relevanten Akteuren eine erfolgreiche Umsetzung des Fallmanagement-Ansatzes in der Beschäftigungsförderung möglich sein wird.

5   Aktuell werden in großem Umfang MitarbeiterInnen qualifiziert, um die professionelle Aufgabenwahrnehmung in den Arbeitsgemeinschaften möglichst zeitnah sicherzustellen. Im Rahmen einer „Qualifizierungsoffensive SGB II" haben sich die relevanten Akteure der Kommunen und der BA auf ein abgestimmtes Konzept einigen können. Auf dieser Grundlage hat die Bundesagentur für Arbeit ihren Antrag auf institutionelle Zertifizierung nach den Richtlinien der Deutschen Gesellschaft für Care und Case Management (DGCC) gestellt und erkennt damit die hohen Qualitätsstandards als verbindlich an. Im Bildungsinstitut der Bundesagentur für Arbeit, das zwischenzeitlich eine Zertifizierung für Fallmanagement erhalten hat, arbeiten 55 Dozenten, die die unterschiedlichsten Qualifizierungsbedarfe der Großorganisation in Module umzusetzen und diese zeitnah schulen. Die Schulungsangebote können auch von kommunalen MitarbeiterInnen in Anspruch genommen werden.

2 Ausgangslage für das Fallmanagement in der Bundesagentur für Arbeit

Die bisherigen Aufgabenschwerpunkte in der Bundesagentur für Arbeit waren am Sozialgesetzbuch III ausgerichtet und umfassten u. a. Beratung und Vermittlung sowie die Leistungsgewährung. Theoretische und empirische Erkenntnisse der Beratung aber auch Personalmanagement-Konzepte beeinflussten die Vorgehensweisen und Strategien der MitarbeiterInnen in der Praxis. Es ging darum, in möglichst optimaler Form Jugendliche und Erwachsene auf dem Arbeitsmarkt zu platzieren. Dabei waren Eignung, Neigung, Leistungsfähigkeit sowie die Beschäftigungsmöglichkeiten und die Situation auf dem Arbeitsmarkt zu berücksichtigen (§ 31 SGB III, Abs. 1). Ein gründliches Profiling sollte eine Aussage zu den Chancen und Risiken der Kunden ermöglichen.

Durch die Einführung des Sozialgesetzbuch II hat sich dieses beschriebene Aufgabenspektrum erweitert und zwar um die Komponenten „intensive Betreuung, Fallmanagement". Der Gesetzgeber beschreibt die Funktion eines „persönlichen Ansprechpartners" und versteht darunter Beschäftigte, die sich mit arbeitsmarktnahen Kunden aber auch mit solchen intensiv befassen, die multiple Vermittlungshemmnisse aufweisen. In der Gesetzesbegründung wird erläutert, dass diese Betreuung mehr umfasst als was bisher die Beratung und Vermittlung in der Bundesagentur für Arbeit geleistet haben (BT-Drucksache 15/1516, S. 43) „Kunden mit weitergehendem Beratungs- und Betreuungsbedarf werden einem Fallmanager zugeordnet. Dieser hat weitreichende Entscheidungsbefugnisse. Er erstellt oder veranlasst das Tiefenprofiling, auf dessen Basis das weitere Vorgehen mit dem Kunden verbindlich vereinbart wird (Eingliederungsvereinbarung). Insbesondere organisiert der Fallmanager die erforderlichen Maßnahmen zur Abklärung und Förderung der Integrationsfähigkeit." (*Bundesministerium* 2002, S. 74). Eine differenzierte Ausgestaltung dieses Auftrages fehlt jedoch sowohl im Gesetzestext selbst als auch in den zugehörigen Erläuterungen. Lediglich aus den formulierten Betreuungsschlüsseln (z. B. 1:75 bei jungen Menschen unter 25 Jahren) geht hervor, dass es wohl um eine intensive Betreuung und Begleitung gehen soll. „Leistungen zur Eingliederung in Arbeit haben Vorrang vor Leistungen zum Lebensunterhalt und werden unter Berücksichtigung der Grundsätze von Wirtschaftlichkeit und Sparsamkeit erbracht", schreibt der Gesetzgeber in der Begründung zum SGB II (BTD 15/1516, S. 44). Das SGB II ist somit in der Grundausrichtung wesentlich klarer an der Zielsetzung der (unmittelbaren) Arbeitsmarktintegration orientiert, als es im früheren Bundessozialhilfegesetz der Fall war. Insofern ist das Sozialgesetzbuch II eben nicht das Bundessozialhilfegesetz im neuen Gewand.

3 Strategische Ziele des Fallmanagement-Einsatzes in den Arbeitsgemeinschaften (ARGE)

8 Bei den Zielgruppen im Fallmanagement handelt es sich um Menschen mit multiplen Problemlagen, die z. B. durch Langzeitarbeitslosigkeit entmutigt sind und ihr Selbstwertgefühl eingebüßt haben, die beruflich disqualifiziert sind. Es befinden sich auch Personengruppen darunter, die in der zweiten und dritten Generation erleben, dass Sozialhilfe den Lebensunterhalt sichert. Manche Individuen wurden durch einschneidende Ereignisse aus der Bahn geworfen, sind psychisch beeinträchtigt, haben Schulden und leiden unter einem Suchtproblem. Für alle genannten Personengruppen in marginalisierten Lebenslagen gilt, dass ohne intensive Unterstützung durch ein Fallmanagement ihre Integration in den Arbeitsmarkt nicht gelingen wird.

9 Die Zielsetzung „Verringerung der Hilfebedürftigkeit", wie vom Gesetzgeber formuliert, wäre als Erfolg gemeinsamer Bemühungen einzustufen, wenn fallangemessen eine Einmündung auf dem zweiten Arbeitsmarkt erfolgen kann oder ein wesentlicher Beitrag zur Verselbstständigung dieses Menschen möglich ist.

10 Nach der Zugangsdefinition im Fachkonzept „Beschäftigungsorientiertes Fallmanagement" sollen Kunden mit drei voneinander abgrenzbaren Vermittlungshemmnissen (beispielsweise psychisch schwierige Lebenssituation, Suchtproblem und Schulden), bei denen die Arbeitsmarktintegration sichtlich erschwert ist, direkt einem Fallmanager bzw. einer Fallmanagerin zugeführt werden. Die arbeitsmarktnahen Fälle hingegen werden von einem Vermittler betreut.

11 Deutlich wird aus dieser Beschreibung, dass das vorrangige Ziel von Fallmanagement in der Beschäftigungsförderung darin zu sehen ist, dass eine Integration auf dem Arbeitsmarkt gelingt. Der Gesetzgeber hat auch im Vorfeld Angaben gemacht, in welchem Umfang dieses Ergebnis tatsächlich realistisch herbeigeführt werden soll:

- bei U 25 (junge Menschen unter 25 Jahren) beträgt die Aktivierungsquote 53 % (d. h. diese Anzahl wäre auf dem ersten Arbeitsmarkt zu platzieren)
- bei Ü 25 beträgt die Aktivierungsquote 23 %.

12 Die Arbeitsmarktintegration wird jedoch bei der Vielfalt von multiplen Problemlagen nur dann gelingen, wenn sich Fallmanager ihrer professionellen Grenzen bewusst werden und intensiv die Netzwerkkontakte nutzen und pflegen. Die Fallführung bleibt selbstverständlich in allen Prozessphasen beim Fallmanager; die Netzwerkpartner spielen jedoch an den unterschiedlichsten Schnittstellen in diesem abgestimmten Verbund eine herausragende Rolle. Deren Bedeutung und damit den Stellenwert eines Netzwerkmanagements verdeutlichen die Definitionen von Reis und Wendt.

„Insgesamt zeichnet sich Fallmanagement dadurch aus, dass im Gegensatz zur Einzelfallhilfe in der Sozialarbeit Hilfe nicht direkt erbracht, sondern vermittelt wird. Je nach Situation der einzelnen Zielgruppen ist aber u. U. dennoch ein professionell gestalteter interpersoneller Prozess nötig, der die Vertrauensbasis schafft, um verantwortlich vermitteln zu können." (Reis, 2003, 3).

„Fallmanagement gestaltet eine fallbezogene Zusammenarbeit und beinhaltet eine Arbeit an und in Netzwerken. Integrierte Versorgung baut auf verteilte Ressourcen und erwartet von den dienstlich und fachlich Beteiligen, dass sich ihre Kompetenzen ergänzen, statt dass sie einander ausschließen." (Wendt, 2005b, 5).

4 Case Management – Definition im „Beschäftigungsorientierten Fallmanagement" und Neuausrichtung der Aufgaben

Die folgende Definition ist dem oben erwähnten Fachkonzept entnommen und bestimmt derzeit das Handeln in den ARGEn:

„Fallmanagement in der Beschäftigungsförderung ist ein auf den Kunden ausgerichteter Prozess mit dem Ziel der möglichst nachhaltigen Integration in den Arbeitsmarkt. In diesem kooperativen Prozess werden vorhandene individuelle Ressourcen und multiple Problemlagen methodisch erfasst und gemeinsam Versorgungsangebote und Dienstleistungen geplant, die anschließend vom Fallmanager implementiert, koordiniert, überwacht und evaluiert werden.

So wird der individuelle Versorgungsbedarf eines Kunden im Hinblick auf das Ziel der mittel- und/oder unmittelbaren Arbeitsmarktintegration durch Beratung und Bereitstellung der verfügbaren Ressourcen abgedeckt und seine Mitwirkung eingefordert." (Fachkonzept Beschäftigungsorientiertes Fallmanagement, S. 10)

Hervorgehoben werden muss, dass der Kunde im Mittelpunkt steht; er ist „Ko-Produzent" der sozialen Dienstleistungen und wird in den kooperativen Prozess so eingebunden, dass er ihn mitsteuern kann und soll. In einer vertrauensvollen Beratungsatmosphäre trägt er dazu bei, die multiplen Problemlagen zu diagnostizieren und Strategien zu ihrer Behebung oder Verringerung gemeinsam mit dem Fallmanager zu entwickeln. Der Fallmanager trägt die Verantwortung dafür, dass die Versorgungsangebote und Dienstleistungen zur Verfügung stehen oder neu geschaffen werden; er überwacht und kontrolliert den Gesamtprozess.

Beratung und Bereitstellung der Ressourcen und die aktive Mitwirkung des Kunden sind Voraussetzungen dafür, dass die Umsetzung des Grundprinzips des „Fördern und Fordern" als zentrale Aufgabe des Fallmanagers im Sinne einer Dienstleistung aus einer Hand tatsächlich erfolgreich umgesetzt werden kann.

16　Ein Perspektivwechsel ist für die Mitarbeiter und die Organisation erforderlich. Im Unterschied zu den bisherigen Arbeitsweisen verdeutlichen die nachfolgenden Gesichtspunkte die notwendigen Veränderungen.

1. Fallmanagement ist kein „flächendeckendes" Angebot. Die zu betreuenden Personen werden nach den Merkmalen der Zugangssteuerung gezielt ausgewählt. Ihnen ist gemeinsam, dass durch eine besondere Unterstützung die multiplen Vermittlungshemmnisse behoben oder gemindert werden können. Nur so lässt sich die zeit-, personal- und kostenaufwändige Ressource Fallmanagement sinnvoll einbringen (vgl. *Arbeitskreis*, 2005: 11 ff.).
2. Sozialintegrative, Leistung gewährende und (berufs-) beratende bzw. arbeitsvermittlerische Tätigkeiten werden als Dienstleistung aus einer Hand gebündelt angeboten. Das schließt nicht aus, dass die konkrete Berechnung der Leistungen durch andere Fachkräfte erfolgen sollte, da sonst die jeweilige fachliche Betreuung leidet. Fallmanager benötigen umfassende Kenntnisse aus den Arbeitsfeldern Mensch, Betrieb, (Sozial-)Recht und Arbeits-/Ausbildungsmarkt einschließlich der Vermittlung und des Personalmanagements.
3. Mitarbeiter aus den Agenturen müssen ihre Betrachtungsweise erweitern und feststellen, dass der Beratungs- und Betreuungsanspruch sich nicht allein auf den bisherigen Arbeitslosen bezieht, sondern die gesamte Bedarfsgemeinschaft erfasst. Wesentlich dabei ist, dass dieser Perspektivenwechsel mit einem ressourcenorientierten Ansatz verbunden wird, der dazu führt, die bisherige Defizitorientierung durch einen Empowerment-Ansatz zu erweitern.
4. Sozialintegrative Hilfen, wie z. B. Schuldnerberatung, Suchtberatung, Hilfen zur Kindesbetreuung, Unterstützung bei der Pflege von Angehörigen, psychosoziale Betreuung in Ausnahmesituationen u. a. werden durch das Fallmanagement in eine umfassende Integrationsplanung einbezogen; der Fallmanager aktiviert im Rahmen seiner Netzwerkkompetenz die jeweils erforderlichen Unterstützungskomponenten, sofern sie essentiell zur Behebung der individuellen Problemlage beitragen und somit die Aufnahme einer Beschäftigung gewährleisten.
5. MitarbeiterInnen aus den Sozialämtern erweitern ihr Kompetenzspektrum um eine Vielzahl von arbeitsmarktlichen Integrationsinstrumenten aus dem Sozialgesetzbuch III. In aller Regel ist bei ihnen die Sozialraumorientierung stärker ausgeprägt, mit der wiederum die Beschäftigten der Bundesagentur für Arbeit eher Neuland betreten.

5　Die Prozessschritte im „Beschäftigungsorientierten Fallmanagement"

17　Diese nachfolgende Übersicht (Abb. 1) weist den Gesamtprozess aus, der in 6 Abschnitte untergliedert wird. Wie zuvor bereits bei der Beschreibung des Fallzugangs erläutert, stellt letztendlich der Fallmanager fest, ob der jeweilige Kunde unter die Definition „drei voneinander abgrenzbare Vermittlungshemmnisse" fällt. Hier geht es jedoch nicht um eine schematische Einteilung; die Entscheidung wird immer in Abhängigkeit vom Einzelfall erfolgen müssen. In einzelnen Fällen wird sich die Notwendigkeit für eine Betreuung im Rahmen von Fallmanagement auch schon bei einem einzigen Vermittlungshemmnis ergeben.

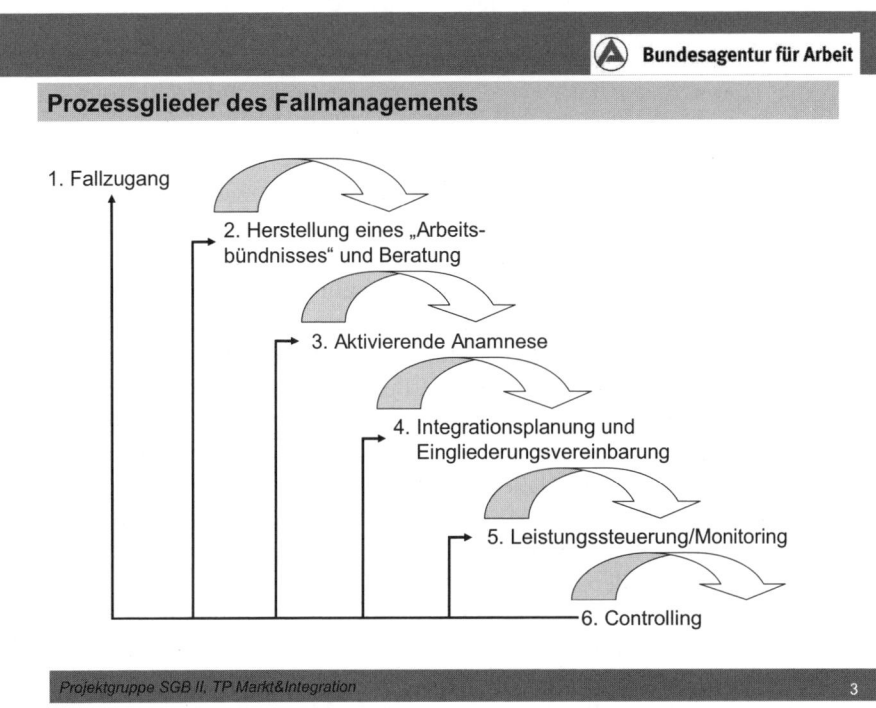

Abb. 1: Prozessglieder des Fallmanagements

5.1 Herstellung eines Arbeitsbündnisses und Beratung

Die „Einstiegsberatung" erfüllt eine wesentliche Filterfunktion, die grundsätzlich zu drei unterschiedlichen Ergebnissen führen kann:

a) zur Fallübernahme durch die Fallmanagerin,
b) zur Abweisung des Falles und die Rücküberweisung an den „Übersteller", z. B. den Vermittler oder persönlichen Ansprechpartner,
c) zur Weiterleitung des Falles an andere kompetente Betreuungsformen, wenn beispielsweise für bestimmte Zielgruppen ein spezialisiertes Fallmanagement vorgesehen ist.

Die Begründung eines Arbeitsbündnisses kann für den Fallmanager eine erste große Herausforderung bedeuten. Viele Kunden fühlen sich „vorgeladen", da sie ohne persönliche Anwesenheit keinen Leistungsantrag stellen können. Vorausgegangene Erfahrungen mit Behörden und Institutionen haben bei ihnen häufig zu Einschätzungen geführt, die sich im ersten Gesprächskontakt in Widerständen manifestieren können. Andere Personengruppen wünschen weder Betreuung noch Unterstützung beim Zugang zum Arbeitsmarkt sondern ausschließlich die Gewährung der materiellen Leistungen. In den beschriebenen Fällen kann daher Freiwilligkeit in der Beratung nicht unterstellt werden; in der klassischen Beratungsliteratur ist diese jedoch die grundlegende Voraussetzung für eine gelingende gemeinsame Arbeit.

20 In neueren Veröffentlichungen finden sich zunehmend Ergebnisse, die darauf hinweisen, dass Freiwilligkeit zu Beginn des Gespräches nicht unbedingt vorausgesetzt werden kann. Berater und Fallmanager müssen daher Anstrengungen unternehmen, den Kunden für den gemeinsamen Prozess zu gewinnen. Diese „Einladung" wird dann erfolgreich sein, wenn es gelingt, ihm den Nutzen für sich und seine Lebenslage zu verdeutlichen. Im betriebswirtschaftlichen Sinne wäre hier von einer „win-win-Situation" auszugehen, da bei einer Bereitschaft des Kunden zum Gespräch auch für die Dienstleistungsorganisation positive Effekte zu erzielen sind. Durch schnellstmögliche Einmündung in Arbeit werden Ressourcen geschont und Kosten für die Allgemeinheit eingespart. (vgl. *Gehrmann*, 2005, S. 69 ff.).

21 Im Prozessschritt 1 geht es spezifisch darum, einen soliden Kontakt zum Kunden aufzubauen, der vertrauensvoll ist und Grundlage für die gemeinsame Arbeit sein kann. Es sollte gelingen, auch die Menschen für eine Mitarbeit zu gewinnen, die zunächst eine starke Abwehrhaltung zeigen. Gelingen wird dies am ehesten, wenn der Fallmanager es schafft, die gemeinsamen Aufgaben und Verpflichtungen klar und transparent zu vermitteln. Außerdem ist er verpflichtet, die Gespräche ergebnisoffen zu führen und nicht seine Lösung dem Kunden überzustülpen. Die Motivation des Kunden ist damit Dreh- und Angelpunkt für gelingende Eingliederungsprozesse; Eigenaktivität entsteht nur dann, wenn die Suche nach Lösungen eine intensive Beteiligung des Betroffenen erlaubt.

5.2 Prozessschritt Aktivierende Anamnese/Assessment

22 In dieser Gesprächsphase werden, unter Beachtung der Regelungen des Datenschutzes, gezielt Informationen zum Kunden selbst, zu seiner individuellen Lebenslage sowie zur Bedarfsgemeinschaft erhoben, die zusammengefasst eine Prognose zur Einmündungswahrscheinlichkeit auf den Arbeitsmarkt, eine Chancen- Risiken- Einschätzung ermöglichen. Konkret muss es darum gehen, die bisherigen

- Aktivitäten des Kunden, die in der Vergangenheit von seiner subjektiven Einschätzung her durch Erfolge gekrönt wurden, herauszufiltern,

- den bisherigen Umgang mit (beruflichen) Misserfolgen und die hierbei gezeigten Bewältigungsstrategien zu ermitteln,
- „begünstigende" oder „hemmende" Netzwerke, auf die der Kunde zurückgreift, zu erheben und
- die Selbsteinschätzung des Kunden zu zentralen arbeitsmarktintegrativen Fragen einzubeziehen.

Ziel der aktivierenden Anamnese bzw. des Assessments ist es vor allem, Informationen, Daten und Eindrücke zur Person/zu der Bedarfsgemeinschaft, zu den vorhandenen Ressourcen sowie Kompetenzen und zur Genese von Fehlentwicklungen oder Blockierungen zu gewinnen, um erforderliche arbeitsmarktliche und/oder sozialintegrative Unterstützungsangebote in ein fein abgestimmtes Regelwerk von realistischen Schrittfolgen zu überführen. Hierbei muss es auch immer um ein Abwägen gehen, ob nicht durch geeignete (modulare) Qualifizierungsmaßnahmen die Integrationsfähigkeit soweit verbessert werden kann, dass die Hilfebedürftigen aus ihrer prekären Lage dauerhaft herauskommen können.

Die methodischen, kommunikativen und diagnostischen Kompetenzen eines Fallmanagers sind in diesem Teilschritt besonders relevant, weil es gilt, durch aktivierende Gesprächsführung den Kunden in den Prozess steuernd einzubinden, Entscheidungen mit ihm gemeinsam auszuhandeln, Selbst- und Fremdeinschätzung zusammenzuführen und für die gefundenen Lösungen die vorhandenen individuellen und institutionellen Ressourcen zielgerichtet einzusetzen.

5.3 Integrationsplanung und Eingliederungsvereinbarung

Der nun folgende Prozessschritt entscheidet sehr maßgeblich darüber, ob der intendierte Erfolg, die Einmündung auf den Arbeitsmarkt, auch tatsächlich eintreten wird. Die zentralen Fragen lauten: Gelingt es, aus den erhobenen Daten einen Integrationsplan abzuleiten, der vom Kunden und der Fachkraft gemeinsam verfolgt und umgesetzt werden kann? Ist die Eingliederungsvereinbarung als das gemeinsame „Pflichtenheft" so gestaltet, dass „Fördern und Fordern" im Einklang sind?

Die Integrationsplanung erfährt durch den Abschluss einer Eingliederungsvereinbarung nach § 15 Sozialgesetzbuch II ein hohes Maß an Verbindlichkeit für die beiden Vertragspartner. Beide haben sich in einem Arbeitsbündnis an einen Kontrakt zu halten, der beim Bruch von Vereinbarungen zu Sanktionen führen kann. Das beschäftigungsorientierte Fallmanagement geht in seinem Selbstverständnis über das berufsbiografisch angelegte Profiling des SGB III und die Eingliederungsvereinbarung des § 35 (4) SGB III hinaus. Es gleicht sich in seinem Spektrum der Datenerfassung und der Handlungsweise der Hilfeplanung aus der Jugendhilfe an, bleibt aber am eigenständigen Ziel der Arbeitsmarktintegration ausgerichtet.

5.4 Leistungssteuerung

27 Im Prozessschritt 4 muss es gelingen, weitere Akteure aus dem persönlichen Umfeld des Individuums und institutionelle Ressourcen, die den Integrationsprozess nachhaltig unterstützen können, aktiv einzubinden. Aus dieser Schwerpunktsetzung geht deutlich hervor, dass der Fallmanager nicht für die Lösung aller Problemlagen verantwortlich sein kann. In Anerkennung seiner professionellen Grenzen muss er jedoch in der Lage sein, die notwendigen Hilfestellungen und Unterstützungsangebote für den Kunden bei anderen Leistungsanbietern abzurufen, zu koordinieren und solche Hilfen anzuregen, wenn sie bisher nicht angeboten werden. Im Rahmen seiner Gesamtverantwortung für die Fallführung sieht er den Fokus seiner Arbeit in der kompetenten Vermittlung und Steuerung des richtigen Angebots.

28 MitarbeiterInnen, die als FallmanagerInnen angesetzt sind, agieren auf der individuellen Ebene, was bereits aus der Beschreibung der Prozessschritte deutlich hervorgegangen ist. Außerdem haben sie die Verpflichtung zur Netzwerkarbeit und zum Netzwerkmanagement, was im Rahmen des beruflichen Ansatz-Profils auch Aktivitäten auf der Systemebene erfordert.

29 Im Rahmen der Leistungssteuerung diagnostizieren sie den individuellen Bedarf und ziehen die vorhandenen Netzwerkpartner in angemessener Weise zum Einzelfall heran. Sie betreiben Netzwerkmanagement, indem sie vorhandene Angebote nutzen, fehlende initiieren und über die Einschaltung der Führungskräfte diese auch realisieren. Arbeitgeber gehören ebenfalls zu den wichtigen Akteuren im Netzwerk. Die regelmäßigen Kontakte, auch nach Abschluss eines Arbeitsvertrages, sind essentiell, um die Einmündung in den Ausbildungs- und Arbeitsmarkt voranzubringen. Fallkonferenzen tragen dazu bei, dass die wichtigen Partner gemeinsam mit dem erwerbsfähigen Hilfebedürftigen den Erfolg der bisherigen Maßnahmen und Schritte überprüfen, sie im Auge behalten und möglichst frühzeitig, wenn erforderlich, ein Umsteuern einleiten können. Die Budgetkompetenz der Fallmanager stellt ein wesentliches Element der Systemsteuerung dar. Die Ausgestaltung des Budgets könnte auf zwei Ebenen erfolgen, einerseits im Sinne einer Fallpauschale und darüber hinaus noch als ein „freihändig" zu vergebender Anteil, der in ähnlicher Weise bereits im § 10 des SGB III (Freie Förderung) dazu dient, dem Mitarbeiter einen größeren Ermessensspielraum zu ermöglichen.

30 Der Aufgabenschwerpunkt im Fallmanagement liegt damit insbesondere auf der Aushandlungs- und Netzwerkkompetenz. Die Handlungsautonomie des Fallmanagers muss in einem umfassenden Sinne gewährleistet und Teil des Steuerungskonzepts sein.

5.5 Controlling

Zum letzten Prozessschritt gibt es derzeit noch keine eindeutigen Festlegungen und Bestimmungen. Die Ausrichtung an der Zielhierarchie 31

- gesetzlich vorgegebene Ziele
- geschäftspolitisch vorgegebene Ziele
- individuell ausgehandelte Ziele mit dem Kunden (Integrationsplanung)

ist von Seiten der Träger der ARGE weitgehend unstrittig. Im Wege des Kontraktmanagements mit der Bundesregierung ist die Bundesagentur für Arbeit damit befasst, die Bedingungen auszuhandeln, mit denen sie ihrer Gewährleistungsverantwortung einerseits gerecht werden und andererseits die operativen Aufgaben vor Ort so ausgestalten kann, dass sie im Sinne des Integrationsziels Arbeitsmarkt erfolgreich sind.

Eine Einigung wurde seinerzeit vom Bundesministerium für Wirtschaft und Arbeit, der Bundesagentur für Arbeit, dem Dt. Städtetag und dem Dt. Städte- und Gemeindebund als Konkretisierung der Rahmenvereinbarung vom August 2005 erzielt. Drei Kernaspekte sind darin ausgewiesen: 32

- Mindeststandards der Leistungserbringung
- Controlling-Berichterstattung einschließlich Benchmarking
- Abschluss von Zielvereinbarungen

Ein Controllingsystem ist zu implementieren, das mehr ist als eine Datensammlung, denn es soll der Steuerung von Leistungsprozessen dienen. Es muss dazu geeignet sein, die Erreichung vorgegebener Ziele zu überprüfen und/oder zukünftige Entscheidungen vorzubereiten. Jede Steuerung setzt aber festgelegte Ziele (Wirkungsziele, Prozessziele) voraus, deren Einhaltung oder Abweichungen im Controlling gemessen werden. 33

Es stellt sich an dieser Stelle die Frage, was unter „erfolgreichem Handeln der ARGEn" verstanden werden muss und wie es, sollte es gemeinsame Definitionen dafür geben, gemessen werden kann. Der Gesetzgeber formuliert hierzu, dass „die Eigenverantwortung erwerbsfähiger Hilfebedürftiger und Personen, die mit ihnen in einer Bedarfsgemeinschaft leben, gestärkt wird und dass dazu beigetragen wird, dass sie ihren Lebensunterhalt unabhängig von der Grundsicherung aus eigenen Mitteln und Kräften bestreiten können". Dies soll durch die Aufnahme oder Beibehaltung einer Erwerbstätigkeit geschehen, wobei Hilfebedürftigkeit zu vermeiden, zu verkürzen oder deren Umfang zu verringern wäre. 34

Außerdem ist als Erfolg zu verbuchen, wenn „ die Erwerbsfähigkeit des Hilfebedürftigen erhalten, verbessert oder wieder hergestellt wird". 35

Konkret könnte dies bedeuten, dass der Fallmanager durch das Bereinigen von Schulden, Beheben von Suchtmittelabhängigkeiten und durch Sicherstellen der Kinderbetreuung bereits den Nachweis für erfolgreiches Handeln erbringt und 36 dass solch ein Output im Rahmen eines Controllings als positives Ergebnis im Sinne des Gesetzgebers verbucht wird; das eigentliche Ziel (im Outcome) bleibt jedoch die Erwerbstätigkeit.

6 Ethische Leitlinien

37 Die Achtung vor dem Menschen, wie im humanistischen Menschenbild verankert, bestimmt das Handeln im Fallmanagement. Der Respekt vor dem Kunden und seiner Lebensführung ist ausschlaggebend für die Gesprächsführung und die nachfolgenden Interventionen.

38 Stärken und Befähigungen des Kunden werden vorrangig betrachtet und weiterentwickelt; es wird Motivation geweckt, das „Schicksal" wieder in eigene Hände zu nehmen und die vorliegenden Defizite und Hindernisse gemeinsam mit dem Fallmanager bei Seite zu räumen. Dieser partnerschaftliche Prozess leistet einen grundlegenden Beitrag zur Vermeidung von individueller Ausgrenzung und trägt daher nachhaltig zur Inklusion und Partizipation des Menschen bei. Auf diese Weise entspricht der Handlungsansatz Fallmanagement der politischen Forderung nach „Erhalt des sozialen Friedens in Deutschland".

39 Bei der Erbringung der oben beschriebenen Dienstleistungen orientieren sich die MitarbeiterInnen an der Grundphilosophie des Sozialgesetzbuch II, dem Fördern und Fordern. Es wird vorausgesetzt, dass der erwerbsfähige Hilfebedürftige eigenaktiv ist und im Rahmen seiner Ressourcen und Möglichkeiten für sich selbst sorgen kann.

40 Einen hohen Stellenwert nimmt der Datenschutz ein, der u. a. regelt, welche Daten über die Person in welcher Weise gesammelt werden dürfen und außerdem festlegt, wie mit diesen Daten (Speicherung, Weitergabe ...) weiterhin umgegangen wird. Es gilt die Grundregel, dass nur diejenigen Daten erhoben werden, die für den Integrationsprozess unverzichtbar sind; es werden somit keine „Datenfriedhöfe" angelegt, aus denen dann mehr oder weniger willkürlich Schlussfolgerungen auf die Person, ihre Mitarbeitsbereitschaft und ihre Integrationschancen gezogen werden.

41 Transparenz über die Abläufe im gesamten Prozess des Fallmanagement sowie über die datenschutzrechtlichen Erfordernisse und die gesetzlichen Mitwirkungspflichten sind ein konstituierendes Element für ein erfolgreiches Arbeitsbündnis zu Beginn des Gespräches; sie wirken sich jedoch auch auf den weiteren Prozess nachhaltig aus und entscheiden maßgeblich über den Erfolg der gemeinsamen Integrationsplanung.

7 Kenntnis- und Kompetenzprofil der Fallmanager/innen

Fallmanagement hielt Anfang 2005 Einzug in der Bundesagentur für Arbeit und in den Kommunen, die, wie im Gesetz gefordert, in den Arbeitsgemeinschaften gemeinsam die Rechtsvorschriften umsetzen sollten. Beide Institutionen mussten sehr schnell und nahezu ohne Vorbereitung die neuen Aufgaben übernehmen und durch eine bestimmte Anzahl von Mitarbeiterinnen und Mitarbeitern die Funktionsfähigkeit des „Gebildes" sicherstellen. Daher wurden in dieser Drucksituation unterschiedlichste Personengruppen eingesetzt, mehr oder weniger freiwillig und heterogen von den Bildungs- und Berufsabschlüssen her. Sozialarbeiter/Sozialpädagogen mit Studium arbeiten Seite an Seite mit Berufs- und Arbeitsberatern, diese ebenfalls mit abgeschlossenem Fachhochschulstudium. Vermittler respektive Arbeitsvermittler sowie Leistungssachbearbeiter, Bearbeiter und Hilfskräfte aus unterschiedlichsten Tätigkeitsbereichen, z. B. dem Grünflächenamt der Kommune oder der Kraftfahrzeugzulassungsstelle, runden diese bunte Vielfalt ab. 42

Gemeinsam ist ihnen, dass sie als persönlicher Ansprechpartner, Vermittler, Fallmanager, Markt- und Integrationsfachkraft wirken sollen oder diese Aufgaben in Funktionsbündelung erhalten und in manchen Fällen auch noch die Leistungsgewährung übertragen bekommen haben. Damit wird schon deutlich, dass nicht alle derzeit im Fallmanagement Tätigen schon heute die Voraussetzungen für eine Zertifizierung als Fallmanager erfüllen können. Dabei sind die Fallzahlen hoch und ständig gibt es Neuzugänge. Bei den Nachbesetzungen und bei der augenblicklich erfolgenden Überleitung von weiteren BA-MitarbeiterInnen sollte bereits bei der Auswahl stärker als bisher auf ein angemessenes Qualifikationsprofil geachtet werden, um mittelfristig tatsächlich auch die mit der intensiveren Betreuung intendierten Erfolge durch Fallmanagement erzielen zu können. 43

8 Qualitätssicherung und -entwicklung

Ein wirklich umfassendes, anspruchsvolles System liegt bisher noch nicht vor. Was unter „erfolgreichem Fallmanagement" in der Beschäftigungsförderung verstanden werden kann, ist noch nicht eindeutig ausformuliert. Dennoch lässt sich feststellen, dass bereits Schritte in die richtige Richtung erfolgt sind: 44

- Der Einstieg in die Qualifizierung der MitarbeiterInnen auf der Basis zertifizierter Konzepte wurde begonnen.
- Ein an den definierten Standards orientiertes Qualifizierungsniveau der eingesetzten AusbilderInnen und die Errichtung eines zertifizierten Trainerpools sind zustande gekommen.

- Die Teilnahme an Qualitätszirkeln ist in der Vergangenheit bereits erfolgt; unternehmenseigenen Qualitätszirkel werden implementiert und Fachtagungen geplant.
- Ein Controlling-System ist in der Entwicklung, welches die Prozessschritte im Fallmanagement angemessen widerspiegeln soll
- Ein einheitliches Dokumentationssystem ist im Aufbau, welches den MitarbeiterInnen komfortable Möglichkeiten gibt, den individuellen Fall abzubilden und gleichzeitig datenschutzrechtliche Auflagen zu berücksichtigen
- Ein Benchmarking unter Berücksichtigung regionaler Unterschiede wird mit den anderen Akteuren abgestimmt.

9 Zusammenfassung und Ausblick

45   Mittelfristig muss es gelingen, den im Fallmanagement eingesetzten MitarbeiterInnen zertifizierte Angebote zur individuellen Qualifizierung anzubieten, um auf diese Weise die hohe Dienstleistungsqualität zu erreichen und auch in Zukunft aufrecht zu erhalten. Eine flächendeckende Versorgung der Betreuung auf einem guten Qualitätsniveau muss angestrebt werden.

46   Der Gesetzgeber bezeichnet Fallmanagement als *Kernelement* der neuen Leistungen im SGB II, um die Hilfebedürftigkeit schnellstmöglich zu überwinden (BT-Drucksache 15/1516). Erwerbsfähigen Hilfebedürftigen wird ein Fallmanager als persönlicher Ansprechpartner zugeordnet, der durch professionelles Handeln alle Einflussfaktoren für die berufliche Eingliederung berücksichtigen und jede erforderliche Unterstützung geben soll, die sich mit den Grundsätzen der Wirtschaftlichkeit und Sparsamkeit vereinbaren lassen.

47   Damit stellt das Fallmanagement erstens die zwingend *erforderliche Interaktion mit den Kunden* sicher und *plant und steuert* zweitens *die maßgeblichen Hilfe- und Eingliederungsprozesse*. Claus Reis (Kolbe/Reis 2005) bezeichnet die Personen, die Fallmanagement umsetzen, als „*Investoren*", die ihre eigene Arbeitszeit sowie die verschiedenen Ressourcen einsetzen, um über die Integration der Hilfeberechtigten in den Arbeitsmarkt zu einem „*Ertrag*" zu kommen.

48   Fallmanagement als ein komplexes Handlungskonzept trägt zur Sozialintegration von Menschen mit multiplen Problemlagen essentiell bei, um dadurch in vielen Fällen überhaupt erst die Voraussetzungen für eine Arbeitsmarktintegration zu schaffen. Durch Inklusion wird der Marginalisierung von Lebenslagen vorgebeugt bzw. wenn diese bereits eingetreten ist, ihr entgegengewirkt.

49   Fallmanagement in der ARGE verknüpft auf diese Weise die Interventionen im Einzelfall mit der Ebene der Systemsteuerung und trägt damit dem gesetzlichen Auftrag, Dienstleitungen aus einer Hand anzubieten, Rechnung.

Das SGB II ist vom Gesetzgeber, und damit auch die Aufgabe Fallmanagement, gedacht als Beitrag zum Erhalt des sozialen Friedens in Deutschland.

Diese zentrale und besonders herausgehobene personenbezogene Funktion des Fallmanagers deutet darauf hin, dass dem Fallmanagement in den Arbeitsgemeinschaften eine grundlegende Bedeutung zukommt. Bedingung ist jedoch,

- dass die für das Fallmanagement unverzichtbaren Methoden auch tatsächlich im Sinne eines konsequenten Leistungsprozesses eingesetzt werden und
- dass hierfür MitarbeiterInnen mit einer hohen Kompetenz zur Verfügung stehen.
- Darüber hinaus muss sichergestellt sein, dass diejenigen Fallmanagement erhalten, die es auch tatsächlich benötigen. Nicht jede schwierige persönliche Situation des Kunden erfordert eine umfassende und auf längere Sicht hin angelegte, intensive Beratung und Betreuung.
- Eine möglichst eindeutige Zuordnung der Personen durch eine Zugangssteuerung ist Voraussetzung dafür, dass die personenbezogene Dienstleistung tatsächlich zielgerichtet eingesetzt und nicht nach dem „Gießkannenprinzip" allen ein bisschen zuteil wird.
- Zu achten ist ebenfalls auf eine ausreichende Interventionstiefe im jeweiligen Fallgeschehen. Unterkomplexes Fallmanagement wird nicht die erwarteten positiven Wirkungen entfalten können.
- Fallmanagement wurde per Gesetz in mehr oder weniger bürokratisch ausgerichtete Institutionen implementiert. Anders als bisher bei der Gewährung materieller Leistungen, müssen die jeweiligen Funktionsträger der ARGE fortan *gemeinsam* mit dem *Kunden als Co-Produzenten* sozialer Dienstleistungen Konzepte und Strategien für eine Hinführung zum Arbeitsmarkt entwickeln und umsetzen. Erfolg stellt sich nur dann ein, wenn sich der Kunde eindeutig mit diesen Ideen und Vorstellungen identifiziert. Will der Fallmanager ausschließlich mit Sanktionen die von ihm als zweckmäßig erachteten Ziele erreichen, werden Kunden in aller Regel Mittel und Wege finden, sich „legal" diesem Druck zu entziehen.
- Fallmanagement als Handlungskonzept gelingt nur dann, wenn gleichzeitig Personal – und Organisationsentwicklung als paralleler Prozess implementiert werden. Im Umgang mit der Klientel der Arbeitsverwaltung und zur Beschäftigungsförderung kommt dem Case Management insgesamt eine gestaltende Funktion zu. Die Bundesagentur für Arbeit hat ihr mit dem die Rechtskreise des SGB III und des SGB II übergreifenden „4-Phasen-Modell der Integrationsarbeit", das 2009 eingeführt worden ist, Rechnung getragen. Der Vermittlungs- und Eingliederungsprozess sollte in allen Fällen personenbezogen so präventiv wie rehabilitativ angelegt sein, dass Langzeitarbeitslosigkeit möglichst gar nicht erst entsteht.

Literatur

Allmendinger J: Ein ausbruchssicheres Gefängnis. Wer nichts lernt, bleibt arm. Dagegen hilft nur eine bessere Bildungspolitik. In: Frankfurter Rundschau vom 23. Juni 2005.

Arbeitskreis Fachkonzept „Beschäftigungsorientiertes Fallmanagement im SGB II". Herausgegeben von der Bundesagentur für Arbeit. Nürnberg 2005 (URL: http://www.sgb2.info/download/informationsmaterial_ba/fachkonzept-abschlussfassung-fallmanagement.pdf).

Bertelsmann Stiftung (Hrsg.): Curriculum für die Gemeinsame Fortbildung von Fachkräften der Arbeitsämter, der Sozialverwaltungen und Dritten. Verlag Bertelsmann Stiftung, Gütersloh 2003b.

Bertelsmann Stiftung (Hrsg.): Langzeitarbeitslosen besser helfen. Verlag Bertelsmann Stiftung, Gütersloh 2005.

Bohrke-Petrovic S/Göckler R: Beschäftigungsorientiertes Fallmanagement im SGB II. In: In: Löcherbach P u. a. (Hrsg.): Case Management. Fall- und Systemsteuerung in der Sozialen Arbeit. 3. Aufl., Reinhardt, München 2005, S. 109-131.

Bundesministerium für Arbeit und Sozialordnung: Moderne Dienstleistungen am Arbeitsmarkt: Bericht der Hartz- Kommission. Berlin Eigendruck 2002.

Deutscher Verein für öffentliche und private Fürsorge: Empfehlungen des Deutschen Vereins zu Qualitätsstandards für das Fallmanagement. In: Nachrichtendienst der Deutschen Vereins (NDV), Heft 5/2004.

Ewers M/Schaeffer D (Hrsg): Case Management in Theorie und Praxis. Verlag Hans Huber, Bern 2000.

Gehrmann G/Müller KD: Aktivierende soziale Arbeit mit nicht- motivierten Klienten. Walhalla Verlag, Regensburg 2005.

Göckler R: Beschäftigungsorientiertes Fallmanagement. Praxisorientierte Betreuung und Vermittlung in der Grundsicherung für Arbeitsuchende (SGB II). Eine Einführung. Walhalla Verlag, Regensburg 2006.

Hackenberg H (Hrsg.): Lokale Arbeitsmarktpolitik – Stand und Perspektiven. Gesamtbericht des Netzwerkprojekts >BiK – Beschäftigungsförderung in Kommunen< der Bertelsmann Stiftung. Verlag Bertelsmann Stiftung, Gütersloh 2003.

Kolbe P/Reis C: Vom Case Management zum „Fallmanagement". Hans-Böckler-Stiftung Düsseldorf 2005.

Klug W: Case Management im US-amerikanischen Kontext. Anmerkungen zur Bilanz und Folgerungen für die deutsche Sozialarbeit. In: Löcherbach P u. a. (Hrsg.): Case Management. Fall- und Systemsteuerung in der Sozialen Arbeit. 3. Aufl., Reinhardt, München 2005, S. 40-66.

Kolbe/Reis: Vom Case Management zum „Fallmanagement". Hans-Böckler-Stiftung, 2005.

Löcherbach P: Qualifizierung im Case Management. Bedarfe und Angebote. In: Löcherbach P u. a. (Hrsg.): Case Management. Fall- und Systemsteuerung in der Sozialen Arbeit. 3. Aufl., Reinhardt, München 2005, S. 218-247.

Pearson R: Beratung und soziale Netzwerke. Eine Lern- und Praxisanleitung zur Förderung sozialer Unterstützung. Beltz Verlag, Weinheim 1997.

Reis C: Case Management. Theorie und Praxis. In: Ministerium für Wirtschaft und Arbeit in Nordrhein-Westfalen. Initiativ in Nordrhein-Westfalen. MWA, Düsseldorf 2003.

Reis C: Vom Case Management zum Fallmanagement. Eigenverlag der Fachhochschule Frankfurt. Frankfurt/M. 2004.

Reis C: Case Management als zentrales Element einer dienstleistungsorientierten Sozialhilfe. In: Löcherbach P u. a. (Hrsg.): Case Management. Fall- und Systemsteuerung in der Sozialen Arbeit. 3. Aufl., Reinhardt, München 2005, S. 181-198.

Sinn I/Haselow R: Hartz IV – Fallmanagement. Aufgaben, Anforderungsprofil und Qualifizierung der Fallmanager. VGS, Greven 2005.

Wendt WR: Case Management. Stand und Perspektiven in der Bundesrepublik. In: Löcherbach P u. a. (Hrsg.): Case Management. Fall- und Systemsteuerung in der Sozialen Arbeit. 3. Aufl., Reinhardt, München 2005a, S. 14-39.

Wendt WR: Die generelle Rolle und Bedeutung von Case Management in Humandiensten. In: Case Management, Heft 1/2005, 2005 b.

Beitrag 5

Das Gesundheitsmanagement der Geriatrie in der vernetzten Versorgung Brandenburgs

Rainer Neubart

		Rn.
1	**Einleitung: Geriatrie in Brandenburg**	1 – 4
2	**Probleme bei der Gesundheitsversorgung geriatrischer Patienten**	5 – 22
2.1	Multimorbidität	9 – 12
2.2	Chronizität	13 – 18
2.3	Bedeutung der Krankheitsfolgen	19 – 21
2.4	Die Verflechtung der medizinischen mit den sozialen Problemen .	22
3	**Das Geriatrische Netzwerk Brandenburg („GeriNet")**	23 – 41
3.1	Die Struktur des Netzwerkes	23 – 28
3.2	Kompetenz der Beteiligten	29 – 31
3.3	Zielorientiertes Handeln	32
3.4	Kommunikation und Kooperation (Überleitungsmanagement) ...	33
3.5	Gemeinsames Qualitätsmanagement	34 – 41
3.5.1	Die Definition der für die Akkreditierung notwendigen Voraussetzungen	35
3.5.2	GeriNet-Standards	36
3.5.3	Qualitätszirkel	37
3.5.4	Weiterentwicklung und Ausblick	38 – 41

Literatur

Autor

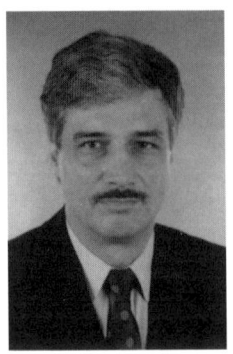

Rainer Neubart

Jahrgang 1952, Dr. med., Facharzt für Innere Medizin, Schwerpunktanerkennung Geriatrie, ist Chefarzt der Klinik für Innere Medizin (Geriatrie) und Ärztlicher Leiter im Ev. Krankenhaus Woltersdorf, seit 1993 Sprecher der Arbeitsgemeinschaft Geriatrie Brandenburg und seit 1997 erster Vorsitzender der Geriatrischen Akademie Brandenburg sowie Vorstandsmitglied der Bundesarbeitsgemeinschaft Mobile Rehabilitation. Er ist Gastdozent an der FU-Berlin und der Humbold-Universität Berlin.

Schlagwortübersicht

	Rn.		Rn.
Assessment	32	Netzwerk	25
Ausbildung	8, 31	Patientenschulung	20
Geriatrie	2, 6, 8	Qualifikation	29
Geriatrisches Netzwerk	4, 24	Qualitätsmanagement	34
Gesundheitsmanagement	17, 20, 23	Qualitätszirkel	37
Kompetenz	29, 35	Standards	36
Koordinierungsstelle	24	Überleitungsmanagement	33
Krankenhaus	20	Weiterbildung	29
Multimorbidität	9, 22	Wohnberatung	20

1 Einleitung: Geriatrie in Brandenburg

Die dramatische Zunahme älterer Patienten im Gesundheitssystem wirft viele Probleme auf und erfordert neue Konzepte. Da in Deutschland die Gesundheitsversorgung föderal organisiert ist, gibt es in allen Bundesländern unterschiedliche Lösungsansätze, auch in Bezug auf die geriatrische Versorgung.

Im Bundesland Brandenburg besteht eine nahezu flächendeckende geriatrische Infrastruktur, die kontinuierlich weiterentwickelt wird. Als Ergebnisse gemeinsamer Konzeptentwicklung wurden zwei Publikationen erarbeitet:

- Geriatrie in Brandenburg (2001) sowie
- Das Qualitätsmanagement der Geriatrie in Brandenburg (2004),

die jeweils auf einem Geriatrietag der Öffentlichkeit vorgestellt und diskutiert wurden. Zur Konzeptentwicklung kam es in einer offenen Diskussion. Das heißt, alle an der Versorgung Beteiligten sowie die Betroffenen (Patienten, Angehörige, Altenselbsthilfe) wurden soweit möglich in den Dialog einbezogen. Wichtigstes Gremium für die endgültige Formulierung war die Arbeitsgemeinschaft Geriatrie Brandenburg, in der Leitung und Mitarbeiter aller 12 geriatrischen Kliniken des Bundeslandes vertreten sind.

Doch obwohl eine Reihe von Fortschritten bei der Umsetzung der gemeinsamen Konzepte erreicht werden konnten, wurde die begrenzte Wirksamkeit des Geriatrischen Konzeptes in einem zergliederten Versorgungssystem immer wieder deutlich. Getreu dem geriatrischen Grundsatz

„Es gilt nur das als Erfolg, was die Betroffenen in ihrem Lebensumfeld erreicht"

reifte die Erkenntnis, dass nur die Einbeziehung weiterer Versorgungspartner eine durchgreifende Verbesserung ermöglicht.

Das Resultat vieler Diskussionen und Abstimmungen war das geriatrische Netzwerk in Brandenburg (GeriNet Brandenburg), das die Versorgung auf eine we-

2 Probleme bei der Gesundheitsversorgung geriatrischer Patienten

5   Sowohl in der klinischen Versorgung als auch im ambulanten Bereich wird ein immer höherer Prozentsatz geriatrischer Patienten registriert, der inzwischen die 50%-Marke überschritten haben dürfte. Eine genaue Registrierung ist schwierig, da eine trennscharfe Definition des „geriatrischen Patienten" kaum möglich ist und eine systematische Erfassung fehlt.

6   Der geriatrische Patient lässt sich nicht durch sein Lebensalter, sondern durch eine charakteristische Problemkonstellation identifizieren (*Neubart et al.* 2001):

- Multimorbidität
- Chronizität
- Bedeutung der Krankheitsfolgen
    - Störungen der Mobilität
    - Störungen der Aktivitäten des täglichen Lebens
    - Störung der Kommunikation
    - Probleme der Krankheitsverarbeitung
- Die Verflechtung der medizinischen mit den sozialen Problemen.

Angesicht dieser Problematik bietet die moderne Geriatrie eine Reihe von Lösungsansätzen, die sowohl zur Verbesserung der medizinischen Versorgung älterer Patienten als auch zur Wirtschaftlichkeit des Systems beitragen können. Gefragt ist allerdings statt einer medizinischen Fokussierung auf einzelne Krankheiten („Organreparatur") ein umfassendes Gesundheitsmanagement, das komplexe Problemlösungen mit der Aussicht auf Stabilität für möglichst lange Zeit verspricht. Wenn es gelingt, vielen Patienten trotz chronischer Krankheiten ein weitgehend selbstständiges Leben in ihrer originären Umgebung zu ermöglichen, steigert dies ihre Lebensqualität und führt gleichzeitig zu erheblichen Kosteneinsparungen. Dass solche Effekte auch in der breiten Versorgung erreichbar sind, konnte in wissenschaftlichen Untersuchungen wie zum Beispiel der Schleswig-Holstein-Studie (*Thode/Rüschmann* 1995) eindrucksvoll nachgewiesen werden. In einem vernetzten geriatrischen System wurde gegenüber der konventionellen Versorgung für die entsprechenden Patienten neben einer deutlichen Verbesserung der Selbstständigkeit und Lebensqualität eine Kostenreduktion von ca. 12% erzielt.

7   Zudem können durch individuelle patientenzentrierte Entscheidungen neben Unter- auch Überversorgungen vermieden werden. Zwar muss für ältere und

sehr alte Menschen die ganze Breite der modernen Heilkunst zur Verfügung stehen, aber diese sollte nur in Würdigung der individuellen Notwendigkeit angewendet werden. Beispielsweise kann es das Krankheitsbild erfordern, bei einem 95 jährigen Patienten mit Pneumonie und Ateminsuffizienz eine Beatmung durchzuführen, wenn nach der Überwindung der Akutsituation eine durchgreifende Besserung möglich erscheint. Andererseits könnte eine Reanimation von einem 70 jährigen mit unheilbarem metastasierenden Pankreaskarzinom als sinnlose und unnötige Verlängerung des Leidens eingeschätzt werden. Diese „Medizin mit Fingerspitzengefühl" erfordert neben einer fundierten geriatrischen Ausbildung viel Erfahrung, Einfühlungsvermögen und einen von Vertrauen getragenen Dialog mit dem Patienten.

In all diesen Punkten ist unsere Medizin auf die Versorgung schlecht vorbereitet. Geriatrie ist nach wie vor kein Lehrfach in der medizinischen Ausbildung, und auch die Curricula der Ausbildungsgänge anderer geriatrisch relevanter Berufe (z. B. Krankenpflege, Sozialarbeit, Physiotherapie) weist in diesem Fach erhebliche Defizite auf. Offenbar sind die spezifischen Probleme älterer Patienten von unseren Versorgungssystemen noch nicht umfassend wahrgenommen worden. Die wichtigsten Punkte sollen hier noch einmal diskutiert werden. 8

2.1 Multimorbidität

Alter ist keine Krankheit, aber die Wahrscheinlichkeit zu erkranken wird mit dem zunehmenden Lebensalter größer. Auch die Zahl der relevanten Krankheiten nimmt mit dem Alter zu (*Winter et al.* 2006). 9

Dem gegenüber steht eine immer größere Spezialisierung in der medizinischen Versorgung mit einer Betonung der organspezifischen Spezialisten (Kardiologen, Neurologen, Orthopäden, usw.), die durch den fehlenden Dialog miteinander und mangelnde Kenntnisse einer ganzheitlichen Medizin nicht in der Lage sind, die Gesundheitsversorgung ihrer Patienten zu koordinieren. Im Bereich der klinischen Versorgung wäre die ganzheitliche Versorgung theoretisch die Aufgabe der geriatrischen Abteilungen, die aber insgesamt in Deutschland nur über ca. 3 % der Betten verfügen. Auch das Konsilsystem ist bislang nur marginal ausgebildet. 10

Im ambulanten Bereich fällt die Aufgabe der ganzheitlichen Patientenführung den Hausärzten zu, die aber in der Regel keine geriatrische Ausbildung bekommen haben, weder im Studium, noch in der Facharztweiterbildung. 11

Notwendig wäre also eine Veränderung des Systems in Richtung auf eine ganzheitliche komplexe Gesundheitsversorgung. 12

2.2 Chronizität

13 Von den 5 – 15 relevanten Krankheiten, an denen geriatrische Patienten in der Regel gleichzeitig leiden, sind nur wenige heilbar. Kurative Erfolge sind beispielsweise bei Unterarmfrakturen oder einer Pneumonie häufig erreichbar. Hier kann also die alte Forderung der „Restitutio ad integrum" noch umgesetzt werden.

14 In den meisten Fällen kommt es jedoch zu Defektheilungen, beispielsweise beim Schlaganfall oder der Schenkelhalsfraktur mit der regelmäßig gleichzeitig vorliegenden Osteoporose. Hier stellt sich neben der ganzheitlichen Akutversorgung die Aufgabe der möglichst umfassenden geriatrischen Rehabilitation, um den Betroffenen ein Leben mit der unter den gegebenen Umständen optimalen Selbsthilfekompetenz zu ermöglichen. Dies führt auch zu einer Verbesserung der subjektiven Lebensqualität.

15 In der Geriatrie sind auch Krankheitsverläufe häufig, die mit einer stetigen Verschlechterung letztendlich zum Tode führen. Beispiele hierfür sind Alzheimer-Demenz und bösartige Tumoren. Der erwartete letale Krankheitsausgang bei diesen Patienten darf aber keineswegs zu einem therapeutischen Nihilismus verleiten, weil man „ja sowieso nichts machen kann". Ganz im Gegenteil können bei den betroffenen Patienten Konzepte entwickelt werden, die die Lebensqualität in den letzten Lebensjahren und -monaten entscheidend verbessern.

16 Im Regelfall liegt bei geriatrischen Patienten ein Konglomerat von Erkrankungen mit verschiedenen Krankheitsdynamiken vor, so dass das Konzept jeweils nur ganz individuell erstellt werden kann.

17 Unter Berücksichtigung von dem erwarteten Krankheitsverlauf, den Begleitumständen und dem Wertesystem des Patienten sollte aber in jedem Fall der Versuch unternommen werden, ein Konzept für das nachhaltige Gesundheitsmanagement zu erstellen. Erforderlich ist die Berücksichtigung der individuellen Wünsche des betroffenen Patienten und auch die konsequente Nutzung aller Ressourcen, die sowohl in der möglichen Verbesserung der Selbstständigkeit des Betroffenen, als auch in den Kontextfaktoren liegen. Mit hoher Wahrscheinlichkeit ist so auch eine Kostenreduktion zu erreichen.

18 Dies kann gleichzeitig als wichtiger Beitrag zu einer Verbesserung der wirtschaftlichen Situation unseres Gesundheits- und Sozialsystems gesehen werden.

2.3 Bedeutung der Krankheitsfolgen

19 Die Schwierigkeit des Gesundheitssystems, den Betroffenen die notwendigen Maßnahmen zur Verfügung zu stellen, zeigt sich ganz besonders krass in der Zergliederung der medizinischen Struktur.

Geriatrische Patienten brauchen in der Regel gleichzeitig (wenn auch in höchst individueller Zusammensetzung) folgende Komponenten ihrer Gesundheitsversorgung:

- Akutmedizin
- Rehabilitation
- (Sekundär-) Prävention
- Palliative Maßnahmen
- Sozial flankierende Maßnahmen
- Hilfsmittelversorgung
- Wohnraumberatung bzw. –anpassung

Bei einem Patienten mit Schlaganfall bedeutet dies beispielsweise, dass nicht nur eine Akutversorgung auf der Höhe der wissenschaftlichen Erkenntnisse erforderlich ist, sondern gleichzeitig umfassende rehabilitative Maßnahmen, eine sorgfältig geplante Sekundärprävention (Der nächste Schlaganfall droht bei einem Schlaganfallpatienten immer!) sowie schon bei Beginn der Therapie eine Abschätzung der Folgen für die weitere Lebensplanung des Patienten und die Vorbereitung aller Maßnahmen, die in diesem Zusammenhang getroffen werden müssen. Hierzu gehören beispielsweise

- Die Vermittlung bestimmter Hilfen (inklusive Pflegestufe, Schwerbehindertenausweis, usw.)
- Die Information, Instruktion sowie das Training der Angehörigen. Diese sind die wichtigsten Bezugspersonen für das „Leben nach dem Krankenhaus". Im Idealfall sollten sie ebenso wie der Patient zum „Experten der individuellen Krankheit" ausgebildet werden. Zu dem modernen Prinzip der Patientenedukation kommt also als weiterer wichtiger Punkt die „Angehörigen-Edukation".
- Die Wohnberatung, ggf. auch Wohnraumanpassung

In der Realität ist ein auf Nachhaltigkeit angelegtes Gesundheitsmanagement jedoch nur selten erkennbar. In der Klinik kommt es nicht zuletzt wegen des Fallpauschalengesetzes zu immer kürzeren Krankenhausaufenthalten. Bei der beschriebenen regelmäßig vorliegenden Multimorbidität erscheint so eine nachhaltige Gesundheitsversorgung als Illusion. Da zudem weder die Kommunikation mit dem für die Langzeitversorgung zuständigen Hausarzt noch mit den anderen Gesundheitsversorgern (z. B. ambulante Pflege, Therapeuten) strukturell unterstützt wird, sind fragmentierte Versorgungskonzepte und häufige Wiedereinweisungen ins Krankenhaus („Drehtürmedizin") die Regel.

Für dieses Fehlen einer komplexen Gesundheitsversorgung ist eine ganze Reihe von Gründen verantwortlich.

Für eine ganzheitliche Versorgung werden Maßnahmen aus verschiedenen Sozialgesetzbüchern gebraucht. Dazu gehören die Krankenversicherung (SGB V mit den Be-

reichen Akutmedizin, Rehabilitation sowie ambulante Medizin), die Pflegeversicherung (SGB XI), die entsprechenden Kapitel der Rehabilitationsmedizin (SGB IX) sowie Leistungen nach dem SGB XII. Eine Koordination dieser Maßnahmen findet nicht nur regelhaft nicht statt, sondern wird durch die Inkohärenz des Sozialgesetzbuches geradezu verhindert. Beispielsweise spart eine Krankenkasse Kosten, die das Leistungsspektrum bei einem Versicherten in Richtung Pflegeversicherung (SGB XI) verschiebt. Hier gibt es nämlich im Gegensatz zur Krankenversicherung einen finanziellen Ausgleich zwischen den verschiedenen Kassen. Mit anderen Worten: ein Krankenkassenmitarbeiter, der einem Patienten eher Pflegeleistungen als eine Rehabilitation zukommen lässt, spart seinem Unternehmen Geld. Die wichtige Forderung „Rehabilitation vor Pflege" wird also strukturell konterkariert.

Für die gewünschte ganzheitliche Medizin ist auch eine kommunikative Kompetenz erforderlich, die in der Ausbildung der Gesundheitsdienstleister marginal oder gar nicht vermittelt wird. Geriatrie ist immer Teamarbeit. Sowohl in der Klinik als auch im ambulanten Bereich sind die verschiedenen Berufsgruppen eng zu koordinieren. Die hierzu notwendigen Methoden der Teamarbeit und Moderationstechniken müssen in der Regel „im Dienst" erlernt werden.

Zudem sind Kenntnisse über die spezifischen Arbeitstechniken und Interventionsmöglichkeiten der verschiedenen jeweils anderen am Patienten arbeitenden Berufsgruppen erforderlich, die nur in einem längeren Teamprozess erworben werden können. Im Idealfall kommt es dann zu dem Phänomen des „transdisziplinären" Arbeitens, das jede Profession dazu befähigt, auch Inhalte der anderen Berufsgruppen in seine Arbeitskonzepte zu integrieren.

Für die unverzichtbare Abstimmung aller Aktivitäten am Patienten muss darüber hinaus ein Koordinierungs- und Kommunikationsprozess stattfinden. Dieser ist im System so nicht vorgesehen und wird auch in Zeitberechnungen nicht berücksichtigt.

Darüber hinaus gibt es für entsprechende Leistungen nur unzulängliche bis keine Honorierung.

2.4 Die Verflechtung der medizinischen mit den sozialen Problemen

22 Über das Prinzip ist man sich in der Geriatrie einig: Es ist unmöglich, ein medizinisches Problem angesichts der Multimorbidität in den Griff zu bekommen, wenn nicht gleichzeitig die sozialen Kontextfaktoren beachtet und gegebenenfalls beeinflusst werden. Dies kontrastiert zu der schon beschriebenen mangelnden Koordination der erforderlichen Leistungen. Insbesondere die Krankenkassen achten mit großer Skepsis darauf, dass ausschließlich gesundheitliche Maßnahmen ergriffen werden, und lassen dabei häufig die Effekte außer Acht, die sich

aus der Rückwirkung sozialer Probleme auf die Gesundheitsversorgung ergeben. Genannt seien hier nur die vielfältigen organisatorischen Maßnahmen, die bei der Einstellung einer Zuckerkrankheit getroffen werden müssen, oder die Gesundheitsprobleme, die sich aus einer unzureichenden Essensversorgung ergeben.

3 Das Geriatrische Netzwerk Brandenburg („GeriNet")

3.1 Die Struktur des Netzwerkes

Unter der Federführung der geriatrischen Kliniken Brandenburgs wurde die beschriebene Situation zum Anlass genommen, ein vernetztes System zu entwickeln, das trotz der Probleme ein Höchstmaß an nachhaltigem Gesundheitsmanagement sicherstellen soll. Mitgearbeitet hieran haben Kollegen aus allen Geriatrien Brandenburgs sowie aus den anderen an der Versorgung beteiligten Institutionen. In mehreren Konferenzen sowie einer Klausurtagung wurde die aktuelle Version erarbeitet, die im Internet nachgelesen werden kann (geriatrie-brandenburg.de).

In dieses Geriatrischen Netzwerkes Brandenburg („GeriNet") sind außer den 12 Geriatrischen Kliniken, die nahezu eine flächendeckende geriatrische Versorgung des Bundeslandes ermöglichen, folgende Institutionen integriert:

- Hausarztpraxen mit besonderer geriatrischer Kompetenz
- Institutionen der geriatrischen Pflege, wie zum Beispiel Pflegeheime, Kurzzeitpflege
- ambulante Pflegestationen
- niedergelassene Therapeuten mit besonderer geriatrischer Kompetenz in den Bereichen
  - Physiotherapie
  - Ergotherapie
  - Sprachtherapie
- andere Institutionen (zum Beispiel: Hospize)

Andere Strukturelemente, die mittelfristig ebenfalls für erforderlich gehalten werden, wurden in das Schema integriert (Koordinierungsstellen als „Anlauf- und Beratungs-Center", Mobile Rehabilitation, Wohnraumanpassung).

In jedem lokalen Netzwerk wurde ein Vorstand gebildet, der für die Organisation wie die Akkreditierung neuer Partner oder die Ausrichtung von Qualitätszirkeln zuständig ist.

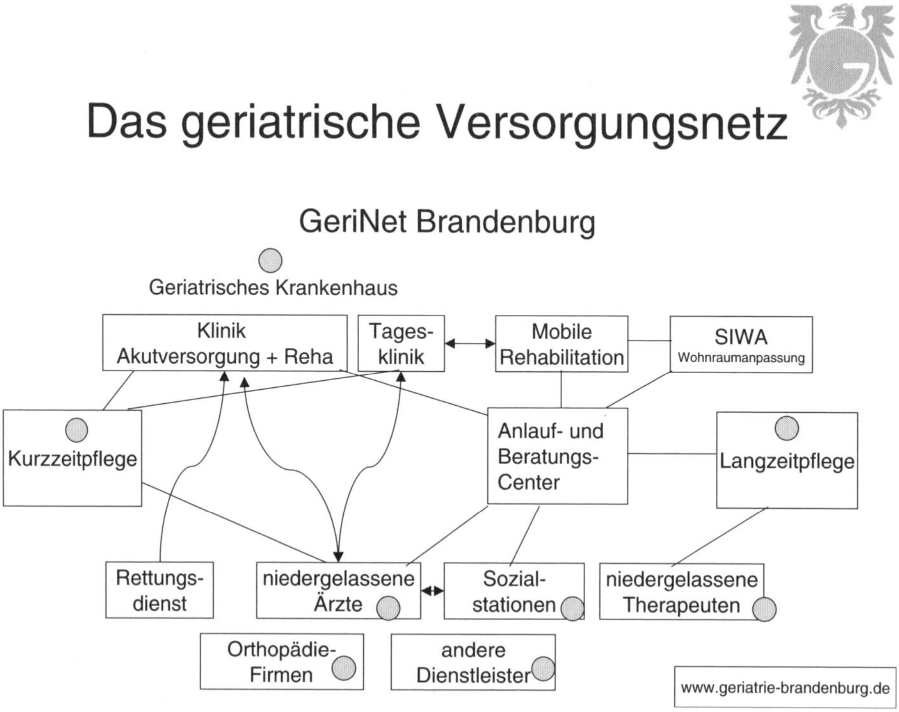

Das geriatrische Versorgungsnetz

GeriNet Brandenburg

Abb. 1: Das geriatrische Versorgungsnetz – GeriNet Brandenburg

26 Für die Gesamtkoordination gibt es den zentralen „GeriNet -Vorstand" sowie ein Büro bei der Geriatrischen Akademie Brandenburg, wo alle Fäden zusammenlaufen. In diesem obersten Gremium sind verschiedene Gesundheitsberufe vertreten, außerdem Kollegen aus den Bereichen Klinikleitung, Gesundheitsverwaltung und der Landesärztekammer.

27 In größeren Abständen wird eine „Netzwerk-Konferenz" unter Einbeziehung aller lokalen Standorte einberufen, in der alle das Gesamtsystem betreffenden Fragen besprochen werden. Auch die Lücken im System sollen hier thematisiert, identifiziert und wenn möglich korrigiert werden. Dabei sind ausdrücklich auch Vorschläge zu der Veränderung von Verwaltungsvorschriften und Gesetzen denkbar. Ergänzt werden soll die Struktur durch die als Beirat fungierende „Geriatriekonferenz Brandenburg", in der Repräsentanten der Politik, der Krankenkassen, der Seniorenbeiräte sowie der Landesärztekammer vertreten sind.

28 Um dem hohen Anspruch der Versorgungsqualität gerecht werden zu können, wurde eine Reihe von Prinzipien für alle GeriNet-Partner definiert.

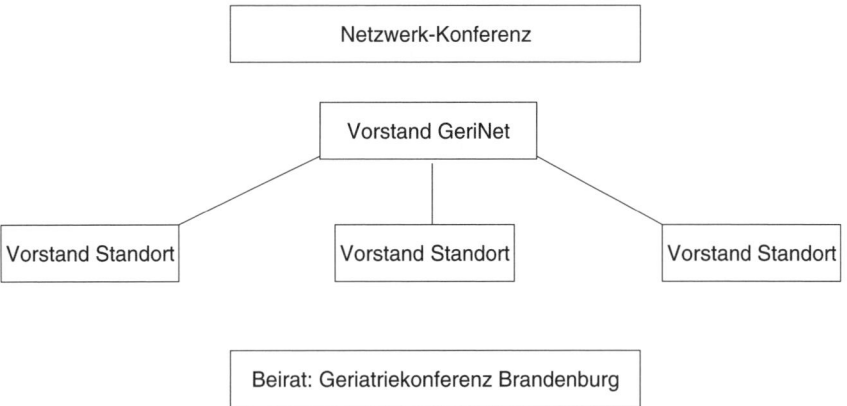

Abb. 2: GeriNet: Organigramm

3.2 Kompetenz der Beteiligten

Ganz sicher muss für die Versorgung der immer größeren Anzahl komplex erkrankter älterer Menschen eine spezifische Kompetenz gefordert werden. Dabei wurde formuliert, dass für alle Professionen zusätzlich zur Berufsausbildung eine spezielle geriatrische Qualifikation benötigt wird. Umfassend in den Weiterbildungsrichtlinien umgesetzt ist diese lediglich im Bereich der Medizin. Hier konnte in den letzten Jahren eine Schwerpunktweiterbildung Geriatrie, zumindest für die Innere Medizin, durchgesetzt werden. Dieses Curriculum umfasst neben der Krankheitslehre bestimmter Erkrankungen und Syndrome des älteren Menschen auch Kompetenzen der Intervention, der Koordination und der Kooperation in vernetzten Strukturen.

Für den Bereich der Hausärzte, die ja einen großen Teil der Versorgung tragen, wurde ein Curriculum entwickelt, dass in 160 Stunden eine Basisqualifikation vermittelt. Dieser „Basiskurs Altersmedizin" wird von der Geriatrischen Akademie Brandenburg als der Weiterbildungsinstitution der Geriater ebenso getragen wie von der Weiterbildungsakademie der Hausärzte und der Landesärztekammer Brandenburg.

Auch für alle anderen Berufsgruppen stehen Fortbildungen zur Verfügung, die ebenfalls von der Geriatrischen Akademie Brandenburg angeboten werden. Diese reichen von der Ausbildung im Bobath-Konzept für Physio- und Ergotherapeuten über die Geriatrisch aktivierende Pflege für Pflegeberufe bis zum Case Management für Sozialarbeiter. Zudem sind alle Qualifikationen aufeinander abgestimmt.

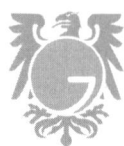

Geriatrische Akademie Brandenburg

Basis-Kurs Altersmedizin („BKA")

Thema	Kapitel	Stunden
Einführung	E	2
Geriatrie: Grundlagen	G	2
Der Geriatrische Patient	P	16
Assessment	A	4
Therapeutisches Team	T	20
Geriatrische Rehabilitation	R	4
Strukturen der Geriatrischen Versorgung	V	8
Umfassendes Gesundheitsmanagement bei Geriatrischen Patienten	M	6
Rechtliche und ethische Grundlagen	J	8
Geriatrische Syndrome	S	16
Spezielle Erkrankungen in der Geriatrie	K	26
Ganzheitliche Therapie und Beispiele der Anwendung	B	8
Hospitation in Geriatrischen Institutionen	H	40
		160 Stunden

Ansprechpartner: Geriatrische Akademie Brandenburg, ☎ 03362 / 779-200

Abb. 3: Basis-Kurs Altersmedizin („BKA")

3.3 Zielorientiertes Handeln

Die Definition von Behandlungszielen auf der Grundlage eines umfassenden „multidimensionalen geriatrischen Assessments" ist die Basis jedes Gesundheitsmanagements. Alle an dem vernetzten System Beteiligten formulieren also Behandlungsziele, die untereinander und mit den Betroffenen kommuniziert werden. Nur so ist eine Koordination der entsprechenden Maßnahmen möglich, die alle Dimensionen der Intervention einbeziehen kann. Da dieses zielorientierte Handeln bislang kaum üblich war, ist ein fortwährender Trainingsprozess aller GeriNet-Partner erforderlich.

3.4 Kommunikation und Kooperation (Überleitungsmanagement)

Das kontinuierliche Funktionieren komplexer Versorgungsprozesse ist an den Schnittstellen zwischen den einzelnen Institutionen am stärksten gefährdet. Es fehlt ganz allgemein an definierten Informations- und Kooperationsstrukturen. Jede Institution hat ihre spezifische Sicht auf die komplexe Problemsituation und ist nur widerstrebend bereit, die optimale Übergabe an die weiterversorgende Institution als integralen Bestandteil der eigenen Versorgungsqualität zu erkennen. Dies gilt besonders für die Entlassung aus der klinischen Versorgung der Patienten in den Bereich der hausärztlichen Medizin, die noch viel zu oft unkoordiniert und ohne Beachtung der Probleme in der Weiterversorgung erfolgt („Freitag-Nachmittag-Katastrophen-Entlassung"). Aber auch beim Übergang eines Patienten vom Pflegeheim in das Krankenhaus, in der Kommunikation zwischen den Pflegenden in der Klinik mit dem ambulanten Pflegeteam oder der Koordination der Maßnahmen zwischen dem ambulanten Physiotherapeuten und dem Hilfsmittelversorger ist eine strukturierte Koordination eher Zufall als Regel. Eine definierte Patientenüberleitung wurde deshalb in jedem einzelnen Fall zur Pflichtaufgabe im GeriNet Brandenburg gemacht. Dieses umfasst sowohl eine mündliche (in der Regel telefonische) Information über den Erkrankten, als auch eine schriftliche Übergabe per Patientenüberleitungsbogen. Hierzu wurde in einer Arbeitsgruppe der Geriatrischen Akademie Brandenburg unter Einbeziehung von Repräsentanten aller genannten Institutionen ein Standardbogen erarbeitet (s. Abb. 4), der folgenden Kriterien entspricht:

- Er erfüllt alle Informationsanforderungen der verschiedenen Institutionen im GeriNet. Dies umfasst so verschiedene Bereiche wie Krankheiten, Selbstständigkeit (Barthel-Index), pflegerelevante Informationen (z. B. Ernährung, Wundmanagement, Hilfsmittelversorgung), Angaben zum sozialen Umfeld sowie besondere Probleme im Gesundheitsmanagement (z. B. in Bezug auf den Umgang mit einem Tracheostoma oder Verhaltensauffälligkeiten bei Demenz).
- Eine wichtige Vorgabe war das Format: der Bogen durfte nicht größer als 2 x DIN A 4 werden (Vorder- und Rückseite). Trotz des großen Informationsbedürfnisses kam die Arbeitsgruppe zu der Auffassung, dass ansonsten das obligate Ausfüllen dieses Bogens gefährdet ist. Bei besonders komplexen Problemen wurde empfohlen, Beiblätter anzuheften (z. B. bei besonders komplexem Wund- oder Ernährungsmanagement).
- Der Bogen muss kurzfristig einsetzbar sein. Wir haben diese Forderung dadurch gelöst, dass er als PDF-Version auf unserer Homepage zur Verfügung steht und damit jederzeit einfach heruntergeladen werden kann.

Inhalt, Nutzungsgrad und Akzeptanz wurden zudem wissenschaftlich evaluiert. Hier erfolgte eine Zusammenarbeit mit dem Institut für Medizinische Soziologie der Charité Berlin.

Das Geriatrische Netzwerk Brandenburg („GeriNet")

Arbeitsgruppe Patientenüberleitung
Geriatrische Akademie Brandenburg e. V.

P atienten
Ü
B er-
L eitung
I m
G eriatrischen
Q ualitätsmanagement

Verlegung in / nach

Absender:

Patientenüberleitung

Name des Patienten: Größe: cm
Geburtsdatum: Gewicht: kg
Anschrift: Patientenverfügung vorhanden: ☐

Diagnosen: _____ Pflege-relevante ☐ Harninkontinenz (s.u.)
_____ Diagnosen: ☐ Stuhlinkontinenz (s.u.)
_____   ☐ Offene Wunde(n) (s.u.)
_____   ☐ Schluckstörung (s.u.)
_____   ☐ _____
_____   ☐ _____
_____   ☐ _____

Soziale Situation: Wohnung:
☐ Allein lebend ☐ Etage: ____ ☐ Fahrstuhl
☐ Mitbewohner: ☐ Stufen: __
☐ Unterstützung durch:
☐ Pat. steht unter Betreuung. Betreuer:_____ Betreuung beantragt: ☐
☐ Pflegestufe: ____ Pflegestufe beantragt: ☐
Bezugsperson(en): _____

Kooperationspartner im Gesundheitsmanagement: Weitere Partner (z.B. Fachärzte, Therapeuten):
☐ Hausarzt: _____ ☐ _____
☐ Pflegedienst / Heim :_____ ☐ _____

Orientierung ungestört: ☐	**Kommunikation** ungestört: ☐
	Hörgerät: ☐
	☐ Aphasie Brille: ☐
Probleme:	☐ andere Sprach- / Sprechstörung
	☐ Tracheostoma Ch: ____ gewechselt am ____
☐ Demenz (s.u.)	☐ sonstiges:

Mitgeführte Papiere und Wertsachen:

V_PÜB Formular neutral 28-12-04

Gesundheitsmanagement der Geriatrie in der vernetzten Versorgung

Mobilität		Alltagaktivitäten	
Vorhandene Hilfsmittel:		Vorhandene Hilfsmittel:	Zahnprothese oben ☐ unten ☐

BARTHEL – Index   Summe: _____ Punkte

Bett / Rollstuhl-Transfer	(unabhängig (15), geringe. Hilfe (10), erhebliche Hilfe (5), nicht selbstständig (0)) _
Fortbewegung Ebene	(unabhängig (15), geringe. Hilfe (10), Rollstuhl-mobil (5), nicht selbstständig (0)) _
Treppensteigen	(steigt unabhängig eine Treppe (10), benötigt Hilfe (5), nicht selbstständig (0)) _
Essen	(unabhängig (10), benötigt etwas Hilfe (5), nicht selbstständig (0)) _
An- und Auskleiden	(unabhängig (10), benötigt Hilfe (5), nicht selbstständig (0)) _
Waschen	(unabhängig beim Waschen von Gesicht, Händen (5), nicht selbstständig (0)) _
Baden	(unabhängig bei Voll- und Duschbad (5), nicht selbstständig (0)) _
Toilettenbenutzung	(unabhängig (10), benötigt Hilfe (5), nicht selbstständig (0)) _
Stuhlkontinenz	(Stuhlkontrolle (10), Inkontinenz max. 1/Woche (5), häufige Inkontinenz (0)) _
Urinkontinenz	(Urinkontrolle, ggf. DK (10), Inkontinenz max. 1/Tag (5), häufige Inkontinenz (0)) _

Ernährung / Schlucken	Ausscheidung		
	letzter Stuhlgang:		
Kostform:	DK transurethral	☐ Ch: __ gewechselt am ____	
Trinkmenge überprüfen ☐	suprapubisch	☐ Ch: __ gewechselt am ____	
PEG vorhanden ☐ Ch: __ gelegt am ____	Enterostoma	☐ Gr: __ gewechselt am ____	

Wunden:

Körperschema:

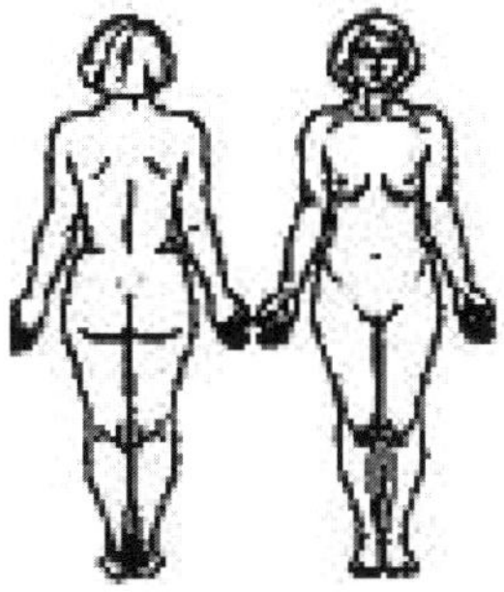

Weitere Angaben:
(z.B. auch Hautzustand, Risiken, Schlafstörungen, Verhaltensauffälligkeiten, Interessen und Vorlieben)

Sollte der Platz nicht ausreichen, bitte Beiblatt anfügen!

Ich bin mit der Weitergabe dieser Daten einverstanden

_____   _____   _____   _____
Datum   Unterschrift   Datum   Unterschrift Patient / Betreuer

Anlagen: ☐ Ärztlicher Bericht / Epikrise   ☐ Therapieberichte   ☐ _____
              ☐ Beiblatt Ernährung   ☐ Beiblatt Wundversorgung   ☐ _____
              ☐ Beiblatt Medikamente   ☐ Beiblatt Sturzrisiko   ☐ _____

Abb. 4 : Patientenüberleitungsbogen

3.5 Gemeinsames Qualitätsmanagement

34 Das Qualitätsmanagement des GeriNet Brandenburg stützt sich unter anderem auf folgende Komponenten

3.5.1 Die Definition der für die Akkreditierung notwendigen Voraussetzungen

35 In vielen Punkten wurde hierzu Neuland betreten. Eine besondere geriatrische Kompetenz wird von allen beteiligten Institutionen gefordert, wobei die Definitionen sich naturgemäß sehr stark unterscheiden. Eine ausdrückliche Zertifizierung wird bislang ausschließlich bei den Geriatrischen Kliniken vorgesehen, die als „Kompetenzzentren" in Problemsituationen auch jederzeit zu Rate gezogen werden können. Den anderen Institutionen wurde in differenzierten Formulierungen der Nachweis ihrer Qualifikation auferlegt. Mittelfristig werden in allen Bereichen Zertifizierungen angestrebt.

3.5.2 GeriNet-Standards

36 Es wurden für jede Art Institution (z. B. physiotherapeutische Praxis, ambulantes Pflegeteam) Arbeitsgruppen gebildet, die Qualitätsstandards der Arbeitsweise auf der Grundlage des Geriatriekonzepts Brandenburg definieren. Dabei gibt es die Besonderheit, dass alle Institutionen aufgefordert sind, an alle anderen Bereiche bestimmte Anforderungen zu stellen, die diese in ihre Standards aufnehmen sollen. Die geriatrischen Kliniken formulieren also Wünsche an Hausärzte, Sprachtherapiepraxen und Pflegeheime, die ambulanten Pflegeteams an Orthopädiefirmen, Ergotherapiepraxen und Klinken usw. Die hieraus entstehenden Entwürfe sollen dann im GeriNet kommuniziert und verabschiedet werden. Wir versprechen uns hiervon ein neuartiges System von untereinander abgestimmten Arbeitsprozessen ganz unterschiedlicher Institutionen.

3.5.3 Qualitätszirkel

37 Festgelegt wurde, dass im Bereich aller geriatrischen Kliniken Qualitätszirkel angeboten werden, die von den GeriNet -Partnern mindestens 2-mal pro Jahr besucht werden müssen. Neben einer Fortbildung sollen hier Fälle besprochen werden, an denen exemplarisch Probleme und mögliche Weiterentwicklungen des Systems verdeutlicht werden können. Diese Qualitätszirkel sind unter anderem von der Landesärztekammer Brandenburg offiziell als Fortbildung anerkannt.

3.5.4 Weiterentwicklung und Ausblick

Die Initiatoren des GeriNet Brandenburg sind sich der Tatsache bewusst, dass in dem bestehenden komplizierten und unkoordinierten Versorgungssystem ein Veränderungsprozess eine längere Zeitspanne, viel Überzeugungskraft und eine hohe Frustrationstoleranz erfordert.

Die beschriebenen Verfahrensweisen stimmen nicht mit den Abgrenzungen zwischen den Sozialsystemen und den Büchern des Sozialgesetzbuches überein. Auch dies wird zu Reibungsverlusten sowie zu Schwierigkeiten in der Umsetzung führen. Wir sind aber der Meinung, dass es unverzichtbar ist, idealtypische Versorgungsstrukturen im Blick zu haben. Mittelfristig muss nichts weniger als eine Angleichung der Gesetze und Verordnungen an die als notwendig erachteten Strukturen erfolgen. Dies schließt ausdrücklich auch Überlegungen ein, welche Institutionen verändert werden müssen bzw. wegfallen können.

Der vorliegende Text stellt den derzeitigen Diskussionsprozess dar. Weiterentwicklungen, Ausdifferenzierungen und Verbesserungen sind zu erwarten. Kritik ist willkommen.

Besonders wichtig scheint der Hinweis, dass durch das vorgestellte vernetzte System nicht nur die Lebensqualität der betroffenen Patienten (bzw. Bewohner, Klienten) wesentlich verbessert werden kann, sondern dass es auch zu Kosteneinsparungen kommt. Diese ergeben sich aus dem größeren Selbsthilfepotential der Betroffenen („Investition in die Selbstständigkeit der Patienten") sowie durch die Vermeidung von Reibungsverlusten und redundanten Aktivitäten. Diese Effekte müssen sich nach unserer Überzeugung mittelfristig auch in der Vergütung widerspiegeln.

Literatur

Mahoney F/Barthel D: Functional Evaluation. Md State Med J 14/2, 1965, S. 61–65.

Neubart R: Geriatrisches Gesundheitsmanagement als Investition in die Selbstständigkeit älterer Menschen in einem vernetzten Versorgungssystem. In: Oldiges FJ/Schian HM/Schönle PW (Hrsg): Fachtagung, Oktober 2001 in Düsseldorf (Deutsche Vereinigung für die Rehabilitation Behinderter e. V. DVfR). Universitätsverlag Ulm, Ulm 2002, S. 265–276.

Neubart R: (für die Arbeitsgemeinschaft Geriatrie Brandenburg): Geriatrie in Brandenburg. Eigendruck, Woltersdorf 2001.

Neubart R: (für die Arbeitsgemeinschaft Geriatrie Brandenburg): Qualitätsmanagement der Geriatrie in Brandenburg. Eigendruck, Woltersdorf 2004.

Thode R/Rüschmann H: Projekt Geriatrie des Landes Schleswig-Holstein. Wissenschaftliche Begleitforschung. Hrsg: Ministerium für Arbeit, Soziales, Jugend und Gesundheit des Landes Schleswig-Holstein MASJG. MASJG, Kiel, Kiel 1995.

Winter M/Kuhlmey A/Maaz A/Nordheim J/Hofmann W: Gesundheitliche Versorgung bei chronischer Krankheit im Alter. In: Badura B/Iseringhausen O (Hrsg.): Wege aus der Krise der Versorgungsorganisation. Huber, Bern 2005, S.71–81.

Beitrag 6

Case Management im Praxisnetz: HomeCare Nürnberg

Mona Frommelt

		Rn.
1	Einleitung	1 – 5
2	**Das Praxisnetz als struktureller Rahmen des ärztlich induzierten Case Managements**	6 – 24
2.1	Vom Qualitätszirkel zum Praxisnetz – der Rahmen für Case Management	6 – 10
2.2	PNN e. V. – Case Management in der Projektphase	11 – 14
2.3	QuE e.G. – Case Management in der Regelversorgung	15 – 24
3	**Das ärztlich induzierte Case Management im Versorgungsalltag**	25 – 64
3.1	Koordinationsarzt	26 – 28
3.2	HomeCare Nürnberg	29 – 33
3.3	Servicezentrum Medizin und Pflege (SMP)	34
3.4	Netzwerkarbeit	35, 36
3.5	Fallsteuerung	37 – 64
4	**Ausblick**	65 – 69

Literatur

Autor

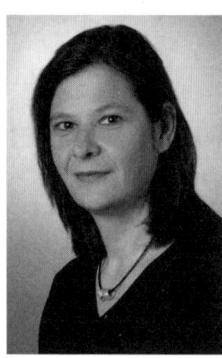

Mona Frommelt

Ärztin, Direktorin der Hans-Weinberger-Akademie der Arbeiterwohlfahrt e. V., Case Managerin und Case Management Ausbilderin (DGCC).

Leitung Case Management im PNN/QuE, Vorstandsmitglied DGCC, Buko-QS Mitglied.

Wissenschaftliche Mitarbeiterin im EU-Projekt CareKeys an der Uni Bamberg, Projektleitung im Projekt QuInT-Essenz des BMFSFJ.

Schlagwortübersicht

	Rn.		Rn.
Assessment	43	Netzwerk	35
Budgetverantwortung	24	Praxisnetz	2, 33
Controlling	18	Qualitätsentwicklung	21
Evaluation	59	Qualitätszirkel	6
Integrierte Versorgung	4	Screening	38, 42
Koordinationsarzt	26, 28, 32	Versorgungsplan	36, 44, 46, 55

1 Einleitung

In diesem Beitrag wird die Entwicklung und der Aufbau eines ärztlich induzierten Case Managements dargestellt, um Akteuren im Sozial- und Gesundheitswesen zu verdeutlichen, wie mit auf CM ausgerichteten Strukturen und Verfahren grundlegende Aufgaben einer integrierten gesundheitlichen Versorgung unter Berücksichtigung ethischer, wirtschaftlicher und qualitativer Anforderungen umgesetzt werden können.

Case Management im Praxisnetz Nürnberg Nord kann auf ein über 10-jähriges Bestehen zurückblicken. Die Entwicklung des Praxisnetzes war und ist für den Aufbau eines ärztlich induzierten Case Managements von grundlegender und tragender Bedeutung. Deshalb werden in diesem Beitrag mit einem Blick zurück die Voraussetzungen, Entwicklungen sowie förderliche und hinderliche Faktoren des Case Managements unter den spezifischen Rahmenbedingungen eines Praxisnetzes dargestellt, um daraus sowohl die strategische Verortung eines komplexen Handlungsansatzes im Sozial- und Gesundheitswesen wie auch die Ausrichtung weiterer Konzeptionen für die qualitative Patientenversorgung ableiten zu können.

Die diesen Handlungsansatz tragende Motivation der Akteure im Praxisnetz Nürnberg Nord war und ist die kritische Einstellung zu den zentralen Handlungsanreizen des Gesundheitssystems in Deutschland. Den Fehlanreizen stellen die Mitglieder des Praxisnetzes die Vision einer sektorenübergreifenden hochqualitativen Versorgung von Patienten gegenüber. Dieser integrierte Versorgungsansatz im Sinne einer Begleitung der Patienten durch einen Dschungel von Angeboten und Leistungen in verschiedenen Sektoren des Sozial- und Gesundheitswesens wurde von Anfang an mit dem Handlungsansatz des ärztlich induzierten Case Managements umgesetzt.

Mit der Entscheidung, der Integrierten Versorgung Leben einzuhauchen, wurden konsequent innere und äußere Strukturen zur Umsetzung aufgebaut. Netzwerke sowohl innerhalb vordefinierter Versorgungsbereiche als auch zwischen den Sektoren, Professionen und Anbietern von Gesundheitsleistungen auf-, auszubauen und zu pflegen, gehört damit zum Kernprofil des Praxisnetzes und war der Ausgangspunkt für ein ärztlich induziertes Case Management.

5 In einem ersten Teil des Beitrags wird dargestellt, welche Voraussetzungen für dessen Aufbau gegeben waren, welche organisatorischen und strukturellen Arbeitsbedingungen dafür geschaffen werden mussten und wodurch sich das ärztlich induziertes Case Management auszeichnet. In einem zweiten Teil wird auf die Methoden und Instrumente des ärztlich induzierten Case Managements eingegangen, um abschließend das mittlerweile umgesetzte Entwicklungspotential dieses Case Managementansatzes zu skizzieren.

2 Das Praxisnetz als struktureller Rahmen des ärztlich induzierten Case Managements

2.1 Vom Qualitätszirkel zum Praxisnetz – der Rahmen für Case Management

6 Das Praxisnetz Nürnberg Nord hat wie viele Ärztenetze begonnen. Im Februar 1996 erwuchs aus der Arbeit in einem Qualitätszirkel mit dem Titel „Neue Formen der Kooperation" die erste Konzeption für ein Praxisnetz. Grundlegende Motivation war und ist die Optimierung der Versorgung von Patienten im ambulanten Bereich der niedergelassenen Haus- und Fachärzte sowie die Zusammenarbeit mit den Kliniken. Zu den Schnittstellen zwischen den niedergelassenen Ärzten untereinander und den Kliniken kamen schnell weitere Felder in den Blick, wie Physio-, Ergo-, Logotherapie oder auch der Sektor Pflege und niederschwellige Angebote der Gesundheitsförderung, deren Leistungen in die Versorgung mit eingebunden werden sollten.

7 Die erste Phase der Aufbauarbeit des Netzes bis zur Vereinsgründung dauerte zwei Jahre und zeichnete sich durch viel Überzeugsarbeit nach innen und außen für die bestehenden Versorgungsprobleme sowie bezüglich der dafür angestrebten Lösungswege aus. Das Berufsverständnis niedergelassener Haus- und Fachärzte ist in einem solchen Prozess nachhaltig der Reflexion und Weiterentwicklung unterworfen. Die Reichweite des Versorgungsauftrages einer ärztlichen Betreuung umfasst zwar nach § 73 SGB V auch die Kenntnis des häuslichen und familiären Umfeldes, sowie die Koordination sämtlicher diagnostischer, therapeutischer und pflegerischer Maßnahmen, einschließlich der Integration nichtärztlicher Hilfen und flankierender Dienste in die Behandlungsmaßnahmen. Der Umsetzung dieses umfänglichen Versorgungsauftrages stehen jedoch unzählige Hindernisse im Weg. Falsche Anreize aus den Gesundheitsreformen und den Budgetierungsarten führen zu Handlungsmustern wie „Kuration statt Prävention", „Arztbesuch statt gesundheitsfördernde Lebensführung", „Medikamente und Verordnungen statt Bildung und Schulung der Patienten". Diese Handlungs-

muster führen zu einem „Hamsterradeffekt": bis zur Ausschöpfung des Praxisbudgets werden möglichst viele Patienten möglichst schnell durch die Praxis geschleust. Aber auch seitens des Patienten wird unter den gegebenen Rahmenbedingungen ein Anspruchsdenken gefördert, das mit einem Moral-Hazard-Effekt das als Solidargemeinschaft angelegte Sozial- und Gesundheitswesen aushöhlt. Unzählige Diskussionen, Qualitätszirkel, Arbeitsgruppen, Workshops und Informationsveranstaltungen waren nötig, um Zielvision und Umsetzungsstrategien des Ärztenetzes in ein Gesamtkonzept zu gießen. Die Zielvision wurde in der Trias von Qualität, Humanität und Wirtschaftlichkeit kondensiert.

Nach einjähriger, netzinterner konzeptioneller Vorarbeit wurde im zweiten Jahr 8

- die Zusammenarbeit mit der Kassenärztlichen Vereinigung intensiviert,
- eine Anlaufpraxis mit fachärztlichem Hintergrunddienst zur Verlängerung der Öffnungszeiten der Netzärzte in Betrieb genommen,
- eine Arbeitsgemeinschaft der Arzthelferinnen gegründet,
- im Oktober 1997 das Praxisnetz Nürnberg Nord als GbR (nicht eingetragener Verein) strukturiert
- und im März 1998 die Vereinsgründung als PNN e. V. formal vollzogen.

Sehr schnell wurde die magische Grenze von einhundert Mitgliedern überschritten, so dass die Wirkungen eines koordinierten Vorgehens in der Versorgungsregion spürbar wurden. Zur Optimierung der Behandlungsqualität wurde mit der Leitlinienentwicklung und deren Implementierung begonnen sowie die ärztliche Zusammenarbeit strukturiert und intensiviert. Die Serviceleistungen des Netzes wurden mit der Anlaufpraxis verbessert, und in Qualitätszirkeln und Arbeitsgruppen wurden Verfahren entwickelt zur Erhöhung der Effizienz eingesetzter Ressourcen. 9

In einem weiteren Jahr des Netzausbaus wurden bereits Projekte begonnen, wie das Telemedizin Projekt Medstage oder das Kompetenznetz Depression-Suizidalität. Für die mittel- und langfristige Entwicklung des PNN wurden maßgebliche Eckpfeiler vorbereitet, zu denen vor allem die Vorbereitung und Verhandlung des Vertragswerks Versorgungsstrukturen zur Optimierung des Versorgungsqualität" und die Antragstellung für das Projekt „Virtuelles Altenheim" im Rahmen des BMFSFJ Förderprogramms „Altenhilfestrukturen der Zukunft" gehörten. 10

2.2 PNN e. V. – Case Management in der Projektphase

In einer zweiten Phase der Netzentwicklung (1999-2003) wuchs der Organisationsgrad des mittlerweile 180 niedergelassene Ärzte umfassenden Praxisnetzes PNN intern wie extern rasant. 11

Zum einen verdankte sich dieser Organisationsschub den Versorgungsverträgen nach §§ 63 ff und § 73a mit der AOK Bayern, dem BKK Landesverband Bayern und der KVB sowie einem Vertragswerk mit der DKV. Die in diesen Verträgen 12 ausgehandelten Operationalisierungen einer integrierenden Versorgung umfassten über den Ausbau bereits bestehender Versorgungsoptimierungen hinaus die Einführung eines PNN-Gesundheitspasses für die Patienten, die Abstimmung der prästationären und poststationären Behandlungen mit den Krankenhausärzten, die Einführung einer strukturierten Zweitmeinung (second opinion) vor Krankenhausweisungen, ein umfangreiches Dokumentationssystem zur Erfassung der Wirkungen der veränderten Versorgungsstrukturen und die Einführung eines Koordinationsarztsystems. Mit diesen Vorgehensweisen wurden die Probleme der Patientenversorgung an den Schnittstellen Hausarzt/Facharzt und Niedergelassenen Ärzte/Krankenhaus wirksam bearbeitet.

13 Ein weiterer wesentlicher Motor des Organisationsschubes war die Projektbewilligung des BMFSF Programms „Altenhilfestrukturen der Zukunft". Aus dem beantragten Projekt „Virtuelles Altenheim" wurde sehr schnell das HomeCare Nürnberg für dessen Konzeption das Praxisnetz den Gesundheitspreis 2000 erhielt[1]. Im Rahmen dieses Projektes wurden die Schnittstellen zwischen den Sektoren über den Bereich der Gesetzlichen Krankenversicherung hinaus bearbeitet. Vor allem die Vernetzung zur Pflege, zu Dienstleistern aus dem therapeutischen Sektor, zu Heil- und Hilfsmittelherstellern, zum Sanitätsfachhandel aber auch zu Angeboten aus dem niederschwelligen und ehrenamtlichen Bereich wurde im Sinne des Case Management unterstützt und weiter ausgebaut. Parallel wurde die Konzeption des Koordinationsarztes in der Kombination mit den Leistungen des HomeCare Nürnberg zum ärztlich induzierten Case Management entwickelt und erprobt[2].

14 Wesentliche Erkenntnisse aus der dreijährigen Arbeit in einem so großen Netz mit so ambitionierten Aufgaben bezogen sich in vor allem auf die Grenzen der Steuerung eines im Wesentlichen auf Freiwilligkeit angelegten Systems. Die Verbindlichkeit für Verfahren, Dokumentation, Mitarbeit in Qualitätszirkeln, Umsetzung von Leitlinien etc. war nicht ausreichend und der Arbeitsaufwand über die Mitglieder des Praxisnetzes nicht gerecht verteilt. Diese Erkenntnis führte über weitere konzeptionelle Entwicklungen zu einem Versorgungsansatz der zweiten Generation. Unter Nutzung der verbesserten Rahmenbedingungen einer Integrierten Versorgung im Rahmen des im GMG (Gesetz zur Modernisierung der gesetzlichen Krankenversicherung) neu gestalteten § 140 SGB V konnte das alte Vertragswerk abgelöst und das Projekt QuE (Qualität und Effizienz) zur weiteren Optimierung der Integrierten Versorgung am 1.12.2003 gestartet werden, womit der Beginn der dritten Phase der Netzentwicklung markiert ist. Seither hat

---

1 Diese Konzeption ist im wesentlichen Marius Greuél zu verdanken, der auf den Grundlagen der Projektbeantragung von Dr. Diemut Schnetz, Hans-Weinberger-Akademie der Arbeiterwohlfahrt e. V., die wesentlichen Module für HomeCare Nürnberg aufgebaut hat.
2 Die ersten Case Management Erfahrungen wurden vor allem von der Projektmitarbeiterin Ulrike Blechschmidt gestützt, die ihre in den USA erworbenen Kenntnisse im Case Management in diesem Feld umsetzen konnte.

das Praxisnetz zwei Organisationsformen, das PNN e. V. und QuE, das seit 19.4.2005 als Genossenschaft organisiert ist.

2.3 QuE e.G. – Case Management in der Regelversorgung

Die Ziele der QuE e.G. verstärken die Ansätze des PNNe. V. und gehen in entscheidenden Bereichen noch deutlich darüber hinaus.

Die Sicherung der freiberuflichen ärztlichen Tätigkeit und der Stärkung der Marktposition eines Ärztenetzes in Zeiten einer zunehmenden Kommerzialisierung, Bürokratisierung und Technisierung des Gesundheitswesens mit wachsendem Konkurrenzdruck und Verdrängungswettbewerb sind strategisch wichtige berufspolitische Ziele zur Optimierung der Versorgungsqualität im Sozial- und Gesundheitswesen. Dabei spielt die mittels des ärztlich induzierten Case Managements gestärkte Diagnose-, Therapie- und Verordnungshoheit des niedergelassenen Arztes und damit seine Bedeutung als zentrale Steuerungseinheit des Gesundheitssystems eine Schlüsselrolle. Denn mit dem Handlungsansatz des Case Managements wird die Sicherstellung einer qualitativ hochwertigen, nahtlosen gesundheitlichen Versorgung ebenso ermöglicht, wie der Abgleich des Versorgungsbedarfs mit effizient und wirksam eingesetzten Ressourcen, womit die Grundlage für die Wirtschaftlichkeit der erbrachten Leistungen gelegt ist.

Die Netzentwicklung in der zweiten Generation zeichnet sich durch eine wirksame Verbesserung der Steuerungsfähigkeit von Qualität und Wirtschaftlichkeit aus.

Die Mitgliederzahl des PNN, 2010 waren es 176 Mitglieder, wurde im QuE auf derzeit 100 Mitglieder konzentriert. Diese Zahl erweist sich für die Steuerung des Netzes und dessen Controlling als nicht zu groß und für das Leistungsprofil mit unterschiedlichen Fachrichtungen als nicht zu klein. Die Übernahme der qualitativen und finanziellen Verantwortung (Budgetmitverantwortung), die Entwicklung von Effizienz und qualitätsorientierten Anreizsystemen, die Implementierung von Verbindlichkeiten und Zuständigkeiten mit entsprechenden Motivations- und Sanktionsmöglichkeiten, der Ausbau der Managementstrukturen, der strukturierte und regelhafte Einsatz des ärztlich induzierten Case Managements, der Aufbau eines transparenten Controllings sowie der Aufbau einer umfassenden und datensicheren EDV-Kommunikation sind die wesentlichen Bausteine zu einem modernen Unternehmen des Sozial- und Gesundheitswesens.

Mit dem QuE erfolgte dementsprechend ein zweiter rasanter Dynamisierungsschub in allen drei Bereichen der Zieltrias Qualität, Humanität und Wirtschaftlichkeit.

Die Ebene der Humanität aus der Zieltrias ist mit einer Verstärkung der Patientensouveränität im QuE weiter ausgebaut worden. Dies wurde zum einen über institutionalisierte Verfahren erzielt, zu denen der Ombudsmann des Netzes sowie auch regelmäßige Patientenbefragungen gehören, ein „ärztliches Beraterteam", das dem Patienten zur umfassenden Beratung und Besprechung eines Behandlungsplanes zur Verfügung steht und nicht zuletzt das „Riskmanagement", mit Hilfe dessen Therapieprobleme und -fehler bearbeitet werden. Zum anderen wird die Patientensouveränität durch die im ärztlich induzierten Case Management verankerten Verfahren und Methoden (z. B.: empowerment, social support, advocacy) deutlich gestärkt. Mittlerweile haben sich fast 5400 Patienten der Versorgung durch das QuE anvertraut, mit seit Projektbeginn stetig wachsender Tendenz.

21 Die Qualitätsentwicklung wird vor allem dadurch sichtbar, dass sämtliche Mitgliedspraxen einschließlich des Netz- und Case Managements ein Qualitätsmanagementsystem eingeführt haben und 20 % der Praxen bereits zertifiziert sind. Die Arbeitsbelastung in den verschiedenen Arbeitsgruppen ist gleichmäßig verteilt und die Teilnahmemotivation im QuE ist nach wie vor sehr hoch. Durchschnittlich arbeiten die QuE Ärzte pro Jahr in 18 Arbeitssitzungen an Verfahren zur Optimierung der Versorgungsqualität. Auch das Praxispersonal wird seit Beginn des Praxisnetzes konsequent fortgebildet.

22 Das Ziel „Wirtschaftlichkeit" wird im QuE mit in seiner Konzeption und seinem Umfang immer noch einmaligen Ansatz der Budgetsteuerung auf ganz neuem Niveau bearbeitet.

23 Im Rahmen des QuE werden die Mitglieder über ein „Virtuelles Budget" genanntes Capitation Modell vergütet, das sich über die gesamten ambulanten und stationären Kosten aus der gesetzlichen Krankenversicherung der eingeschriebenen Patienten erstreckt. Die von den Mitgliedern erwirtschaftete Differenz einer Soll-Capitation zu einem Ist-Budget wird leistungsgerecht an die Mitglieder ausgeschüttet. „Die Finanzverantwortung trägt maßgeblich zur Entwicklung von effektiven, effizienten und qualitativ hochwertigen Versorgungsstrukturen bei" (*Lindenthal/Sohn/Schöffski* 2004). Dieses qualitative und auf Effizienz orientierte Anreizsystem verändert ärztliche Handlungsmuster nachhaltig. Keinesfalls wird ein kurzfristiges Absenken des Ist-Budgets auf Kosten einer optimalen Versorgung der Patienten angereizt. Nur der mittel- und langfristig in seiner gesundheitlichen Lebensführung durch optimale und integrierte Versorgungskonzepte unterstützte Patient „zahlt sich aus". Patienten werden in diesem Anreizsystem in ihrer gesamten gesundheitlichen Lebensführung wahrgenommen und mit den geeigneten diagnostischen und therapeutischen Maßnahmen in ihrer Genesung oder in ihrem Krankheitsverlauf unterstützt, um eine jeweils höchst mögliche Lebensqualität zu erzielen.

24 Vor allem diese „Umkehr" des Anreizsystems niedergelassener Ärzte unter Budgetverantwortung unterstützt den Handlungsansatz des ärztlich induzierten Case Managements wesentlich. Ohne diese Anreizumkehr sind niedergelassenen Ärzte nur begrenzt an einem komplexen Case Management interessiert, das zeitaufwändig ist, zunächst Kosten produziert und dessen Effekte oft „anderen" zugute

kommen, unter Umständen sogar zu Lasten eigener Ressourcen. Nur in einem Anreizsystem, das sektorenübergreifendes Denken und Handeln fördert, ist Case Management wirksam – also effektiv – bezüglich der Lebensqualität der betreuten Patienten und wirtschaftlich – also effizient – bezüglich der dafür eingesetzten Ressourcen.

3 Das ärztlich induzierte Case Management im Versorgungsalltag

Der Darstellung der Entwicklung von Rahmenbedingungen für ein ärztlich induziertes Case Management wurde soviel Platz eingeräumt, um deutlich zu machen, dass Case Management nur in gut strukturierten Handlungsfeldern seinen vollen Umfang und seine volle Kraft entfalten kann! Mangelt es dem Case Management in anderen Versorgungsbezügen an einer strukturierten und regelhaften Durchsetzungskraft der geplanten Hilfemaßnahmen des Versorgungsplanes, verfügt das ärztlich induzierte Case Management unter den dargestellten Anreizsystemen und den unternehmerisch strukturierten Rahmenbedingungen über seine vollumfängliche Wirksamkeit.

3.1 Koordinationsarzt

Die Konzeption des Koordinationsarztes, im Grunde eine Stärkung der klassischen Hausarztrolle, ist eine der tragenden Säulen der Netzentwicklung. Der Koordinationsarzt bietet

- einen niederschwelligen vertrauensvollen Zugang für Patienten,
- über die vertraglichen Regelungen des QuE eine hohe Kontinuität in der ärztlichen Betreuung unter Wahrung der freien Arztwahl,
- über die Kooperationspartner optimierte Versorgungsangebote und
- über die Strukturen des Praxisnetzes eine Steuerung der Informations- und Datenflüsse.

Somit sind wesentliche Voraussetzungen für eine Koordination gesundheitsrelevanter integrierter Versorgungsleistungen mit der Konzeption des Koordinationsarztes umgesetzt.

Bereits in der ersten Phase der Netzentwicklung wurde den Mitgliedern des Praxisnetzes deutlich, wie wichtig die Überwindung weiterer Sektorengrenzen für eine lebensweltliche Betreuung der Patienten ist, wie sie nicht zuletzt seitens des Gesetzes gefordert wird. Der strukturierte Zugang zu angrenzenden therapeutischen Bereichen, zur Pflege und zu sämtlichen Dienstleistern im Sozial- und Gesundheitswesen ist für diesen Ansatz unabdingbar. Dieser Zugang ist den einzelnen niedergelassenen Ärzten nur eingeschränkt, unsystematisch selektiv und ohne ausreichende Qualitäts- und Kostenkontrolle möglich. Diese Erkenntnis führte zum Aufbau einer unterstützenden Dienstleistungsstruktur, die den Namen *HomeCare Nürnberg* trägt, sowie zum Konzept des ärztlich induzierten Case Managements. In der Verfahrensanweisung des QuE heißt es dazu: „Aus seinem Selbstverständnis heraus ist für das Praxisnetz Nürnberg Nord der ideale Case Manager der Koordinationsarzt. Ihm obliegt es, den Patienten bei höchstmöglicher Qualität mit der optimalen Effizienz zu behandeln. Dazu ist eine sehr enge Kooperation mit den anderen Beteiligten im Praxisnetz Nürnberg Nord, mit dem stationären Sektor, mit dem komplementären Bereich und mit weiteren Beteiligten im Gesundheitswesen sowie im Bereich der Alltagshilfen notwendig. Der Umfang des Case Managements bedingt eine Vielzahl von Informationen und Kompetenzen, zu denen der Koordinationsarzt keinen unmittelbaren Zugang hat. Er benötigt daher weitergehende Informationen und Unterstützung.[3] Diese Unterstützung erhält der Koordinationsarzt in einer ersten Phase über HomeCare Nürnberg und dann über das Servicezentrum Medizin und Pflege (SMP).

3.2 HomeCare Nürnberg

29 Mit der Beantragung eines Modellprojektes, aus dem HomeCare Nürnberg erwuchs, waren mit dem programmatischen Arbeitstitel „Virtuelles Altenheim" schon wesentliche Grundzüge des Case Managements konzipiert.

30 Die Grundidee war die Koordination der vorhandenen Strukturen durch eine umfassende Vernetzung und Integration der medizinischen Versorgung mit den Strukturen der Altenhilfe und der pflegerischen Betreuung alter Menschen. Dabei wurden nicht noch einmal die in Nürnberg bereits vorhandenen Strukturen geschaffen, sondern eine Dienstleistung aufgebaut, die sicherstellen sollte, dass qualitativ hochwertige Hilfe beim alten Menschen strukturiert und bedarfsgerecht ankommt.

31 Zum Case Management wurde diese Dienstleistung im Verlauf der Projektentwicklung ausgebaut, in dem eine Case Management Konzeption entwickelt wurde, die neben dem medizinisch-sozialen Ansatz und dem der Primärversorgung (vgl. *Ewers* 2000, 56 ff.; *Wendt* 1997, 48) weitere zentrale Merkmale enthält, wie die Neutralität der Koordinierung durch HomeCare Nürnberg und die Budget- und Ergebnisverantwortung durch den Koordinationsarzt.

32 Dieser Ansatz kann wie folgt zusammengefasst werden:

„Der Koordinationsarzt bedient sich bei Patienten/Klienten mit komplexen und vielfältigen Problem- und Bedarfslagen des HomeCare Nürnberg, um einen integrierten Hilfeplan ergebnisorientiert umzusetzen. Dabei ermöglicht die Netzwerkarbeit einen

---

3 Verfahrensanweisung aus dem QM-Handbuch des Projekts Qualität und Effizienz des PNN, Stand Mai 2005.

auf Kooperation angelegten fallbezogenen Prozess, an dem verschiedenste Akteure (Klienten, Angehörige, Professionen, Dienstleister, Kostenträger) beteiligt sind, die sich vermittelt über das Case Management zu einem integrierten Hilfesystem verbinden." (Frommelt/Lindenthal/Wambach 2005, 23)

Nach der dreijährigen Projektphase und einer Übergangszeit von einem halben Jahr, in der das HomeCare vom Praxisnetz, von der Stadt Nürnberg und vom Land Bayern Unterstützung erhielt, ist das HomeCare Nürnberg seit 1.1.2004 fest in das Praxisnetz und in die QuE e.G. integriert und ein unverzichtbarer Bestandteil der Umsetzung der Zieltrias Humanität, Qualität und Wirtschaftlichkeit.

3.3 Servicezentrum Medizin und Pflege (SMP)

Zur Weiterentwicklung und Ausdehnung des Projektes und des ärztlich induzierten CM haben die Kooperationspartner QuE eG und der Ev. Gemeindeverein Nbg-Mögeldorf e. V. im Mai 2008 die „SMP Servicezentrum Medizin und Pflege GmbH" gegründet. Örtliche Anbindung der Gesellschaft ist das Diakoniezentrum in Mögeldorf. Damit expandiert dieser Versorgungsansatz in drei Dimensionen:

- territorial: Die Ausdehnung erfolgt zunächst um die Region Mögeldorf und Nürnberg Ost und Nord, sekundär aber über das gesamte Netz des Diakonievereins und dem ihm angeschlossenen Netz „Diakonie zu Hause" über die gesamte Metropolregion.
- sektoral: Die Ausdehnung erfolgt über den rein medizinischen Sektor hinaus in die Kooperation mit dem Sektor Pflege. In einem ersten Schritt wird der ambulante medizinische Sektor mit dem ambulanten und stationären Sektor der Pflege durch den Versorgungsansatz des CM nahtlos ineinander verschränkt. In einem zweiten Schritt wird der stationäre medizinische Sektor integriert, in dem das Überleitungsmanagement von Kliniken in den Verbund aufgenommen wird.
- ablauforganisatorisch: Die bisherigen Kompetenzen, Strukturen und Verfahren werden aus dem ärztlich induzierten CM in das sektorenübergreifende medizinisch-pflegerische CM erweitert.

3.4 Netzwerkarbeit

Die Netzwerkarbeit des HomeCare Nürnberg und des Praxisnetzes konnte auf gut etablierten Strukturen aufbauen. Nürnberg hat ein traditionell gut ausgebautes und gepflegtes Netzwerk an Koordinierungs- und Beratungsstellen (Seniorenberatung der Stadt, Angehörigenberatung, Servicestellen der Verbände, ZAPf Zentrale Anlaufstelle Pflege, Gerontopsychiatrische Beratungs- und Informationsstelle des Bezirkes, Sozialpsychiatrischer Kriseninterventionsdienst, Sozialdienste der Kliniken u. a. m.) sowie eine vom Seniorenamt der Stadt Nürnberg moderierte Netzwerkkonferenz.

36 Der Versorgungsansatz des Case Managements hat besonders zu Beginn Ängste bezüglich des Aufbaus von Doppelstrukturen, aber auch bezüglich der Dominanz und des Konkurrenzdruckes unter verschiedenen Dienstleistern ausgelöst. Nach wie vor ist das „Netzwerken" in diesen Strukturen eine stetige und aufwändige Aufgabe im Bereich des Case Managements. Auf der Versorgungsebene kooperieren die jeweils angesprochenen Partner vertrauensvoll und auf hohem qualitativem Niveau. Konsequent zieht sich das Case Management auf seine Steuerungsfunktion zurück und wählt für die Ausführung der geplanten Maßnahmen des Versorgungsplanes mit dem Patienten zusammen die passenden Dienstleistungen aus.

3.5 Fallsteuerung

37 Anhand einer prototypischen Kasuistik werden im Folgenden Methoden und Instrumente des ärztlich induzierten Case Managements exemplifiziert.

Der QuE Hausarzt beauftragt HomeCare Nürnberg mit dem Case Management. Ein nach einer Unterschenkelamputation aus dem Krankenhaus nach Hause entlassener Patient zeigt Wundheilungsstörungen. Hinter dem Befund erkennt der Hausarzt eine tiefer liegende Problematik. Die Beauftragung findet mittels eines vom HomeCare Nürnberg entwickelten Beauftragungs- und Rückmeldebogens statt und verbindet sich mit der Schweigepflichtentbindung des Arztes durch den Patienten gegenüber HomeCare Nürnberg.

38 HomeCare Nürnberg setzt sich mit dem Klienten zunächst telefonisch in Verbindung[4] und ergänzt die ärztlichen Angaben aus der Anamnese mit einem ersten *Screening*. Dieses hat zunächst das Ziel, die Problemlage zu identifizieren und die Ebene des Case Managements zu ermitteln. Als Instrumentarium des Screenings werden offene Checklisten verwendet, die ebenfalls selbst entwickelt wurden und alle WHO-Bereiche der Lebensqualität mit Schlüsselindikatoren abdecken: die soziale, psychische, physische, emotionale, spirituelle, umgebungsbedingte Dimension.

39 Das Screening ergibt folgende Situation und Problembereiche:
- Der Klient leidet unter labiler Stimmungslage und depressiver Verstimmung, da sich die Wundheilung problematisch gestaltet (sekundäre Wundheilung). Die Wundheilungsstörung reduziert die Mobilität und engt seinen Lebensraum ein, da er die Prothese nicht tragen kann und auf den Rollstuhl angewiesen ist. Ebenso steigt dadurch der Unterstützungsbedarf bei den Verrich-

---

4 Sobald HomeCare Nürnberg mit seinem gestuften Case Management beginnt, wird der Patient als Klient bezeichnet und wahrgenommen.

tungen des täglichen Lebens durch die Ehefrau, wovon beide Partner sehr belastet sind.
- Das informelle Helfersystem besteht in erster Linie aus der Ehefrau, die durch die Situation ebenfalls zunehmend physisch und psychisch belastet ist. Die bisherigen Versuche des Ehepaars, Entlastung durch verschiedene Pflegedienste zu erhalten schlugen fehl; also wird die Wunde durch die Ehefrau versorgt.
- Schlechte Erfahrungen während des Klinikaufenthaltes haben das Ehepaar gegenüber Ärzten und Pflegekräften misstrauisch gemacht, so dass die Compliance gegenüber dem hausärztlichen Therapieplan reduziert ist.

Das Vertrauen zwischen dem Ehepaar und HomeCare Nürnberg wird in mehreren Telefonaten, unter Rücksprache mit dem Hausarzt und einem Hausbesuch durch HomeCare Nürnberg schrittweise aufgebaut. 40

Zuhören können, gezielte versorgungsrelevante Fragen stellen, alternative Betrachtungsweisen und Bewertungsmöglichkeiten des bisherigen Geschehens und der aktuellen Situation anbieten, gezielte Informationen geben und die Unterstützung in der Identifikation der komplexen Problemlage mit Artikulation der eigenen Bedürfnisse, Wünsche und Gewohnheiten sind Kernelemente des Methodensets in dieser Phase des Case Managements. 41

Schon beim ersten Telefonat dieses Screeningprozesses kann als Versorgungsebene das komplexe Case Management identifiziert werden. Weitere Versorgungsebenen sind abgestuft in ihrer Intensität, Komplexität und im Umfang auf der ersten Ebene die Information, Vermittlung und Kurzberatung, auf der zweiten das Case Management mit dem Schwerpunkt Beratung und unterstützender Ausführung und auf der dritten Ebene das Case Management in hoch komplexen Bedarfslagen. 42

Die Informationen aus dem Screening machen zur Erfassung der Gesamtsituation ein vollumfängliches *Assessment* notwendig, das beim Hausbesuch abgeschlossen werden kann. Das HomeCare Nürnberg verwendet hierfür das MDS (Minimum Data Sets) des RAI Resident-Assessment Instrument für den ambulanten und stationären Bereich. 43

Im Anschluss an das Assessment werden mit dem Klienten und seiner Ehefrau im Rahmen eines ersten *Versorgungsplanes* realistische und konkrete *Ziele* bezüglich der Verbesserung unmittelbaren gesundheitlichen Problemlage und der entsprechenden Maßnahmen vereinbart. 44

Um eine schnelle Verbesserung der Situation zu erzielen, ist ein chirurgisches Debridement der Nekrosen am Stumpf dringend notwendig. Die identifizierten Folgeprobleme der Wundheilungsstörung sollen mit dieser Intervention ursächlich behoben werden. Sowohl die optimierten Kommunikations- und Versorgungswege im Praxisnetz als auch das in kurzer Zeit wieder gewonnene Vertrau- 45 en des Klienten und seiner Ehefrau ermöglichen einen kurzfristigen Behandlungstermin trotz der anstehenden Feiertage.

46 Nach der erfolgreichen chirurgischen Behandlung werden im zweiten Schritt des *Versorgungsplans* die nächsten Ziele und Maßnahmen mit dem Klienten und seiner Ehefrau vereinbart:

- Verbesserung der Mobilität und Förderung der Selbstständigkeit des Klienten durch
- konsequente Wundbehandlung, wie gezeigt und geübt und
- wöchentliche Hausbesuche durch einen chirurgischen Facharzt.

47 In der Verlaufsbeobachtung dieses Maßnahmenplanes sowie dessen aktualisierter Fortschreibung durch Telefonate mit dem Klienten und der beteiligten Ärzte zeigt sich trotz anfänglicher Ungeduld über das Tempo der Wundheilung seitens des Klienten und einer weiteren Änderung in der Wundbehandlung eine gut voran schreitende Wundheilung. Die Compliance des Klienten und seiner Ehefrau bezüglich der Wundbehandlung ist ausgezeichnet und das Vertrauen in die ärztliche Versorgung wieder gestärkt. Sowohl der Klient wie auch seine Ehefrau äußern, dass sie sich entlastet fühlen und das emotionale Befinden sich deutlich gebessert habe.

48 Ein weiterer Hausbesuch durch HomeCare Nürnberg zeigt die Wundheilung so weit vorangeschritten, dass mit der Prothesenanpassung begonnen werden kann. Der Klient bittet um Vermittlung der passenden Anbieter und Kontaktaufnahme zu einem Sanitätsfachhaus seitens HomeCare Nürnberg.

49 Vom Sanitätsfachhaus werden der Klient und seine Ehefrau nach der Prothesenanpassung eingehend in die Handhabung der Prothese, in die Stumpfpflege und das Anlegen und Tragen des Kompressionsstrumpfes eingewiesen.

50 Zur Unterstützung der Lymphdrainage sowie zum Muskelaufbau und zur Kontrakturprophylaxe werden vom Hausarzt physiotherapeutische Behandlungen verordnet.

51 Das Ehepaar fühlt sich mittlerweile wieder soweit selbstständig, dass es die Suche nach einer geeigneten Physiotherapie selbst in die Hand nimmt.

52 Das Primat der Subsidiarität wird seitens HomeCare Nürnberg streng befolgt; sobald ein Klient zum selbstständigen und selbstbestimmten Handeln willens und in der Lage ist, tritt HomeCare in den Hintergrund.

53 Die Anfrage des Klienten bezüglich einer Beantragung der Einstufung in die Pflegeversicherung wurde seitens HomeCare Nürnberg dahingehend beraten, dass bei der derzeitigen Entwicklung das Ziel der Selbstständigkeit durch deutlich verbesserte Mobilität erreichbar ist und somit eine Pflegebedürftigkeit vermieden werden kann.

Im Zuge der weiteren Verlaufsbeobachtung zeigt sich, dass unter der von der Ehefrau des Klienten ausgesuchten Physiotherapie kein Muskelaufbautraining und keine Kontrakturprophylaxe durchführt wird, wodurch sich die gewünschten Effekte in der Verbesserung der Mobilität zunächst nicht einstellen.

Aufgrund dieser Zwischenauswertung der Zielerreichung wird HomeCare Nürnberg um die Vermittlung eines geeigneten rehabilitativen Versorgungsangebotes gebeten. Ein auf die Gehschulung von Prothesenträgern spezialisierte Physiotherapie wird ermittelt und gemeinsam mit dem Hausarzt der Versorgungsplan abgestimmt.

Der Klient und seine Ehefrau zeigen sich mit dem Therapieverlauf nun wieder äußerst zufrieden.

Ein abschließendes *Reassessment* zeigt, dass der Klient nun die kurze Strecke vor dem Haus ohne Unterstützung bewältigen, kurze Treppen steigen und sich im Haus selbstständig bewegen kann. Mit kleinen Unterstützungen der Ehefrau kann er sich selbst in den Verrichtungen des täglichen Lebens versorgen.

Mit diesem Grad der Zielerreichung wird Fall des ärztlich induzierten Case Managements abgeschlossen und der Klient kehrt als Patient in die normale hausärztliche Versorgung und eine selbst bestimmte gesundheitliche Lebensführung zurück.

Die abschließende *Evaluation* dieses Case Managements zeigt im Beispielsfall auf verschiedenen Ebenen folgende Ergebnisse:

Ebene des Klienten und seiner Ehefrau:

Der Klient und seine Ehefrau haben die im gemeinsam erarbeiteten Versorgungsplan gesetzten Ziele erreicht. Die Lebensqualität wurde deutlich spürbar verbessert. Weitere Krankenhausaufenthalte, eine stationäre Rehabilitation und eine Einstufung in die Pflegeversicherung waren zur Zielerreichung nicht notwendig.

Ebene der QuE Ärzte:

Die QuE Ärzte sind mit dem Verlauf zufrieden, sowohl bezüglich der Koordination, der erzielten Compliance, als auch bezüglich des Therapieverlaufs:

- Kontinuierliche, erfolgreiche Stabilisierung der gesundheitlichen und der familiären Situation (Stabilität des sozialen Netzes)
- Nutzung kurzer, schneller Wege innerhalb des Praxisnetzes
- Vermeidung erneuter Klinikaufenthalte, Vermeidung von Pflegebedürftigkeit und Begleiterkrankungen (Kontrakturen, Infektionen, Sepsis)
- Optimale, alternative Nutzung der ambulant zur Verfügung stehenden Rehabilitationsangebote, Vermeidung einer stationären Rehabilitationsmaßnahme
- Wiedererlangung größtmöglicher Unabhängigkeit und Mobilität

Ebene HomeCare Nürnberg:

62 Die Investitionen in dieses ärztlich induzierte Case Management waren ein zeitlicher Aufwand von insgesamt 12 Zeitstunden mit 45 Kontakten zu den verschiedenen Akteuren und ein Dokumentationsaufwand von drei Stunden.

63 HomeCare Nürnberg wertet dieses Case Management als effektiv und effizient aus.

64 Das beschriebene Case Management Verfahren wird im Service Zentrum Medizin und Pflege entsprechend angewendet.

4 Ausblick

65 Der jahrelange kontinuierliche Netzaufbau sowie die vorgestellte Kasuistik eines prototypischen ärztlich induzierten Case Managements zeigen die Komplexität und Umfänglichkeit sowohl bezüglich der anzuwendenden Instrumente, Methoden und Verfahren als auch bezüglich der filigranen Netzwerkarbeit in der Fallsteuerung und in der Kooperation mit verschiedenen Dienstleistern. Höchste Sorgfalt und Kompetenz aller Akteure ist in diesem Handlungsansatz unabdingbar und Grundlage des Erfolgs.

66 Zum ersten Mal ist es mit SMP gelungen, die Professionen von Pflege und Medizin in einen gleichberechtigten, nahtlos ineinander greifenden Handlungsablauf zu bringen. Durch die enge Anbindung an bereits vorhandene Strukturen aus Medizin, durch niedergelassene Haus- und Fachärzte, und Pflege wird die Verzahnung der jeweiligen innovativen Bereiche in das Gesundheitswesen quasi organisch erfolgen. Zusammengefasst verfolgt das Projekt regionale Gesundheitsversorgung Nürnberg mit der flächendeckenden Ausdehnung seines CM Angebots folgende Verbesserungen in der medizinisch pflegerischen Versorgung:

- auf der Mikroebene: Verbesserung der Lebensqualität der Betroffenen, kurze Wege und Behandlungszeiten, hohe Zufriedenheit,
- auf der Makroebene: Ressourcenschonender passgenauer und auf mehreren Ebenen legitimierter Einsatz von medizinischen und pflegerischen Versorgungen.

67 Der Mehrwert wird auf verschiedenen Ebenen und für alle beteiligten Akteure wirksam:

- Hausärzte: Weniger Administration sowie höhere Versorgungssicherheit für seine Patienten, höhere Arbeitszufriedenheit
- Krankenhäuser: Vermeidung des Drehtüreffekts und passgenaue sowie zeitnahe Überleitung in die nachfolgenden Versorgungsbereiche
- Pflege: Flexible Reaktionsmöglichkeit auf die Bedürfnisse der Klienten, Angehörigen und betreuenden Ärzte, höhere Arbeitszufriedenheit

- Kostenträger: Einsparmöglichkeiten durch Vermeidung unnötiger Doppeluntersuchungen, Krankenhaustage und Fehlmedikationen, qualitativ hochwertiges Versorgungsangebot für die Versicherten
- auf der Mesoebene: Best Practice Modell für die gesamte Metropolregion
- auf der Metaebene: Wirkungen auf Mortalität, Morbidität und positive gesundheitsökonomische Effekte in der Multiplikation des CM

SMP hat den Versorgungsverbund und die damit verbundene direkte Zusammenarbeit von ärztlicher Kompetenz und der umfassenden Kompetenz der Pflege weiter ausgebaut. Entlassungsmanagement, ElderCare, PalliativeCare und Versorgung von Menschen mit besonderem Pflegebedarf sind Wirkungsfelder, die das SMP dem Case Management erschlossen hat.

Die Case Management Dienstleistung, die SMP im Kontext Medizin und Pflege erbringt, ist mittlerweile für alle Partner unverzichtbar und unverwechselbares Merkmal geworden. In welcher Weise und Organisationsform das Case Management als Dienstleistung auf Dauer Bestand haben wird, muss sich in einer hoch dynamischen Zukunft von Patientenberatung, Pflegeberatung und Pflegestützpunkten weisen.

Literatur

Bundesministerium für Familie, Senioren, Frauen und Jugend (Hrsg.): Forum Altenhilfe, Bonn 1/2001, 1. Jhrg.

CMSA – Case Management Society of America: CMSA proposes standards of practice. The Case Manager 5 (1), 1994, S. 59-70.

Deutscher Bundestag (Hrsg.): Schlussbericht der Enquête-Kommission „Demographischer Wandel – Herausforderungen unserer älter werdenden Gesellschaft an den Einzelnen und die Politik". In: BT-Drucksache 14/8800, 23. März 2002.

Deutscher Bundestag (Hrsg.): Vierter Altenbericht der Bundesregierung. Risiken, Lebensqualität und Versorgung Hochaltriger unter besonderer Berücksichtigung demenzieller Erkrankungen. In: BT-Drucksache 14/8822, 18.04.2002.

Döhner H: Pflege vernetzt. In: Evangelische Impulse 21, 2, 1999, S. 21-25.

Döhner H: Case Management für ältere Hausarztpatientinnen und -patienten und ihre Angehörigen: Projekt Ambulantes Gerontologisches Team – PAGT. Kohlhammer, Stuttgart 2002.

Ewers M/Schaeffer D (Hrsg.): Case Management in Theorie und Praxis. Hans Huber, Bern 2000.

Frommelt M.: Perspektiven Integrierter Versorgung: Disziplinierte Einschätzungen. In: Klie T/Buhl A/Entzian H/Schmidt R (Hrsg.): Entwicklungslinien im Gesundheits- und Pflegewesen. Die Pflege älterer Menschen aus system- und sektorenübergreifender Perspektive. Mabuse, Frankfurt/M. 2003.

Frommelt M: Die Analyse der Pflegedokumentation. Voraussetzungen und Bedingungen einer gelungenen Pflegeplanung im Rahmen einer fördernden Prozesspflege. In: Pflegeimpuls 06/2003, S. 133-142.

Frommelt M: Vom virtuellen Altenheim (HomeCare Nürnberg) zum SMP Servicezentrum für Medizin und Pflege GmbH. In: Renz G/Markmann G/Gesundheitsrat Südwest (Hrsg.): Die medizinisch-pflegerische Versorgung älterer Menschen. Evang. Akademie, Bad Boll 2009, S. 148-156.

Literatur

Frommelt M u. a.: The Concept of Quality of Long-Term Care. In: Vaarama M/Pieper R/Sixsmith A (Hrsg.): Care-Related Quality Of Life In Old Age, Concepts, Models, and Empirical Findings. Springer, New York 2008, S. 102-124.

Frommelt M u. a.: Quality Management in Long-Term Care. In: Vaarama M/Pieper R/Sixsmith A (Hrsg.): Care-Related Quality Of Life In Old Age, Concepts, Models, and Empirical Findings. Springer, New York 2008, S. 125-152.

Frommelt M/Trippel C: Ärztlich induziertes Case Management im Praxisnetz Nürnberg Nord. In: Case Management, 2/2005, S. 70-76.

Frommelt M/Lindenthal J/Wambach V: Integrierte Versorgung – Zukunftssicherung für niedergelassene Ärzte. Praktische Tipps und Anregungen aus dem Praxisnetz Nürnberg-Nord. ecomedMedizin, Landsberg/Lech 2005.

Garms-Homolová V/Gilgen R (Hrsg.): RAI 2.0: Resident Assessment Instrument. Beurteilung, Dokumentation und Pflegeplanung in der Langzeitpflege und geriatrischen Rehabilitation. Hans Huber, Bern 2000.

Lindenthal J/Sohn S/Schöffski O: Praxisnetze der nächsten Generation. Ziele, Mittelverwendung und Steuerungsmechanismen. Schriften zur Gesundheitsökonomie 3 Herz, Burgdorf 2004.

Garms-Homolová V (Hrsg.): Assessment für die häusliche Versorgung und Pflege. Resident Assessment Instrument – HomeCare, RAI HC 2.0. Hans Huber, Bern 2002.

Löcherbach P: Fachgruppe Case Management der Deutschen Gesellschaft für Sozialarbeit. In: Case Management, 1/2005, S. 43-44.

Praxisnetz Nürnberg Nord – Medizinische Qualitätsgemeinschaft (PNN) (Hrsg.): Richtlinien und Grundlagen des Praxisnetzes Nürnberg Nord – PNN 1998.

Praxisnetz Nürnberg Nord – Medizinische Qualitätsgemeinschaft (PNN): „Virtuelles Altenheim – Well at Home" – Modellkonzept des Praxisnetzes Nürnberg Nord (PNN) e. V. – Zusammenfassung/Abstract, 17. Februar 2000.

Raiff NR/Shore BK: Fortschritte in Case Management. Lambertus, Freiburg im Breisgau 1997.

Schaeffer D: Ambulante Schwerkrankenpflege: Entwicklungen und Herausforderungen in Deutschland In: Schaeffer D und Ewers M (Hrsg.): Ambulant vor Stationär. Perspektiven für eine integrierte ambulante Pflege Schwerkranker. Hans Huber, Bern 2002.

Schmidt R: Soziale Dienste im demographischen Wandel: Zur Integration gesundheitlicher, pflegerischer und sozialer Versorgungsstrukturen. In Klie T/Buhl A/Entzian H/Schmidt R (Hrsg.): Das Pflegewesen und die Pflegebedürftigen. Analysen zu Wirkungen der Pflegeversicherung und zu ihrem Reformbedarf. Mabuse, Frankfurt/M. 2002, S. 77-93.

SVRKAiG – Sachverständigenrat für die Konzertierte Aktion im Gesundheitswesen: Sondergutachten 1997: Gesundheitswesen in Deutschland. Kostenfaktor und Zukunftsbranche, Bd. II. Baden-Baden 1997.

SVRKAiG: Gutachten 2000/2001: Bedarfsgerechtigkeit und Wirtschaftlichkeit, Bd. II. BT-Drs. 14/5661, 2001.

Wendt WR: Die Handhabung der sozialen Unterstützung. Eine Einführung in das Case Management. In: Wendt WR (Hrsg.): Unterstützung fallweise – Case Management in der Sozialarbeit. Lambertus, Freiburg i. Br. 1991.

Wendt WR: Case-Management im Sozial- und Gesundheitswesen: eine Einführung. Lambertus, Freiburg i. Br. 1997.

WHOQOL Group: Development of the World Health Organisation WHOQOL-Bref quality of life assessment. Psychological Medicine, 28, 1998, S. 551-558.

WHO Regionalbüro für Europa: Quality assurance of health service, EUR/RC38/techn.Disc./1 1829v, 1988.

Beitrag 7

Case Management im Krankenhaus: Voraussetzungen – Anforderungen – Implementierung

Jürgen Ribbert-Elias

		Rn.
1	Einleitung und Problemaufriss	1 – 5
2	Zur Situation deutscher Krankenhäuser: ein Blitzlicht auf gegenwärtige Tendenzen	6 – 11
3	Anforderungen an den Einsatz von Case Management	12, 13
4	**Die Implementierung von Case Management im Krankenhaus**	14 – 32
4.1	Anforderungen an die Implementierung von Case Management auf der Systemebene	14 – 21
4.2	Konsequenzen der Implementierungsanforderungen für das Krankenhaus	22 – 32
5	**Ausgewählte Anwendungen von Case Management in deutschen Krankenhäusern**	33 – 47
5.1	Die Entwicklung von Klinischen Pfaden/Behandlungspfaden und Case Management	33 – 40
5.2	Entlassungsmanagement und Case Management	41 – 47
6	**Fazit**	48 – 50

Literatur

Internetquellen

Autor

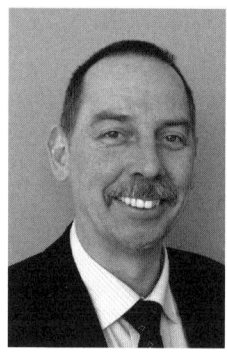

Jürgen Ribbert-Elias

Jahrgang 1958, Studium der Pädagogik, Psychologie, Soziologie und Geschichte. Leiter des Qualitätsmanagements in der St. Franziskus-Hospital Ahlen GmbH; 1. Vorsitzender des Vereins „Alter und Soziales e. V." (Zusammenschluss der Wohlfahrtsverbände und weiterer Träger Sozialer und pflegerischer Arbeit in Ahlen); kooptiertes Vorstandsmitglied der „Bundesarbeitsgemeinschaft Mobile Rehabilitation", Bad Kreuznach und für diese Mitglied im Gemeinsamen Ausschuss nach § 137d SGB V; Freiberuflich: Fortbildner und Organisationsberater, Lehrbeauftragter an der FH und der KATHO in Münster, zertifizierter Case Manager und Case Management-Ausbilder (DGCC).

Schlagwortübersicht

	Rn.		Rn.
Assessment	12	Krankenhaus	1, 6, 12, 22, 26, 34
Behandlungspfade	33	Lebenslage	15
Controlling	35	Netzwerk	16, 18
Diagnosis Related Groups	6	Organisationsentwicklung	26
Entlassungsmanagement	41 – 43, 45	Outreach	12
Implementierung	3, 14, 22, 24, 26, 31, 49	Qualifikation	30
		Qualitätsmanagement	28
Intake	12, 39, 45	Qualitätszirkel	29
Klinische Pfade	33, 35, 38 f.		

1 Einleitung und Problemaufriss

Die Diskussion um die Anwendbarkeit des Handlungskonzepts „Case Management" in den unterschiedlichen Handlungsfeldern sozialer, pflegerischer und medizinischer Arbeit hat die Krankenhäuser in den vergangenen Jahren intensiv beschäftigt und in zahlreichen Veröffentlichungen ihren Niederschlag gefunden. Für den Leser dominiert und zugleich produktiv „beflügelt" wird diese Diskussion durch die umfangreichen Erfahrungen des Uniklinikums Köln (UKK) mit der schrittweisen Implementierung von Case Management. Vom UKK einmal abgesehen, stehen fast ausschließlich rein ökonomische Erwägungen bei der Implementierung dessen, was Case Management genannt wird, im Vordergrund; nur selten wird – wie in Köln – auch die Patientenorientierung und -zufriedenheit als Motiv aufgeführt. Die Erwartungen an das Case Management sind groß, bisweilen, so auch die Feststellung von Thiry (2010, 594), wird Case Management als „Allheilmittel" zur Lösung ökonomischer und prozessualer Probleme (miss)verstanden. Einzelne Beiträge in den einschlägigen Krankenhausfachzeitschriften befassen sich inzwischen mit den Effekten der behaupteten Case-Management-Einführung, z. B. Verweildauerreduzierungen, Fallzahlsteigerungen, Verbesserungen in der Kodierqualität u. ä.

Die Krankenhäuser in Deutschland befinden sich in einer schwierigen Umbruchsituation. Für einige der zu lösenden Probleme bietet das Handlungskonzept „Case Management" offensichtlich viel versprechende Perspektiven an. Dabei ist zu beobachten, dass es wie in anderen Handlungsfeldern zu Missverständnissen zum Beispiel darüber kommt, was „Case Management" tatsächlich ist und will, wann es sinnvollerweise zum Einsatz kommen kann, welche Kriterien es erfüllen sollte, um den Namen auch zu verdienen und wie sich seine Reichweite darstellen sollte. Nicht selten begegnet dem Beobachter die Aussage, etwa von Krankenhaussozialdiensten: „Das machen wir schon seit zwanzig Jahren!" Nicht selten streiten Disziplinen wie die Pflege und die Sozialarbeit darüber, wer denn den besseren „Case Manager" stellt, und übersehen dabei, dass sie damit Ansprüche des Case Managements wie die Adressatenorientierung ad absurdum führen, da sie die Professions-, Disziplin- und Angebotsorientierung in den Vordergrund stellen.

3   Immer mehr Krankenhäuser in Deutschland geben also an, Case Management bereits implementiert zu haben oder kurz vor der Implementierung zu stehen. Zumeist nennen die Krankenhäuser als Anwendungsschwerpunkte für Case Management die Bereiche „Implementierung von Patientenpfaden", „Überleitung/ Entlassungsmanagement/Organisation nachstationärer Versorgung" und Formen Integrierter Versorgung. In der Regel schließen diese Schwerpunkte Fragen des Aufnahmemanagements, die Belegungssteuerung und die interne Prozessoptimierung im Krankenhaus ein. Patientennahe, d. h. mit konkretem Patientenkontakt umgesetzte, sowie patientenferne, d. h. im Hintergrund steuernde Formen ohne direkten Patientenkontakt lassen sich gleichermaßen finden. Im UKK wird ein mittlerer Weg aus beiden Ansätzen beschritten (vgl. *Thiry/Pape* 2010, 18)

4   Zielsetzung des Beitrages ist es vor diesem Hintergrund, Anforderungen an ein Case Management zu formulieren, das den Namen auch wirklich verdient, und die wichtigsten Fragen der Implementierung aufzugreifen und zu skizzieren. Beispielhaft werden die Case Management-Anwendungen im Zusammenhang mit Patientenpfaden und mit Konzepten des Entlassungsmanagements kritisch hinterfragt. Dagegen besteht nicht der Anspruch, einen allgemein gültigen und repräsentativen Überblick über den Einsatz von Case Management im Krankenhaus zu geben. Eine gute Orientierungshilfe geben bei der nachfolgenden Argumentation die im Januar 2008 verabschiedeten „Rahmenempfehlungen zum Handlungskonzept Case Management" der Deutschen Gesellschaft für Care und Case Management (DGCC).

5   Das weitere inhaltliche Vorgehen orientiert sich wesentlich an der vorgenannten Zielsetzung. Für den Leser, der sich nicht alltäglich mit Krankenhausfragen beschäftigt, wird zuvor ein kurzer Überblick über die derzeitige Umbruchsituation im Krankenhauswesen gegeben, soweit sie für die Case Management-Diskussion relevant ist.

2   Zur Situation deutscher Krankenhäuser: ein Blitzlicht auf gegenwärtige Tendenzen

6   Die gegenwärtige Entwicklung im Krankenhauswesen wird in hohem Maße geprägt durch die Einführung und Weiterentwicklung der „Diagnosis Related Groups" (DRG), d. i. ein diagnosebezogenes Fallgruppensystem mit einem pauschalierenden Entgeltsystem für alle stationären medizinischen Leistungen mit dem – plakativ formuliertem – Ziel, das dem Krankenhaus gezahlte Geld der

Leistung, und nicht der Verweildauer folgen zu lassen. Mit der DRG-Einführung verstärken sich die Bemühungen in Deutschland um eine deutliche Reduzierung der vorhandenen Bettenkapazitäten der Krankenhäuser. Bei hohen Patientenzahlen verkürzen sich die Verweildauern auf mittlerweile durchschnittlich 8,1 Tage im Jahr 2008 (www.destatis.de, Zugriff am 14.7.2010), d. h. die Patienten werden in kürzerer Zeit akutstationär behandelt und entlassen, die Prozesse im Krankenhaus verdichten sich gravierend (vgl. *Thiry/Pape* 2010, 17).

Dies zieht krankenhausintern die Analyse und nachfolgend die Um- und Neuorganisation von Arbeitsabläufen im Sinne einer Prozessoptimierung nach sich. Patientenpfade werden entwickelt, um bei einer möglichst großen Zahl der Patienten den Krankenhausaufenthalt planbar und verlässlich so zu organisieren, dass genau festgelegt ist, was wann vom wem zu leisten ist. Hinzu kommt ein Trend zur Zentrenbildung und -zertifizierung (z. B. Brust-, Darm-, Kontinenz-, Schilddrüsenzentren), um am Markt bestimmte Leistungen besonders herauszustellen. 7

Ein ganzer Katalog ehemals stationär erbrachter operativer Leistungen wird heute ambulant erbracht, und dieser Trend zur „Ambulantisierung" von Leistungen wird sich weiter fortsetzen. 8

Viele Krankenhäuser bilden darüber hinaus Zusammenschlüsse und Verbünde, um sich so zu größeren Leistungseinheiten zusammen zu schließen. Verwaltungsleistungen werden – wo möglich – übergreifend gebündelt, weitere Leistungen werden häufig ausgegliedert und durch Tochter- oder Fremdunternehmen erbracht. 9

Zeitgleich schlägt sich die viel zitierte demographische Entwicklung gravierend im Krankenhaussektor nieder. Tews (1993, 17) hat das dreifache Altern der deutschen Gesellschaft skizziert: Immer mehr alte Menschen im Verhältnis zu immer weniger jüngeren Menschen werden immer noch etwas älter. Unabhängig davon, ob ein Krankenhaus über eine geriatrische Fachabteilung verfügt, kann von einer „Geriatrisierung der Patientenschaft" gesprochen werden. Die Krankenhäuser, allen voran internistische, chirurgische und neurologische Abteilungen, sind mit den Konsequenzen konfrontiert, z. B.: 10

- Chronifizierung von Krankheiten und Multimorbidität
- Auseinandersetzung mit den „geriatrischen I's": Intellektueller Abbau – Immobilität – Instabilität – Inkontinenz
- Kumulation sozialer und gesundheitlicher Problemlagen

Vor diesem Hintergrund steigt das Risiko so genannter Fehlallokationen, wie sie Schulz-Nieswandt (1998, 81) zusammenfassend skizziert hat. Das bedeutet, dass hoch- und höchstaltrige Menschen, sofern sie pflegebedürftig sind, unter dem Druck eines möglichst kurzen Krankenhausaufenthaltes Gefahr laufen, vom Krankenhaus aus in Pflegeheime zu ziehen, obwohl sich einen Heimeinzug laut repräsentativem Altenpflege-Monitor (Vgl. URL: http://www.vincentz.net/altenpflegemonitor) nur eine kleine Minderheit vorstellen kann. Die andere Gefahr ist 11 die Entlassung nach Hause ohne ausreichende ambulante Versorgung, die vom Krankenhaus in immer kürzerer Zeit bei immer mehr Patienten organisiert werden muss. Dies spricht für die Weiterentwicklung ambulanter, vor allem komplementärer Unterstützungsstrukturen und für ein umfangreiches „Überleitungssystem" in den Krankenhäusern, und es verwundert nicht, dass gerade hier Case Management-Ansätze diskutiert werden. Der Gesetzgeber hat diesen Auftrag im Übrigen mit der Neufassung des § 11 Abs. 4 SGB V und der Verpflichtung zum „Versorgungsmanagement" durch das „Gesetz zur Stärkung des Wettbewerbs in der gesetzlichen Krankenversicherung" einerseits, sowie durch die Stärkung des Beratungsauftrags im § 7a SGB XI in Kombination mit der Einrichtung von Pflegestützpunkten nach § 92c SGB XI in der letzten Pflegereform von 2008 gestärkt.

3 Anforderungen an den Einsatz von Case Management

12 Mit der rasanten Verbreitung des Handlungskonzepts Case Management wächst das Risiko, dass es missverstanden, fehlinterpretiert und/oder „verwässert" wird. Mit anderen Worten: Es ist bei genauem Hinsehen längst nicht überall Case Management drin, wo es draufsteht. Was aber sind die Kernaspekte eines Case Managements, das den Namen auch verdient? An dieser Stelle wird auf einige, dem Autor gerade mit Blick auf die Diskussion des Case Management-Einsatzes im Krankenhaus wichtig erscheinende Kernpunkte abgehoben. Die folgenden Ausführungen dienen später als „Interpretationsfolie", ob und wann es sich bei den in der Einleitung kurz angedeuteten vermeintlichen Case Management-Anwendungen in Krankenhäusern auch um solche handelt.

1. Zunächst einmal muss dem Träger, der Case Management einführen will, klar sein, welche Probleme er mit Hilfe des Case Managements lösen und welche Ziele er erreichen will, und er muss für sich herausarbeiten, warum er glaubt, dass gerade Case Management passend ist. Das heißt, die zu bearbeitende Problemstellung muss deutlich analysiert und ein Bezug zum Case Management herstellbar sein. Andere Methoden dürften im Gegenzug weniger geeignet zur Problemlösung sein.
2. Daran anknüpfend bedarf es einer klaren „Indikation" für Case Management. Es gilt die in den DGCC-Rahmenempfehlungen konsentierte (*DGCC* 2009, 2 f.): Es muss u. a. eine komplexe Bedarfslage des Adressaten sowie eine hohe Akteursdichte vorliegen. Die hohe Akteursdichte ist regelhaft geprägt durch das Zusammenwirken mehrerer Disziplinen und Professionen, die es zu koordinieren gilt, sowie durch Schnittstellen, Segmentierungen und das Nicht-Greifen von Regelversorgungspfaden. Wenn, anders herum gesagt, klar ist, was zu tun ist, wenn nur geringer Abstimmungsbedarf besteht oder z. B. nur zwei Disziplinen kooperieren müssen, bedarf es keines Case Managements.

3. Die in den Rahmenempfehlungen der DGCC formulierten Leitprinzipien, insbesondere die konsequente Adressatenorientierung, sollte gegeben sein.
4. Es muss eine Case Management tragende Struktur zunächst auf der Organisationsebene, je nach Reichweite des Case Managements auch auf der institutionellen Netzwerkebene entwickelt sein, wie sie – bezogen aufs Krankenhaus – im folgenden Abschnitt präsentiert wird. Hierzu gehört auch eine entsprechende Ausstattung der Case Management-Stelle(n) mit den erforderlichen Ressourcen (vgl. *Thiry* 2010, 596). Dies hat zu geschehen, bevor Case Management als Handlungskonzept implementiert wird.
5. Die Ablaufschritte, gern als Regelkreis des Case Managements dargestellt, sind konsequent, vollständig und adressatenorientiert unter Berücksichtigung dessen Ressourcen und Kompetenzen einzuhalten. Die Rahmenempfehlungen der DGCC bieten auch hier eine gute fachliche Orientierung. Zum Case Management gehören demnach

    – die Regulierung des Zugangs (Zum Doppelsinn des englischen Begriffs „outreach" vgl. *Wendt* 2005, 5),
    – das Intake im Sinne einer Selektion der zu begleitenden Personen nach festgelegten und überprüfbaren Kriterien, inzwischen gelegentlich auch um den Begriff „screening" ergänzt (vgl. ebenda, 5), und der ersten beiderseitigen Klärung der Erwartungen (dies richtet sich im Krankenhaus natürlich nach dem Zustand und den Möglichkeiten des Patienten),
    – die umfassende Einschätzung (Assessment) der Situation im Dialog (hilfreich erscheint hier ein Blick auf das Assessment in der Geriatrischen Rehabilitation: erst die Zusammenschau und Interpretation der Einschätzung unterschiedlicher beteiligter Disziplinen und Berufsgruppen ergibt im Dialog mit dem Adressaten ein Gesamtbild, aus dem eine Rehabilitationsplanung abgeleitet werden kann),
    – die Zielfindung und -formulierung sowie die Serviceplanung („planning"),
    – die Umsetzung des Vereinbarten („implementation") sowie die fortlaufende Kontrolle („monitoring"),
    – die Aus- und Bewertung des Prozesses („evaluation").

6. Es besteht eine Kontinuität in der Fallintervention und -verantwortlichkeit.
7. Es erfolgt eine Querintervention zu segmentierten Dienstleistungen.
8. Die Case Management-Intervention ist zeitlich begrenzt.
9. Der gesamte Case Management-Prozess wird qualitätsgesichert erbracht und in diesem Rahmen lückenlos dokumentiert.

Sind die vorgenannten Kernpunkte nicht erfüllt, sollte seriös nicht von einer vollständigen Case Management-Umsetzung gesprochen werden. Eine rein ökonomisch orientierte Implementierung ist nach Ansicht des Verfassers grundsätzlich zu hinterfragen.

4 Die Implementierung von Case Management im Krankenhaus

4.1 Anforderungen an die Implementierung von Case Management auf der Systemebene

14 Allgemein ist zunächst zu beobachten, dass die Frage, wie Case Management bei Trägern, in Institutionen und/oder in Regionen zu implementieren ist, welche Steuerungsaufgaben und -probleme sich ergeben, immer mehr Beachtung findet (vgl. *Klug* 2003, 57 ff; *Mennemann/Ribbert-Elias* 2005, 63 ff; *Bostelaar* u. . 2008, 31 ff; *Mennemann* 2009, 34 ff; *von Reibnitz* 2009; *Wendt* 2009, 1 ff), da in der Praxis von Case Management deutlich wird, dass es nur dort fruchtbar eingesetzt werden kann, wo das System entsprechend aufgestellt ist. Das heißt, die Frage der Implementierung nimmt zuerst die Systemebene – die DGCC unterscheidet inzwischen nach Organisationsebene und institutioneller Netzwerkebene (2008, 4 f) –, danach die Einzelfallebene in den Fokus der Betrachtung, und der spätere Erfolg oder Misserfolg in der Umsetzung entscheidet sich wesentlich auf der Systemebene.

15 Auf der Systemebene umfasst Case Management das Gesamt der Steuerungsleistungen und Einzelverfahren, die innerhalb eines Netzwerkes aufeinander abgestimmt werden müssen, und es nimmt in diesem Zusammenhang auch Einfluss auf planerische und (sozial)politische Prozesse. Die Zielgruppen, die mit Case Management begleitet werden sollen, müssen in den relevanten Lebensbereichen hinsichtlich ihrer Bedarfslagen genau analysiert sein, soll die Systemebene adressatenorientiert gestaltet und gepflegt und sollen später passende und zielgenaue Unterstützungsarrangements konzipiert werden. Auf der Organisationsebene wirkt Case Management mithin als organisationsgestaltendes Konzept und bedient sich Elemente der Organisationsentwicklung. Auf der institutionellen Netzwerkebene bietet sich hier der Rückgriff auf den bereits aus der Armutsforschung bekannten „Lebenslageansatz" an (Vgl. den Querverweis bei *Mennemann/Ribbert-Elias* 2005, 64).

16 Zu einem Netzwerk gehört idealtypisch, dass ein gemeinsames, allen Akteuren bekanntes Ziel formuliert ist. Alle wissen um die Zusammenarbeit im Netz und verstehen sich als „Bausteine", die integriert zusammenarbeiten. Voraussetzung ist, dass die Dienstleistungen untereinander in Umfang, Reichweite, Qualität und Kosten bekannt sind. Einzelleistungen sind transparent und aufeinander abgestimmt, Schnittstellen intersubjektiv geregelt. Typische Prozessverläufe sind bewusst gestaltet und möglichst finanziell kalkuliert, Arbeitsinstrumente standardisiert und formal vergleichbar. Daten sind unter Einhaltung datenschutzrechtlicher Bestimmungen zugänglich. Ein gemeinsamer Zugriff auf Ressourcen des Systems ist möglich, es gibt ein geregeltes Informationssystem. Die Zuständigkeiten und Kompetenzen sind gemeinsam geklärt, entsprechend verteilt und allen

bekannt. Der Case Manager ist entsprechend weitergebildet, vom System autorisiert, anerkannt und mit der erforderlichen Zuständigkeit und Verantwortung ausgestattet.

Sind die vorgenannten Voraussetzungen bereits anspruchsvoll, kommt erschwerend hinzu, dass auf der Systemebene immer unterschiedliche Hierarchieebenen zu beachten sind: Zu unterscheiden, aber gleichwohl parallel involviert sind, z. B. auf der institutionellen Netzwerkebene, bei jedem einzelnen Akteur die Ebene des Trägers (in der Regel die Geschäftsführung), die Leitungsebene eines konkreten Dienstes (in der Altenhilfe etwa die Leitung eines trägerangehörigen Pflegedienstes) und die Ebene der Mitarbeiter „vor Ort". Weitere Differenzierungen sind auf jeder Ebene möglich, und es muss jede Ebene in das Netzwerk gezielt eingebunden sein, wenn die spätere Umsetzung von Case Management funktionieren soll. Widerstände der beteiligten Personen sind auf jeder Ebene normal, aber unbedingt zu beachten und aufzugreifen. Von Reibnitz (2009, 110 ff) hat diesbezüglich einige hilfreiche Grundsätze zusammengefasst.

Zum Aufbau eines Netzwerkes gehören in der Folge zunächst das „Aufstellen" der eigenen Einrichtung (Leitbild/Vision, Formulierung strategischer Ziele, Leistungsbeschreibung, Qualitätsstandards, Arbeitsinstrumente, Weiterbildung der Case Manager etc.), und danach das gemeinsame „Aufstellen" des lokalen oder regionalen Netzwerkes mit den (potenziellen) Partnern im System. Die in den vorherigen Abschnitten nur zusammenfassend skizzierten Anforderungen müssen systematisch „abgearbeitet" werden.

Auf diesem Weg, den man auch als gemeinsamen Lernprozess betrachten kann, begegnen den Verantwortlichen hindernde und fördernde Bedingungen, die auf das Geschehen positiv wie negativ Einfluss nehmen. Zu den hindernden Bedingungen zählen vor allem Macht- und (verstecktes) Konkurrenzdenken, fehlende Kooperationseinsicht, die – ausgesprochene oder nicht ausgesprochene – schlechte Meinung über den oder die Partner, die aus verschiedenen Gründen misslingende Kommunikation (z. B. durch unterschiedliche Fachsprachen), aber auch fehlende Energie, Zeitmangel, fehlende Abrechnungsmöglichkeiten, fehlende pragmatische, technische Instrumente sowie datenschutzrechtliche Bestimmungen (vgl. auch *Mennemann* 2009, 36).

Demgegenüber wirken regelmäßige institutionalisierte, zielorientierte und gut moderierte Treffen, bereits bestehende feste Kooperationsstrukturen, gemeinsame professions-, disziplin- und institutionsübergreifende Fortbildungen und eine ebensolche Öffentlichkeitsarbeit förderlich für die Implementierung von Case Management.

In der Realität der verschiedenen Handlungsfelder sozialer und pflegerischer Arbeit dominieren allerdings lockere, sporadische, unstandardisierte Kontakte oder bilaterale Formen der Zusammenarbeit. Hoch standardisierte, vertraglich geregelte Netzwerke, die einen Case Manager autorisieren, sind noch eher selten. Hinzu kommt, dass ein etabliertes Netzwerk sich ständig weiter entwickelt und mithin einer ständigen Pflege bedarf.

4.2 Konsequenzen der Implementierungsanforderungen für das Krankenhaus

22 Bevor im nächsten Abschnitt die vorher genannten Anforderungen mit der „Institution Krankenhaus" und seinen Besonderheiten konfrontiert werden, sei vorab vermerkt, dass die Implementierung von Case Management ein Umdenken im gesamten „System Krankenhaus" bedeutet: Weg von der Träger- und dessen Angebotsorientierung, weg vom Abteilungs- und Domänedenken, weg von der professionsbezogenen „Versäulung", die noch viele Krankenhäuser kennzeichnet, hin zur patientenorientierten Prozesssteuerung. Von einem „Case Management leicht gemacht" (*Gratias* 2005, 974 ff) kann bei der ernsthaften Implementierung auf keinen Fall gesprochen werden, ohne die Inhalte des hinter dem plakativen Titel verborgenen Beitrages damit grundsätzlich in Zweifel ziehen zu wollen, im Gegenteil: Einige der dort umrissenen sechzehn Leitsätze zielen in die Richtung der Ausführungen in diesem Beitrag. Auch die zwischenzeitlich erschienenen Veröffentlichungen zum Ansatz des Uniklinikums Köln belegen eindrucksvoll die Komplexität dieses Unterfangens.

23 Die Krankenhäuser sind heute in der Regel noch streng hierarchisch aufgebaut. Ausgehend von der Geschäftsführung, findet sich meist darunter das Direktorium aus ärztlichem und pflegerischem Direktor und dem Verwaltungsdirektor. Zur nächsten Hierarchieebene gehören ärztlicherseits die Chefarztebene bzw. in der Pflege die Stationsleitungen. Auch die übrigen Abteilungen und Funktionsbereiche besitzen eine Leitungsebene; der Sozialdienst ist im Organigramm der Krankenhäuser unterschiedlich zugeordnet.

24 In einer solchen Hierarchie greifen mehrere, wenn nicht alle der unter 4.1 erwähnten „hindernden Bedingungen", und das eingangs angesprochene Umdenken ist eine echte Herausforderung. Vor diesem Hintergrund funktioniert zur Implementierung von Case Management weder ein reines „Top down", also eine quasi von oben erzwungene Implementierung, noch hat ein reines „Bottom up", also eine Implementierung von Seiten engagierter Mitarbeiter, Aussicht auf Erfolg. Eine Mischung aus beidem ist in der Konsequenz wichtig, aber: Die oberen Hierarchieebenen müssen absolut verlässlich und konsequent hinter der Implementierung stehen, denn nur so können die Case Manager autorisiert und mit den erforderlichen Kompetenzen im Sinne von Zuständigkeit und Verantwortlichkeit ausgestattet und unterstützt werden (vgl. auch *DGCC* 2009, 7 f). Dies ist in einer entsprechenden Aufgabenbeschreibung festzuhalten, in der auch die organisatorische Anbindung fixiert ist.

Neben der Bearbeitung der unter 4.1 zusammen gefassten Anforderungen gehört 25
zur Implementierung, dass nach Festlegung der möglichst messbaren Case Management-bezogenen Ziele des Krankenhauses Kennzahlen festgelegt werden, mit deren Hilfe die Wirkungsweise des Case Management nachvollzogen werden kann.

Im Grunde vollzieht sich mit der Implementierung von Case Management im 26
Krankenhaus wie oben erwähnt ein *Organisationsentwicklungsprozess*. Die Veränderung im Sinne der Weiterentwicklung der Organisation des Krankenhauses bedeutet z. B.:

- die Einflussnahme auf Prozesse: ggf. prästationär beginnend, nachfolgend Aufnahmeprozess, Behandlungsprozess(e), bis hin zum Entlassungsprozess und dessen *not-wendiger* Reichweite,
- die Identifizierung und Bearbeitung der durch die Implementierung berührten Schnittstellen im Haus sowie der dabei mit betroffenen Personen,
- die Gewährleistung der interdisziplinären und professionsübergreifenden, je nach Case Management-Schwerpunkt auch organisations- und institutionsübergreifender Zusammenarbeit,
- die Schaffung von Möglichkeiten zur Realisierung der unter 3. beschriebenen Kernelemente des Case Management, insbesondere auch der Abbildung des gesamten Regelkreises
- die Umschichtung von Ressourcen,
- die Einflussnahme auf das Budget,
- die Einflussnahme auf die Personalentwicklung, und zwar nicht nur der Case Manager, die idealer Weise entsprechend der Weiterbildungsstandards der DGCC besonders geschult werden müssen – es gelten dabei die von Löcherbach (2009, 226 ff.) dargestellten Qualifizierungsdimensionen –, und damit
- die Einflussnahme auf das gesamte Fortbildungsmanagement des Hauses,
- das Informationswesen: die Mitarbeiter- und Patienteninformation im Krankenhaus und über das Krankenhaus hinaus.

Diese geradezu checklistenartig zu bedenkenden Aspekte, die keinesfalls den Anspruch auf Vollständigkeit erheben, sind ggf. um Aspekte zu ergänzen, die auf den ersten Blick gar nicht relevant zu sein scheinen, die das Case Management im Krankenhausalltag aber tangieren, z. B.: 27

- die Einarbeitungskonzepte für neue Mitarbeiter,
- das Beschwerdemanagement,
- die Erhebung und Analyse von Beinahe-/Zwischenfällen („Critical Incident Reporting System"), einer Vorstufe des Risikomanagements,
- das Befragungswesen (etwa Einweiser-, Patienten-, Mitarbeiterbefragung).

In der Summe dieser vielen zu bedenkenden, hier nur stichpunktartig präsentierten Aspekte lässt sich leicht erkennen, dass mit der Implementierung von Case Management im Krankenhaus 28

1. eine große Schnittstelle zum gesamten Qualitätsmanagement, zu dem das SGB V mittlerweile klare Vorgaben bis hin zur Erstellung und Publikation eines Qualitätsberichts im Abstand von zwei Jahren macht, berührt ist. Krankenhäuser, die sich zur Zertifizierung, z. B. nach KTQ, proCumCert oder DIN ISO 9001/2008 entschließen, müssen ihre Case Management-Aktivitäten dort abbilden;
2. ein solch komplexes Vorhaben angegangen wird, dass hier dringend zu empfehlen ist, dies als Projekt, begleitet mit einem professionellem Projektmanagement (Projektkontrakt, Projektleiter, Moderator, Zielvorgaben, Meilensteinformulierung, Projektablaufplan, Probephase, Projektmonitoring und Evaluation vor der definitiven Einführung) anzulegen (so auch der Tenor bei *Bostelaar u. a.* 2008, 32 ff; *Baierlein u. a.* 2009, 97 ff).

29 Sollten nur Teilelemente des Case Managements implementiert werden, was möglich ist, was dann aber nicht „Case Management" genannt werden sollte, ist auch die Begleitung der Implementierung über einen Qualitätszirkel mit den wiederum eigenen Modalitäten dieser Methode denkbar.

30 In diesen komplexen Zusammenhängen ist die Frage, an welche Disziplin und Profession die Aufgabe des Case Management geknüpft oder ob gleich eine interdisziplinäre und multiprofessionelle Lösung angestrebt ist, nachrangig und abhängig von den zu lösenden Problemen. Zu beharren ist in jedem Fall auf einer Qualifizierung zumindest der im Case Management federführenden Person entsprechend der Weiterbildungsrichtlinien der DGCC.

31 Abschließend sei in diesem Kapitel noch einmal betont, dass der Blick hier zunächst ins Krankenhaus gerichtet wurde. Da mit der Implementierung von Case Management in der Regel auch über das Krankenhaus hinaus reichende Fragestellungen und Aufgaben betroffen sind, seien für diesen Fall die zentralen Kernpunkte der Orientierung nach Außen zusammengefasst:

- Optimale Kenntnis des regionalen Einrichtungs- und Dienstleistungsnetzes,
- Aktive Mitarbeit in relevanten Gremien und Arbeitskreisen,
- Festlegung einer verbindlichen Art der Kooperation,
- Standardisierte, verlässliche Schnittstellenregelungen,
- Einbindung in die örtliche und/oder regionale Sozialplanung,
- Fortbildungsimpulse für das „System".

32 Im folgenden Kapitel werden nun zwei ausgewählte Bereiche in der deutschen Krankenhauslandschaft skizziert und mit den zwei Anforderungen konfrontiert, die besonders häufig in Verbindung mit der Einführung von Case Management genannt werden: die Entwicklung von Klinischen Pfaden/Behandlungspfaden und das Entlassungsmanagement.

5 Ausgewählte Anwendungen von Case Management in deutschen Krankenhäusern

5.1 Die Entwicklung von Klinischen Pfaden/ Behandlungspfaden und Case Management

Die Entwicklung Klinischer Pfade („clinical pathways") – synonym finden sich in der einschlägigen Literatur die Begriffe „Klinische Behandlungspfade", „Patientenpfade" oder nur „Behandlungspfade" – sind, wie in Kapitel 2 kurz angedeutet, *eine* Konsequenz der Einführung der DRGs sowie der Verpflichtung der Krankenhäuser zum Qualitätsmanagement. „Ein Klinischer Pfad ist ein netzartig, Berufsgruppen übergreifender Behandlungsablauf auf evidenzbasierter Grundlage (Leitlinie), der Patientenerwartung, Qualität und Wirtschaftlichkeit gleichermaßen berücksichtigt" (*Hellmann* 2002, 16). Zielsetzungen sind u. a. die bessere Patientensteuerung und die optimierte, standardisierte Behandlung.

Setzen notwendige Untersuchungen in der Vergangenheit erst nach der stationären Aufnahme ein, gab es Doppeluntersuchungen zur ambulanten vertragsärztlichen Behandlung, und gab es im Krankenhaus Wartezeiten zwischen diagnostischen Tätigkeiten und daraus resultierenden medizinischen Behandlungsmaßnahmen (vgl. *Stecher* u. a. 2006, 182 ff.), so gehen Krankenhäuser nunmehr wo möglich von der prästationären ambulanten Vorstellung der Patienten aus, vermeiden Doppeluntersuchungen und versuchen, unnötige Wartezeiten zu verhindern. Das heißt, der gesamte Prozess von der prästationären Vorstellung über das Aufnahmemanagement und die Behandlung bis hin zur Entlassung und nachakutstationären Behandlung wird erfasst. Heinsen u. a. (2006, 26) referieren die Umfrage im Zuge des Krankenhausbarometers 2003, nach der etwa zehn Prozent der deutschen Krankenhäuser angaben, Klinische Pfade bereits realisiert zu haben; 73 Prozent gaben an, die Einführung zu beabsichtigen; sogar ein Internetforum für Klinische Pfade ist zwischenzeitlich verfügbar und gibt auf Wunsch Unterstützung (http://www.clinpath.de).

Die Einführung Klinischer Pfade geht nicht ohne Widerstände in den Krankenhäusern vonstatten und bedarf eines engen Controllings (vgl. z. B. *Schwing* 2004, 52 ff.). Das Controlling versteht sich neben der Pfadtheorie, der Prozessbeschreibung als Kernstück und der Dokumentation als Grundkomponente des Klinischen Pfades (vgl. *Stecher* 2006, 184). Bei der Pfaderstellung, die zumeist über Projektgruppen geleistet wird, sind mindestens Ärzte und Pflegefachkräfte beteiligt; nach Bedarf werden andere im Krankenhaus vertretene Professionen einbezogen.

Klinische Pfade haben empfehlenden Charakter, d. h. sie dienen den beteiligten Professionen als Orientierung; Pfadabweichungen sind in der Alltagspraxis erwünscht, üblich, und sie sind Gegenstand des laufenden Controllings.

37 Regelmäßig – und angesichts der anvisierten wirtschaftlichen Effekte logischerweise – greifen die Krankenhäuser bei der Pfadentwicklung auf die in ihrem Behandlungsspektrum jeweils am häufigsten vorkommenden Diagnosen mit Blick auf homogene Patientengruppen zurück, und dies ist ein Anhaltspunkt für die Klärung der Frage, ob der Einsatz des Handlungskonzepts „Case Management" in der Entwicklung und Begleitung Klinischer Pfade sinnvoll ist. Auffällig ist, dass vereinzelt Krankenhäuser, wie z. B. in München-Bogenhausen, bezüglich der Pfadumsetzung angeben, Case Management einzusetzen (vgl. *Krusch u. a.* 2006, 124 ff.), während andere, wie das Bundeswehrkrankenhaus Bad Zwischenahn, sich anderer Konzepte bedienen (*Heinsen u. a.* 2006, 2 ff.).

38 Richtig ist, dass die Entwicklung und Einführung Klinischer Pfade ein kompliziertes Unterfangen ist, da sie umfangreiche begleitende Strukturmaßnahmen nach sich ziehen. Dennoch wird hier die These vertreten, dass der Einsatz des Handlungskonzepts „Case Management" im Zuge der Pfadentwicklung und -umsetzung nicht indiziert ist, und dass es sich bei den vorliegenden Pfadumsetzungen vermutlich auch nicht um eine Case Management-Begleitung im Sinne der oben dargestellten strengen Anforderungen handelt.

39 Ohne erneut alle in Kapitel 3 skizzierten Aspekte aufgreifen zu wollen, sei nochmals auf die Indikation für das Handlungskonzept „Case Management" sowie die zentralen Anforderungen verwiesen, und es sei nachfolgend eine Auswahl dieser Anforderungen auf die Implementierung Klinischer Pfade übertragen:

- Wenn wie bei der Entwicklung und Umsetzung Klinischer Pfade auch andere Konzepte als Case Management zielführend sind, scheint eine klare Problemdefinition vorab, die eine eindeutige Begründung für den Einsatz von Case Management liefert, nicht vorzuliegen;
- Bei den heute entwickelten Patientenpfaden handelt es sich um häufig vorkommende, nunmehr standardisierte Prozessabläufe für die „TOP-DRGs", bei denen klar auf der Hand liegt, was zu tun ist. Es gibt überhaupt keine Begründung, hier mit Case Management zu arbeiten;
- Eine zusätzliche Auswahl von „Pfadpatienten" im Sinne eines Intake im Case Management findet nicht statt; vielmehr werden bei vorgeblichem Case Management-Einsatz alle „Pfadpatienten" begleitet (vgl. z. B. *Krusch u. a.* 2006, 128), was eine Übersteuerung darstellt; anders stellt es sich dar, wenn alle Patienten von Case Managern zwar gesehen, aber nach einem entsprechenden Screening nur Patienten in komplexen Problemsituationen durch Case Manager weiter begleitet werden;
- Regelhaft erstellen Arbeits- oder Projektgruppen aus Ärzten und Pflegekräften die vorgesehenen Pfade. Selbst wenn punktuell weitere Professionen hinzugezogen werden, kann von einem interdisziplinären und multiprofessionellen Koordinationsaufwand, wie er im Case Management Grundanforderung ist, nicht die Rede sein;

- Das Pfadcontrolling entspricht nicht dem Monitoring im Case Management-Regelkreis, und darüber hinaus gibt es bei Klinischen Pfaden für die im Case Management unabdingbare Realisierung des gesamten Regelkreises keine Notwendigkeit;
- Pfadabweichungen sind erwünscht und für ein gutes Controlling unproblematisch, so dass noch nicht einmal für die üblichen Abweichungen auf das Handlungskonzept „Case Management" zurückgegriffen werden muss;
- Die Implementierung Klinischer Pfade zielt auch auf eine bessere Vernetzung zwischen akutstationären und ambulanten Strukturen; auch hier liegt jedoch angesichts der erfassten „Pfadpatienten" eher selten eine hohe Akteursdichte vor.

Um Missverständnissen vorzubeugen, sei betont: Es geht bei den vorherigen kritischen Anmerkungen, die noch weiter ergänzt werden könnten, nicht darum, das gute Prozessmanagement von Krankenhäusern bezüglich der Umsetzung Klinischer Pfade in Abrede zu stellen. Es geht vielmehr um die Untermauerung der These, dass der Einsatz des Handlungskonzepts „Case Management" hier unnötig ist, und real, gemessen an strengen Kriterien, auch nicht vorliegen dürfte. Demgegenüber ist zu vermuten, dass es besonders *die* Patienten sind, die sich (noch) nicht oder nicht in ausreichendem Maße in Patientenpfaden wiederfinden, die den klinikinternen Einsatz von Case Management benötigen. Hierzu zählen z. B. chronisch mehrfach kranke und geriatrische Patienten mit hoher Problemkomplexität (auch wenn es bereits einen geriatrischen Patientenpfad gibt), möglicherweise auch die Steuerung sogenannter „XXL-Patienten" (vgl. *Bostelaar* u. a. 2009, 230), die mithin zusätzlich zu ihren Erkrankungen noch soziale und andere Risikofaktoren aufweisen, denen sich das Krankenhaus zu widmen hat. Angesichts der Folgen der demographischen Entwicklung wird sich der Handlungsbedarf hier in den nächsten Jahren und Jahrzehnten gravierend verändern.

5.2 Entlassungsmanagement und Case Management

Eine hier nur andeutbare Begriffs- und Konzeptionsvielfalt existiert auch im Bereich der Überleitung bzw. des Entlassungsmanagements deutscher Krankenhäuser. Gebräuchlich, allerdings mit unterschiedlichen Schwerpunktsetzungen versehen, sind Begriffe wie „Überleitung", „Pflegeüberleitung", „Überleitungspflege", Übergangspflege", „Brückenpflege" und „Entlassungsmanagement" (vgl. *Deutsches Institut für angewandte Pflegeforschung e. V.* 2004, 27 ff.). In der Sache geht es um standardisierte Formen koordinierter Entlassung von Patienten mit unterschiedlicher konzeptioneller Reichweite, die alle Phasen des Krankenhausaufenthaltes der entsprechenden Patienten integrieren, und zum Teil über den Krankenhausaufenthalt hinausgehen. Angesichts der oben skizzierten kürzeren Verweildauern gilt es z. B., den postakutstationären Versorgungsbedarf frühzeitig zu erkennen und Patienten, Angehörige und weiter versorgende Institutionen und Dienstleister adäquat einzubinden.

42 Bereits in den 90er Jahren des 20sten Jahrhunderts hat es viele Impulse zur Ausprägung unterschiedlicher Formen der Überleitung gegeben. So hat etwa das Bundesarbeits-, später das Bundesgesundheitsministerium im Rahmen des Modellprogramms zur Verbesserung der Situation der Pflegebedürftigen Überleitungsmodelle gefördert (vgl. z. B. *Institut für Sozialforschung und Sozialwirtschaft e.V.* 2002, 189 ff.); das Hessische Ministerium für Umwelt, Energie, Jugend, Familie und Gesundheit" hat Mitte der 90er Jahre ein Modellprojekt aufgelegt, um u. a. „zukunftsweisende gesundheitliche Versorgungsstrukturen durch institutionen- und berufsübergreifende Kooperation" zu befördern (*Höhmann/Müller-Mundt/Schulz* 1998, 12); das Land Nordrhein-Westfalen hat im Zuge des § 3 des Landespflegegesetzes gleich gesetzlich das Zusammenwirken von Krankenhäusern mit weiter versorgenden Einrichtungen verankert. Vereinbarungen regeln hier eine Mindestform der Überleitung. Die Neuregelungen im § 11 Abs. 4 SGB V und in den §§ 7a und 92c SGB XI wurden oben bereits angeführt. Nicht zuletzt hat die Verabschiedung des zweiten nationalen Expertenstandards Entlassungsmanagement seitens der Pflege im Jahre 2002 die Entwicklung weiter voran gebracht, so dass heute davon ausgegangen werden kann, dass die meisten Krankenhäuser über ein entsprechendes Überleitungs- oder Entlassungsmanagementkonzept verfügen (vgl. auch *Richter* 2005, 12 ff.). Dabei lassen sich direkte, alle am Patienten beteiligten Professionen integrierende, und indirekte, delegierte Formen der Überleitung, z. B. über Teams und/oder Stabsstellen, sowie Mischformen bestimmen (*Deutsches Institut für angewandte Pflegeforschung e. V.* 2004, 63). Häufig sind die Verfahrensweisen im Rahmen des Qualitätsmanagements mit Flussdiagrammen und/oder mit Struktur-, Prozess- und Ergebnisstandards hinterlegt. Spezielle überleitungsbezogene Softwarelösungen sind ebenfalls verfügbar. Gängige Zertifizierungsverfahren wie KTQ oder nach DIN ISO fragen die konzeptionelle Ausrichtung der Krankenhäuser in dieser Hinsicht ab.

43 Gute Konzepte der Überleitung oder des Entlassungsmanagements sind – und dies ist auch im Falle der Implementierung von Case Management von eminenter Bedeutung – geprägt durch die konsequente, mit Kennzahlen hinterlegte Umsetzung der gesetzlich festgelegten Grundsätze „Rehabilitation vor und bei Pflege(bedürftigkeit)" und „ambulant vor teilstationär vor stationär". Problematisch ist dagegen, wenn einzelne Krankenhäuser gezielte Kooperationen mit anderen Trägern, etwa in der pflegerischen Versorgung, eingehen. Hier ist auf jeden Fall auf die Wahlfreiheit der Patienten zu verweisen, die in Nordrhein-Westfalen über das Verfahren zum § 3 des Landespflegegesetzes festgelegt ist.

44 Die Diskussion prägend und relevant aus Sicht des Case Managements ist auch, dass im Bereich der Überleitung neben der Pflege die Soziale Arbeit in Form der Krankenhaussozialdienste ihre Ansprüche und Zuständigkeit reklamiert, zugleich aber zugeben muss, dass es die gegebene Situation der Sozialdienste nicht ermöglicht, „das Potenzial des Case Managements voll zu entfalten" (*Ansen/Gödecker-Geenen/Nau* 2004, 81).

Aus Sicht des Case Managements ist zunächst festzuhalten: Case Management und Überleitungs- oder Entlassungsmanagementverfahren sind nicht identisch. Es gibt hervorragende Konzepte zur Überleitung von Patienten, die ohne Case Management auskommen. Andererseits ist es möglich, einzelne Elemente des Case Managements in Überleitungsverfahren zu integrieren, etwa aus dem Schritt des Assessments; dennoch sollte dann nicht von Case Management im Krankenhaus gesprochen werden. Soll ein Überleitungs- oder ein Entlassungsmanagementkonzept mit dem Handlungskonzept „Case Management" komplett verbunden werden, hat das betreffende Krankenhaus folgende Aspekte zu beachten:

- Es gilt das in den Kapiteln 3 und 4 Dargestellte. Insbesondere muss sowohl krankenhausintern, als auch extern ein Case Management tragendes System aufgestellt sein;
- Es müssen die genauen Zielgruppen und deren Probleme identifiziert sein;
- Die Gruppe der Überleitungspatienten entspricht nicht der Gruppe der durch Case Management zu Begleitenden (z. B. fallen hier Personen mit der Überleitung aus stationärer bzw. in stationäre Pflege heraus). Auch hier gelten Problemkomplexität und hohe Akteursdichte, und es ist im Rahmen des Intake ein entsprechendes Screeningverfahren zu implementieren; Gleiches gilt für das nachfolgende *interdisziplinäre* Assessment;
- Der gesamte Prozess der Behandlung – prästationär, Aufnahme, Behandlung, Entlassung, poststationäre Versorgung – ist zu berücksichtigen. Dabei ist es kaum möglich, bereits während des Krankenhausaufenthaltes den gesamten Case Management-Regelkreis abzubilden; vielmehr müssen die Serviceplanung, die Umsetzung und deren Kontrolle und die Evaluation den häuslichen Bereich der begleiteten Patienten in einem Versorgungskontinuum einbeziehen, bis eine möglichst dauerhaft tragfähige Unterstützungskonstellation greift. Dies gilt auch in dem Fall, dass dem Krankenhausaufenthalt zunächst eine stationäre Rehabilitationsmaßnahme oder ein Kurzzeitpflegeaufenthalt folgt;
- Das gesamte Verfahren hat entsprechend standardisiert, intersubjektiv geregelt und verbindlich abzulaufen;
- Die Effekte sind durch Kennzahlen zu erfassen;
- Das kontraproduktive Domänedenken einzelner Professionen und Disziplinen ist zu Gunsten einer konsequenten Adressatenorientierung und interdisziplinärem Handeln aufzulösen.

Vor dem skizzierten Hintergrund ist mithin die Frage, an welche Professionen die Überleitung gebunden wird, sekundär. Entscheidend ist einerseits die identifizierte, mit Case Management zu lösende Problematik; andererseits muss die federführende Profession entsprechend der hier bereits angesprochenen Standards qualifiziert, zudem muss sie übergreifend anerkannt und mit Zuständigkeit versehen sein.

47 Zusammenfassend deutet sich bereits mit diesen knappen Ausführungen an, dass es vom guten Entlassungsmanagement bis zur Implementierung von Case Management noch ein weiter und anspruchsvoller Weg ist. Festzuhalten bleibt: Auch ohne Case Management ist heute ein gutes Entlassungsmanagement möglich und es wird so vielfach in Deutschland praktiziert. Morgen reichen vor dem Hintergrund der im Beitrag skizzierten Entwicklungen herkömmliche Überleitungssysteme nicht mehr aus.

6 Fazit

48 Zielsetzung des Beitrages war es, ausgehend von den Anforderungen an die Umsetzung von Case Management die wichtigsten Fragen seiner Implementierung im Krankenhaus zu behandeln. Beispielhaft ausgewählte Case Management-Anwendungen wurden kritisch hinterfragt.

49 Es zeigt sich zusammenfassend, dass die Implementierung von Case Management generell und mit spezifischen Besonderheiten im Krankenhaus ein umfangreiches Unterfangen ist. Dies gilt sowohl für die Einzelfall- als auch für die Systemebene (Organisationsebene und institutionelle Netzwerkebene), die es im Zuge der Implementierung zuerst „zu bearbeiten" gilt. Gemessen an den Anforderungen stellen viele heute als Case Management bezeichnete Ansätze in Krankenhäusern sicherlich (noch) kein Case Management dar. Das bedeutet nicht, dass in diesen Häusern keine gute Arbeit geleistet wird.

50 Gewiss lässt sich konstatieren, dass die Implementierung von Case Management in deutschen Krankenhäusern trotz der deutlichen Weiterentwicklung in den letzten Jahren noch am Anfang steht. Dies sollte die engagierten Akteure aber nicht entmutigen, sondern im Gegenteil weiter anspornen. Nach Auffassung des Verfassers ist an strengen Implementierungskriterien festzuhalten, um nicht die möglichen Effekte eines viel versprechenden Handlungskonzepts durch „Verwässerung" bzw. durch ein „Case Management light" von Beginn an „verpuffen" zu lassen. Thiry/Pape merken an, „dass es für den Bereich der Krankenhäuser noch nicht entschieden ist, welche normativ gesetzten oder empirisch feststellbaren Verfahren sich unter der Bezeichnung Case Management durchsetzen" (2010, 18). Zu wünschen ist jedenfalls, dass sich die Rahmenempfehlungen der DGCC als fachliche Orientierung durchsetzen.

Literatur

Ansen H/Gödecker-Geenen N/Nau H: Soziale Arbeit im Krankenhaus. Reinhardt, München 2004.
Baierlain J/Schwegel P/Da-Cruz P: Projektmanagement. In: Von Reibnitz C (Hrsg.): Case Management: praktisch und effizient. Springer, Heidelberg 2009, S. 97-106.

Bostelaar RA u. a. (Hrsg.): Case Management im Krankenhaus. Aufsätze zum Kölner Modell in Theorie und Praxis. Schlütersche Verlagsgesellschaft, Hannover 2008.

Bostelaar RA/Pape R/Roland C: Fünf Jahre Casemanagement an der Universitätsklinik Köln – Rückblick und Ausblick. In: Das Krankenhaus 3, 2009, S. 229-231.

Deutsche Gesellschaft für Care und Case Management e. V. (Hrsg.): Rahmenempfehlungen zum Handlungskonzept Case Management. Economica, Heidelber u. a. 2009.

Deutsches Institut für angewandte Pflegeforschung e. V. (Hrsg.): Überleitung und Case Management in der Pflege. Schlütersche, Hannover 2004.

Gratias R: Case-Management leicht gemacht. 16 Leitsätze zur Implementierung einer pflegerischen Patientensteuerung. In: Die Schwester/Der Pfleger 12/2005, S. 974-976.

Heinsen A u. a.: Der Klinische Pfad – eine gelungene Verbindung von Qualitätsmanagement und Prozesskostenrechnung. In: Das Krankenhaus 1/2006, S. 26-31.

Hellmann W: Klinische Pfade – Konzepte, Umsetzung, Erfahrungen. Ecomed, Landsberg/Lech 2002.

Höhmann U/Müller-Mundt G/Schulz B: Qualität durch Kooperation. Gesundheitsdienste in der Vernetzung. Mabuse, Frankfurt a. M. 1998.

Institut für Sozialforschung und Sozialwirtschaft e. V. (Hrsg.): Das BMGS-Modellprogramm: Impulse für eine moderne Pflegeinfrastruktur. Abschlussbericht zur Modellphase 1998-2001. Eigenverlag, Saarbrücken 2002.

Klug W: Mit Konzept planen – effektiv helfen. Ökosoziales Case Management in der Gefährdetenhilfe. Lambertus, Freiburg i. Br. 2003.

Krusch A u. a.: Clinical Pathways und Case-Management als DRG-Managementinstrumente. Bericht über ein Pilotprojekt am Klinikum München-Bogenhausen. In: Das Krankenhaus 2/2006, S. 124-128.

Löcherbach P: Qualifizierung im Case Management. Bedarf und Angebote. In: Löcherbach P/Klug W/Remmel-Faßbender R/Wendt, WR (Hrsg.): Case Management. Fall- und Systemsteuerung in der Sozialen Arbeit. 4., akt. Aufl. Reinhardt, München, Basel 2009, S. 26-257.

Mennemann H/Ribbert-Elias J: Personen- und systembezogenes Management in der Unterstützung pflegebedürftiger Menschen und ihrer Angehörigen am Beispiel des „Ahlener Systems". In: Gerwin B/Lorenz-Krause R (Hrsg.): Pflege- und Krankheitsverläufe aktiv steuern und bewältigen. Unter besonderer Berücksichtigung des Corbin-Strauss-Pflegemodells. Lit, Münster 2005, S. 57-84.

Mennemann H: Ein Netzwerk entwickeln. Zur praktischen Umsetzung von Hospizarbeit. In: Praxis PalliatieCare 4, 2009, S. 34-36.

Richter E: Optimieren heißt kooperieren. Entlassungsmanagement – Ziele, Modelle, Erfahrungen. In: Forum Sozialstation 136/2005, S. 12-15.

Roppelt C u. a.: Das Ziel: Komplette Systemsteuerung. Erfahrungen der Frankenwaldklinik Kronach mit Case Management. In: Krankenhaus Umschau 7/2004, S. 586-590.

Schulz-Nieswandt F.: Der alte Mensch und das 'Krankenhaus 2000', in: R. Schmidt/A. Thiele (Hrsg.), Konturen der neuen Pflegelandschaft. Positionen, Widersprüche, Konsequenzen. Transfer, Regensburg 1998, S. 69-84.

Schwing C: Klinische Behandlungspfade. „Das Fürstentumdenken der Chefärzte ist nicht einfach zu knacken". In: Krankenhaus Umschau 1/2004, S. 52-54.

Stecher C u. a.: Behandlungspfade als Schlüssel zur Erlössicherung. In: Führen & Wirtschaften 2/200, S. 182-185.

Tews HP: Neue und alte Aspekte des Strukturwandels des Alters. In: Naegele G/Tews HP (Hrsg.): Lebenslagen im Strukturwandel des Alters. Alternde Gesellschaft – Folgen für die Politik. Westdeutscher Verlag, Opladen 1993, S. 15-42.

Thiry L/Pape R: Aktionsfelder von Case Manager/innen im Krankenhaus. Ist-Situation und weiterführende Überlegungen. In: Case Management 1, 2010, S. 17-20.

Thiry L: Bedarfsgerechte Versorgung und ökonomischer Einsatz von Ressourcen. In: Die Schwester/Der Pfleger 6, 2010, S. 594-598.

Von Reibnitz C (Hrsg.): Case Management: praktisch und effizient. Springer, Heidelberg 2009.

Wendt WR: Die generelle Rolle und Bedeutung von Case Management in Humandiensten. In: Case Management 1/2005, S. 4-9.

Wendt WR: Wo stehen wir im Case Management und wie entwickelt es sich weiter? In: Wendt WR/Löcherbach P (Hrsg.): Standards und Fachlichkeit im Case Management. Economica, Heidelberg u. a. 2009, S. 1-52.

Internetquellen

http://www.clinpath.de
http://www.destatis.de
http://www.vincentz.net/altenpflegemonitor

Beitrag 8

Case Management in der Pädiatrie – Nachsorge bei schwer und chronisch kranken Kindern und Jugendlichen[1]

Waltraud Baur/Andreas Podeswik

		Rn.
1	Einleitung	1 – 3
2	**Das Nachsorgemodell Bunter Kreis**	4 – 34
2.1	Inhalte des Augsburger Modells	8 – 18
2.1.1	Pflegenachsorge	11 – 15
2.1.2	Psychosoziale Begleitung	16 – 18
2.2	Case Management in der Nachsorge	19 – 21
2.3	Praktische Anforderungen an das Case Management in der sozialmedizinischen Nachsorge	22 – 26
2.3.1	Anforderungen auf der Fallebene	23
2.3.2	Anforderungen auf der Systemebene	24, 25
2.3.3	Anforderungen auf der Organisationsebene	26
2.4	Prozessorientierter Ablauf der Nachsorge	27 – 32
2.4.1	Assessment	28
2.4.2	Hilfeplanung	29
2.4.3	Intervention und Controlling	30
2.4.4	Evaluation	31, 32
2.5	Ziele der Nachsorge	33
2.6	Zielgruppe des Case Management	34
3	**Struktur einer sozialmedizinischen Nachsorgeeinrichtung**	35 – 46
3.1	Sozialmedizinische Nachsorge nach § 43 Abs. 2 SGB V	37 – 40
3.2	Erste Stufe der Behindertenhilfe	41, 42
3.3	Patientenschulungen	43

---

1 ISPA – Institut für Sozialmedizin in der Pädiatrie, Augsburg. An der Erstellung dieses Beitrags hat Friedrich Porz mitgewirkt.

		Rn.
3.4	Optionale Angebote	44, 45
3.5	Seelsorge	46
4	**Aufbau von Nachsorge in Deutschland**	47 – 51
4.1	Consulting und Case Management Ausbildung	48, 49
4.2	Bundesverband Bunter Kreis	50, 51

Literatur

Internetquellen

Autoren

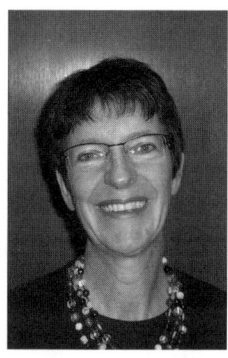

Waltraud Baur

Dipl.-Pädagogin, Jahrgang 1961, Systemische Familientherapeutin (VFT), qualifizierte EFQM-Assessorin, Case Management Ausbilderin (DGCC). Erzieherische, beratende und leitende Funktionen in verschiedenen sonderpädagogischen Tätigkeitsfeldern. Aufbau des psychosozialen Beratungs- und Case Management-Teams der pädiatrischen Nachsorge-Modell-Einrichtung Bunter Kreis Augsburg. Consulting beim bundesweiten Aufbau pädiatrischer Nachsorgeeinrichtungen. Aufbau und Leitung der Case Management Ausbildung; Entwicklung, Standardisierung und Durchführung von Weiterbildungen für Nachsorgemitarbeiter.

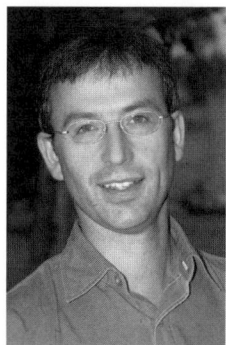

Andreas Podeswik

Dipl.-Psych.; Jahrgang 1966, Psychologe, psychologischer Psychotherapeut, Supervisor und Ausbilder in Verhaltenstherapie der dgvt, Kinder- und Jugendlichenpsychotherapeut, Psychodiabetologe, Case Management Ausbilder (DGCC). Bis 2010 Projektleitung des Bereichs Pädiatrie im beta Institut, jetzt Leiter des Instituts für Sozialmedizin in der Pädiatrie, Augsburg (ISPA). Aufbau des Patienten-Schulungszentrum am Nachsorgezentrum Bunten Kreis Augsburg, Leitlinienentwicklung für die interdisziplinäre Nachsorge nach Modell Bunter Kreis, stellv. Leitung der Asthmastudie. Geschäftsführer des Bundesverbands Bunter Kreis e. V., stellv. Vorsitzender der Gesellschaft pädiatrische Nachsorge in der Pädiatrie. Mitglied im Vorstand der Deutschen Gesellschaft für Care und Case Management (DGCC).

Schlagwortübersicht

	Rn.		Rn.
Assessment	28	Hilfeplan	29
Augsburger Modell	8	Intervention/Controlling	30
Ausbildung	48	Nachsorge	5, 8, 10, 34, 37, 39
Behindertenhilfe	41 f.	Organisationsebene	26
Beratung	13	Pädiatrie	1, 22
Bundesverband Bunter Kreis	50	Patientenschulung	9, 17, 43
Bunter Kreis	4, 7, 45	Qualitätsverbund Bunter Kreis	50
Evaluation	31	sozialmedizinische Nachsorge	19
Fallebene	23	Systemebene	24

1 Einleitung

Wenn ein Kind schwer oder chronisch erkrankt, einen Unfall erleidet, behindert zur Welt kommt oder als Frühchen auf der Intensivstation um sein Leben kämpft, verändert sich das Leben der betroffenen Familie auf einen Schlag. Während sich die ganze medizinische Fürsorge und Kompetenz auf den kleinen Patienten richtet, sind vor allem Eltern und Geschwister erheblichen psychischen, sozialen und finanziellen Belastungen ausgesetzt. Sie müssen den Schock verarbeiten, ein krankes oder behindertes Kind zu haben. Sie sind völlig unvorbereitet den Regeln und Anforderungen einer Klinikbehandlung ausgesetzt und müssen unter Umständen sehr schnell sehr weitgehende Therapieentscheidungen treffen. Hinzu kommen weitere Anforderungen wie die Betreuung und Erziehung der Geschwisterkinder, welche oft im Schatten ihres kranken Geschwisters leiden. Sie erhalten weniger Aufmerksamkeit und weniger emotionale Zuwendung, weil die Eltern überfordert und mit sich selbst beschäftigt sind oder müssen zurückstehen, wenn die Eltern den Patienten besuchen. Das Pendeln zwischen Klinik und Zuhause, oft zusätzlich verschärft durch weite Anfahrtswege und Mobilitätsprobleme, insbesondere bei sozial schwachen Familien, führt zu einer Zerreissprobe für die ganze Familie. Daher muss eine möglichst frühe Entlassung des kranken Kindes angestrebt werden.

Im häuslichen Umfeld aber kommen auf die Eltern neue Belastungen zu: Sie sollen aus der Vielzahl der Anbieter ambulanter Gesundheitsdienstleistungen die jeweils für ihre Bedürfnisse passenden Angebote aussuchen, sie koordinieren und mit ihnen kooperieren, ohne die Indikationen, den Leistungsumfang und die Qualität beurteilen zu können. Um die Kluft zwischen stationärer und ambulanter Medizin mit den dadurch bedingten Informationsverlusten, Mängeln in der Ressourcennutzung und der fehlenden Versorgungskontinuität zu überwinden, brauchen sie Information, Beratung und Anleitung, Hilfe bei der Vereinbarung gemeinsamer Ziele und Absprachen, Unterstützung bei der Erschließung und Nutzung vorhandener Ressourcen und präventiver Potentiale in der Familie und im sozialen Umfeld.

3 Ziel muss also eine Behandlungs- und Versorgungsstrategie sein, die den Patienten und seine Familie in den Vordergrund stellt, an einem gemeinsamen Ziel ausgerichtet ist und die Systeme in einer interdisziplinären und partnerschaftlichen Kooperation verzahnt.

2 Das Nachsorgemodell Bunter Kreis

4 Das Manko einer fehlenden Verbindung zwischen stationärer, rehabilitativer, häuslicher und ambulanter Versorgung wollten verantwortungsbewusste Mitarbeiter der Kinderklinik Augsburg 1991 nicht länger hinnehmen. Sie suchten Wege, die Kinder nach der klinischen Akutversorgung so schnell wie möglich ins gewohnte Umfeld zurückzubringen, ohne dabei ein medizinisches Risiko einzugehen.

5 Ziel war es, ein praxisfähiges Nachsorgekonzept für Familien mit chronisch-, krebs- und schwerstkranken Kindern im Einzugsgebiet der Kinderklinik Augsburg zu entwickeln. Aus den ersten Anfängen einer Arbeitsgemeinschaft „Bunter Kreis", der auch die Klinikseelsorge und Eltern aus den Selbsthilfegruppen angehörten, entstand 1994 der „Verein zur Familiennachsorge – Bunter Kreis e. V." Dessen Anerkennung als „gemeinnützig" ermöglichte erste Spendeneinnahmen und bot so Gelegenheit, eine Kinderkrankenschwester der Klinik als Case Managerin anzustellen. Diese wurde besonders hoch belasteten Familien, mit medizinisch-pflegerisch sehr aufwändigen Kindern, auch zu Hause als kompetente Helferin zur Seite gestellt mit dem Ziel, den bekannten Drehtüreffekt zu vermeiden.

6 Auf die erste Schwester folgten rasch weitere Mitarbeiter. Mittlerweile beschäftigt die Nachsorgeeinrichtung ca. 75 Fachkräfte aus den verschiedensten Berufsgruppen wie Kinderkrankenschwestern, Sozialpädagogen, Psychologen, Diätassistentinnen, Verwaltungsfachkräfte, Familientherapeuten, Kunst- und Musiktherapeuten und Seelsorger. Diese arbeiten überwiegend in Teilzeit oder auf Honorarbasis (dies entspricht ca. 25 Vollzeitstellen). Pro Jahr können so ca. 400 Familien intensiver über längere Zeit begleitet und weitere ca. 1000 Familien beraten werden.

7 Aus organisatorischen und haftungsrechtlichen Gründen wurde 2000 vom Verein eine gemeinnützige GmbH als Träger der Nachsorgeeinrichtung gegründet, in welcher alle Nachsorgemitarbeiter angestellt sind. Der „Verein zur Familiennachsorge – Bunter Kreis e. V." als alleiniger Gesellschafter stellt sich der Aufgabe, eine Reihe zusätzlicher, nicht refinanzierbarer Leistungen wie z. B. Selbsthilfegruppenförderung, individuelle Familienförderung und einen Sozialfond anzubieten sowie die Öffentlichkeitsarbeit und Spendenakquise zu übernehmen. Um langfristig den Bestand der Nachsorgeeinrichtung zu sichern, wurde 2010 die Stiftung Bunter Kreis gegründet. Sie wird zukünftig alleinige Gesellschafterin der

Bunten Kreis – Nachsorge gGmbH werden und die Verantwortung für die Nachsorgeeinrichtung übernehmen. Der bisherige Verein wird als reiner Förderverein (Fundraising) weiterbestehen.

2.1 Inhalte des Augsburger Modells

Die Nachsorge nach dem Augsburger Modell erfolgt durch ein interdisziplinäres Team, das die Verantwortung für die Arbeit mit einer bestimmten Patientengruppe wie z. B. Früh- und Risikogeborene übernimmt. Je nach Bedarf der jeweiligen Patientenfamilie ist eine Profession der Hauptansprechpartner, es können jedoch auch mehrere Berufsgruppen eine Familie begleiten (interdisziplinäres Case Management). Die Absprache findet in den regelmäßigen Teamsitzungen statt.

Ergänzt wird dies durch Teams für spezielle Leistungsangebote wie z. B. Patientenschulungen, Ernährungsberatung oder therapeutische Angebote. Die verbindende Klammer stellt das Case Management dar, d. h. für jede Patientenfamilie wird im Rahmen eines Routings, das zwischen Intake und detailliertem Assessment angesiedelt ist, geklärt, inwieweit Nachsorgeleistungen ohne spezielles Case Management oder die Anwendung von Case Management zur Koordination und Durchführung komplexer Nachsorgeleistungen erfolgt. Grundlage für diese Entscheidung sind die Belastung der Betroffenen und die Komplexität der voraussichtlich benötigten Hilfeleistungen.

Pflegenachsorge und psychosoziale Nachsorge bilden dabei die beiden Kernbereiche der familienorientierten Nachsorge.

2.1.1 Pflegenachsorge

Zur Pflegenachsorge zählt die Vorbereitung der Entlassung und Vernetzung zur häuslichen Pflege, sowie die Beratung und Anleitung der Eltern zuhause. Sie wird von Fachkinderkrankenschwestern geleistet, entsprechend der Erkrankung des Kindes, z. B. Schwestern der Kinderintensivstation, der Frühgeborenenstationen oder Onkologischen Station.

Die Tatsache, dass die im Bunten Kreis tätigen Kinderkrankenschwestern im Sinne einer Personalunion aus der Kinderklinik kommen, hat sich als sehr effektiv und sinnvoll erwiesen. Ihr persönlicher Einsatz, sowie das Wissen um offizielle Hierarchien und interne ungeschriebene Gesetze, überwanden manche Vorbehalte gegen die neue Arbeit.

Die Haupttätigkeit der Schwestern ist nun nicht mehr die Pflege, sondern die Beratung der Eltern, die auf eine Verbesserung der Bewältigungskompetenz, der Selbsthilfebereitschaft, der Selbststeuerungsfähigkeit und der Handlungstüchtigkeit ausgerichtet ist.

14 Die Nachsorgeschwester ermöglicht eine möglichst frühzeitige häusliche Pflege. Sie besucht die Eltern zuhause und begutachtet die räumlichen Gegebenheiten, berät und gestaltet zusammen mit den Eltern und anderen Helfern das häusliche Umfeld so, dass der Patient zuhause gepflegt werden kann. Dies kann von der Beschaffung von Medizingeräten bis hin zu einem Umbau reichen, wenn das Kind z. B. eine häusliche Sauerstoff- oder Beatmungstherapie benötigt oder auf den Rollstuhl angewiesen ist.

15 Die Nachsorgeschwester schult Eltern und andere Pflegepersonen im Umgang mit dem Patienten. Sie begleitet die Familie nach der Entlassung nach Hause und ist in der ersten Phase oft vor Ort. Sie bindet vorhandene Helfer mit ein und knüpft am Wohnort des Patienten ein Versorgungsnetz.

2.1.2 Psychosoziale Begleitung

16 Die psychosoziale Begleitung setzt bereits während der stationären Behandlung mit der Begleitung der Familien durch die Nachsorgeschwestern ein und hilft Eltern und Geschwistern, sich mit der völlig veränderten Lebenssituation auseinander zu setzen. Je nach Belastung der Familie bzw. bei besonderen Problemstellungen werden die Sozialpädagogen oder Psychologen des Bunten Kreises von der fallführenden Nachsorgeschwester mit einbezogen oder übernehmen selbst die Rolle des Case Managers.

17 Die Sozialpädagogen beraten die Familien, kontaktieren Fachstellen, helfen bei Anträgen, begleiten zu Behörden und vermitteln Experten. Dabei arbeiten sie mit psychosozialen Fachdiensten und Beratungsstellen zusammen, welche die Familien weiterbetreuen. Die Sozialpädagogen und Psychologen beraten auch die Schwestern in der Nachsorge und sind häufig Moderator zwischen Klinikmitarbeitern, Nachsorgeschwestern und den Familien. Sie geben psychosoziale Hilfestellung in der Krisenbewältigung und unterstützen die Familien und die Case Manager bei Konflikten und Interaktionsproblemen innerhalb der Familie und im Netzwerk der betreuenden Institutionen. Sie bieten Beratung zur Krankheitsbewältigung in Einzelgesprächen und zunehmend im Rahmen von Patientenschulungsprogrammen.

18 Eine weitere vernetzende Tätigkeit sowohl der Sozialpädagogen wie der Psychologen ist die Beratung anderer Förder- und Hilfeeinrichtungen über unterstützende Angebote für chronisch kranke Kinder und deren Familien sowie Aufklärungsarbeit für Erzieherinnen, Lehrer oder Ausbilder im Sinne eines Kompetenz-Transfers.

2.2 Case Management in der Nachsorge

Case Management in der sozialmedizinischen Nachsorge stellt eine auf den jeweiligen Fall orientierte interdisziplinäre Koordination der Betreuung unabhängig von der fachlichen, hierarchischen oder institutionellen Zuordnung dar (*Porz* 2005).

Im Bunten Kreis wurde Case Management definiert als

„eine am Bedarf und an den Bedürfnissen der Familie orientierte Begleitung, Unterstützung und Vernetzung, die hilft mit der Erkrankung des Kindes und den veränderten Lebensbedingungen der Familie zurecht zu kommen".

Nachsorge nach dem Modell Bunter Kreis bedeutet, dass den betroffenen Familien möglichst bereits in der Erstphase der Erkrankung oder Behinderung ein Ansprechpartner als Case Manager zur Seite gestellt wird. Seine Aufgabe ist die bestmögliche und umfassende Informationsvermittlung und die Vernetzung mit weiteren Kooperationspartnern. Er gewährleistet, dass in der entscheidenden Anfangsphase die richtigen Weichen gestellt werden und organisiert in Absprache mit den Eltern die verschiedenen Helfer, die gemeinsam einen schützenden und unterstützenden Kreis um die betroffene Familie bilden.

Case Management im Sinne des Augsburger Modells will nicht eine zusätzliche Leistung etablieren, sondern bestehende Leistungsangebote zum Wohle des Patienten und seiner Familie vermitteln und vernetzen.

2.3 Praktische Anforderungen an das Case Management in der sozialmedizinischen Nachsorge

Case Management in der Pädiatrie bedeutet ein Tätigwerden im Umfeld stationärer und ambulanter Einrichtungen des Gesundheits- und Sozialwesens und setzt damit – neben dem Umgang mit emotional hochbelasteten Familien – die Zusammenarbeit mit allen hierarchischen Ebenen medizinischer, pflegerischer und psychosozialer Professionen voraus (nach *Fries* 2002). Neben der Arbeit auf der Ebene des konkreten (Einzel-)Falls müssen auch auf Organisations- und Systemebene[2] geeignete Bedingungen für eine fach- und sachgerechte Versorgung betroffener Familien geschaffen werden.

2.3.1 Anforderungen auf der Fallebene

Auf der Fallebene benötigt der Case Manager gute Kenntnisse häufig vorkommender Krankheitssituationen, die Fähigkeit zum Aufbau einer tragfähigen Be-

---

2 Der Begriff „System" bezieht sich in der sozialmedizinischen Nachsorge z. B. auf die in der sozialmedizinischen Nachsorge relevanten Leistungsträger, -erbringer, Institutionen, Einrichtungen, Verbände, Interessensvertreter und politischen Entscheidungsträger.

ziehung (zuhören können, emotional entlasten, begleiten) und zum „Abholen" der Patientenfamilie in ihrer Lebensumwelt, immer unter dem Grundsatz einer „Hilfe zur Selbsthilfe". Der Case Manager organisiert Leistungen und fördert und steuert die individuellen Ressourcen im formellen und informellen Netz des Patienten bzw. seiner Bezugspersonen. Bei der Durchführung kann es zu Überschneidungen zwischen den Case Management-Aufgaben und der eigenen Leistungserbringung kommen. Dies setzt die Fähigkeit voraus, trennen zu können zwischen der Rolle als Case Manager und der Profession als Schwester, Sozialpädagoge etc.

2.3.2 Anforderungen auf der Systemebene

24 Auf der Systemebene erfordert dies die Integration des Case Management-Systems und des Case Managers im Gesundheitswesen auf mehreren Stufen: Von der Information der beteiligten Kooperationspartner über die Existenz des CM-Angebotes, ihre Aufklärung über die angebotenen Leistungen bis zur Erlaubnis, den Case Management-Prozess zu steuern. Für letzteres ist in der Regel zunächst eine Vertrauensbildung in Form einer längeren erfolgreichen gemeinsamen Arbeit erforderlich. Von zentraler Bedeutung ist auch die Klärung des grundlegenden CM-Arbeitsauftrages: „Anwalt des Patienten" oder „Kontrolleur der Klinik". (*Baur & Podeswik* 2009)

25 Um im Netzwerk steuernd tätig sein zu können, braucht der Case Manger umfassende Kenntnisse der stationären und ambulanten Versorgung. Hierzu gehört ein fundiertes Wissen über aktuelle gesundheitspolitische Fragestellungen und den jeweiligen organisatorischen Kontext der Einrichtungen (hierarchische und persönliche Zusammenhänge, Abrechenbarkeit von Leistungen etc.).

2.3.3 Anforderungen auf der Organisationsebene

26 Die Durchführung von Case Management auf Fall- und Systemebene ist abhängig von entsprechenden Rahmenbedingungen auf der Ebene der Nachsorgeeinrichtung. Neben der Schaffung und Bereitstellung entsprechender Ressourcen und Arbeitsbedingungen (z. B. Zeitbudget für die einzelfallübergreifende Vernetzungsarbeit, Regelung der zeitlichen und örtlichen Mobilität) geht es dabei um eine strukturelle Ausrichtung der Einrichtung am Handlungskonzept Case Management. Hierzu muss auf der Grundlage des Nachsorgekonzeptes ein Qualitätsmanagement entwickelt werden. Die internen Abläufe im Sinne eines Workflow (Ablauforganisation) sind ebenso festzulegen wie die Prozess- und Dokumentationsstandards sowie Kriterien zur Evaluation.

2.4 Prozessorientierter Ablauf der Nachsorge

Die Krankheitsbewältigung einer Patientenfamilie ist ein dynamischer Prozess, der sich am individuellen Krankheitsverlauf des Kindes orientiert und oft nicht vorhersehbar ist. Nachsorge muss sich diesem Prozess anpassen und flexibel auf neue Anforderungen reagieren. Als Basis für die Leitlinienentwicklung wurde deshalb ein prozessorientiertes Behandlungsprogramm zu Grunde gelegt. Dies entspricht dem Case Management-Konzept mit den aufeinander folgenden Schritten Assessment, Hilfeplan, Intervention und Evaluation (*Wendt* 2001).

2.4.1 Assessment

Mittels einer – gemeinsam von Schwestern, Sozialpädagogen und/oder Psychologen erstellten bzw. ergänzten – interdisziplinären Anamnese wird der Ist-Zustand des Kindes und der Familie erhoben: Dabei findet die ICF (International Classification of Functioning, Disability and Health der WHO) ebenso Verwendung wie die fünf Achsen Medizin/Pflege, Funktionalität, Soziales, Psyche und Spiritualität.

2.4.2 Hilfeplanung

Die Hilfeplanung muss unter Einbezug der medizinisch-psychosozialen Rahmenbedingungen, Motivation und Machbarkeit erfolgen. Grundlage für die Planung des Nachsorgebedarfs sind die Daten aus der interdisziplinären und multiaxialen Anamnese. Aus diesen lässt sich ein an die ICF angelehntes multiaxiales Ressourcen- und Belastungsprofil (Disease-Staging) für die jeweilige Familie erstellen, aus dem sich ablesen lässt, in welchen Bereichen ein Interventionsbedarf besteht. Zusätzlich gibt es übergreifende Zielbereiche und praxisrelevante Feinziele für die einzelnen Bereiche, welche die Grundlage der Evaluation bilden.

2.4.3 Intervention und Controlling

Für die auf die Familie bezogenen Interventionen wurden gemeinsame Kategorien erarbeitet, die in den einzelnen Leitlinien berücksichtigt sind. Diese Kategorien sind Vernetzung, Schulung, Beratung, Begleitung und Therapie. Der Case Manager entscheidet gemeinsam mit der betroffenen Familie, welche Interventionen entsprechend den Leitlinien ausgewählt und umgesetzt werden und begleitet diesen Prozess sowohl durch tatkräftige Mitarbeit als auch im Sinne eines Controllings.

2.4.4 Evaluation

31 Durch Evaluation anhand der Achsen des Disease-Staging soll überprüft werden, ob die Zielbereiche und Feinziele erreicht wurden oder ob der Hilfeplan modifiziert werden muss. Festgelegte Evaluationszeitpunkte sind die wöchentlichen Teamsitzungen, die Entlassungsevaluation und die Abschlussevaluation vor Beendigung der Nachsorge. Daneben können im Case Management-Team die Maßnahmen jederzeit den ggf. veränderten Bedingungen (gesundheitliche Komplikationen, Veränderungen im familialen Gefüge ...) der Familie angepasst werden.

32 Nach Beendigung der Nachsorge soll als „Klienten-Evaluation" von den Eltern ein kurzer Fragebogen mit skalierten Items und Freitextfeld ausgefüllt werden. Dieser enthält Fragen zur Zufriedenheit mit der Nachsorgemaßnahme, der Zufriedenheit mit dem Personal und zu Angeboten und Ressourcen, welche sich die Eltern gewünscht hätten.

2.5 Ziele der Nachsorge

33 Die grundlegenden Nachsorgeziele, wie sie in der Unternehmensphilosophie des Bunten Kreises formuliert wurden, sind:

1. **Die Sicherung und Verbesserung des medizinischen und funktionalen Behandlungserfolges.**
   Diese erfolgt durch den Aufbau der Selbstversorgungskompetenz, Handlungskompetenz, Selbständigkeit und Problemlösefähigkeit
2. **Die Sicherung und Verbesserung der individuellen Lebensqualität.**
   Sie wird angestrebt durch den Abbau von organisatorischen, physischen, sozialen und psychischen Belastungen und im Gegenzug den Aufbau von Selbstsicherheit, positiven Lebensgefühlen sowie materieller und sozialer Unterstützung.
3. **Die Förderung einer ganzheitlichen Bewältigung der Lebenssituation.**
   Dieses Ziel soll durch die Stabilisierung und Verbesserung der Partizipation am Alltagsleben, die Förderung der persönlichen Entwicklung, die Integration in die Gesellschaft, die Förderung von Akzeptanz in der Bezugsgruppe und den Aufbau situationsangemessener Interaktion erreicht werden.

2.6 Zielgruppe des Case Management

34 Die Nachsorge wird Früh- und Risikogeborenen, Kindern und Jugendlichen mit chronischen oder schweren Krankheiten und/oder Behinderungen, ihren Bezugspersonen/Eltern und Familienmitgliedern angeboten. Voraussetzung für Case Management in der Nachsorge ist das Vorliegen einer hohen und komplexen Belastung. Diese setzt sich in der Regel aus krankheitsabhängigen und -unabhängigen Faktoren zusammen (vgl. Abb. 1).

Case Management in der Pädiatrie

Krankheitsabhängige Belastungsfaktoren	Krankheitsunabhängige Belastungsfaktoren
• Krankheitsverlauf oder Prognose, insbesondere für progrediente Erkrankungen und Patienten in der Palliativphase • hohe Therapieanforderungen bezüglich der Intensität, Invasivität, Komplexität und Vielseitigkeit, aber auch in Hinblick auf eine hohe Eigenverantwortung	• psychische Auffälligkeiten/Erkrankungen • familiäre Belastungen und Überforderungen (z. B. durch kritische Lebensereignisse, eigene Erkrankungen oder Sucht) • Soziale und finanzielle Belastungen wie z. B. Arbeitslosigkeit • Herkunft aus anderen Kulturkreisen und damit verbundene Integrations- und Sprachverständnisprobleme

Abb. 1: Belastungsfaktoren

3 Struktur einer sozialmedizinischen Nachsorgeeinrichtung

Eine Nachsorgeeinrichtung nach dem Augsburger Modell bildet eine sektorenübergreifende Plattform, um den Übergang von der stationären in die ambulante Betreuung zu sichern. Dabei ruhen Durchführung und Finanzierung der Nachsorge auf mehreren Säulen (vgl. Abb. 2).

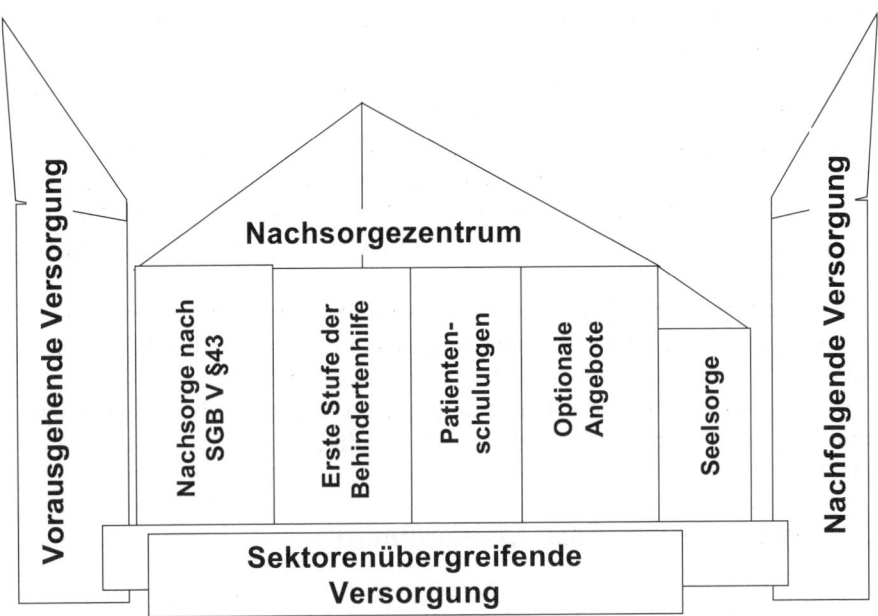

Abb. 2: Modell eines Nachsorgezentrums

Das Hauptelement bildet die sozialmedizinische Nachsorge nach § 43 Abs. 2 SGB V. Hinzu kommen Leistungen der sog. „Ersten Stufe der Behindertenhilfe" nach § 53 SGB XII. Weitere Leistungen können Patientenschulungen sowie sog. optionale Angebote sein. Schließlich ist auch die Seelsorge wesentlicher Bestandteil eines Nachsorgezentrums.

3.1 Sozialmedizinische Nachsorge nach § 43 Abs. 2 SGB V

37 Ein wichtiger Schritt zur flächendeckenden Finanzierung der Nachsorge war die Verabschiedung eines von Mitarbeitern des Bunten Kreises und des beta Instituts erarbeiteten Gesetzentwurfs, der dazu führte, dass seit Oktober 2004 die sozialmedizinische Nachsorge im § 43 Abs. 2 SGB V zunächst als Kannleistung für Kinder bis zum 12. Lebensjahr verankert war. Eine Änderung zum 01.01.2009 sichert nun den Rechtsanspruch auf sozialmedizinische Nachsorge und erweitert den Altersrahmen auf das 14., in besonders schwerwiegenden Fällen sogar 18. Lebensjahr des Kindes.

38 Nach § 43 Abs. 2 SGB V können für Kinder der entsprechenden Altersgruppe in unmittelbarem Anschluss an eine stationäre Krankenhausbehandlung oder stationäre Rehabilitation sozialmedizinische Nachsorgemaßnahmen verordnet werden, wenn die Nachsorge wegen der Art, Schwere und Dauer der Erkrankung notwendig ist, um stationäre Aufenthalte zu verkürzen oder eine anschließende ambulante ärztliche Behandlung zu sichern. Die Indikation ergibt sich aus einer Kombination von schweren Beeinträchtigungen der Funktionsfähigkeiten sowie der Notwendigkeit eingreifender, komplexer Interventionen oder dem Finalstadium einer Erkrankung. Grundlage der Indikationsstellung ist eine Einschätzung nach der WHO-Klassifikation ICF.

39 Sozialmedizinische Nachsorge wird entweder durch den behandelnden Arzt in der Kinderklinik, den niedergelassenen Arzt oder durch den Arzt der stationären Rehabilitationseinrichtung eingeleitet. Nachsorge kann schon während des stationären Aufenthaltes in der Kinderklinik oder in der Rehabilitation beginnen. Sie ist insbesondere an den Schnittstellen zwischen den Sektoren tätig und beginnt mit der Analyse des Versorgungsbedarfs. Anschließend ist sie vernetzend, koordinierend, begleitend und entlastend tätig. Zusätzlich können Aufgaben der Patientenmotivation, der Aufklärung, Anleitung, Beratung oder des Trainings übernommen werden. Ziel ist die Integration der Patientenfamilie im häuslichen Umfeld und die Aufnahme und Durchführung der medizinisch verordneten Therapien. Ein interessanter Aspekt in den entsprechenden Empfehlungen der Spitzenverbände der Krankenkassen ist die Festlegung, dass Nachsorgemitarbeiter zur Erbringung sozialmedizinischer Nachsorge in Case Management qualifiziert sein müssen. Die Anforderungen an die Leistungserbringer sozialmedizinischer Nachsorge sind im § 132c SGB V festgelegt.

40 Mit diesem Gesetz ist nun erstmals sozialmedizinische Nachsorge überregional finanzierbar, dies jedoch mit großen Einschränkungen gegenüber dem umfassenden Konzept des Bunten Kreises. So sind weiterhin alternative Finanzierungswe-

ge wie Spenden, Stiftungsgelder, Bußgelder oder weitere öffentliche Fördermittel notwendig, um den Eltern kranker Kinder ein angemessenes Angebot an Unterstützung bieten zu können.

3.2 Erste Stufe der Behindertenhilfe

In Bayern können Familien mit schwer und chronisch kranken Kindern auch über die sog. „Erste Stufe der Behindertenhilfe" nach § 53 SGB XII unterstützt werden. Sie stellt die zweite Säule des Nachsorgezentrums dar. Handelt es sich beim § 43 in erster Linie um Unterstützungsleistungen zur Durchführung medizinisch verordneter Therapien, können hier auch andere Bereiche angegangen werden, wie z. B. Kriseninterventionen, Sozialberatung zu Fragen wie Schwerbehindertenausweis, Rehabilitation oder Leistungen der Sozial- und Jugendhilfe, die Förderung von Aktivitäten zur Integration der Behinderung im Alltag, Hilfe in Schul- und Ausbildungsfragen oder auch der Einbezug von Ehrenamt. Die erste Stufe der Behindertenhilfe wird in Bayern derzeit über die sog. „Offene Behindertenarbeit" (OBA) finanziert. Es bleibt zu hoffen, dass sich bald auch weitere Bundesländer dieser Regelung anschließen. 41

Auch die Leistungen im Rahmen der ersten Stufe der Behindertenhilfe werden nach dem Handlungsansatz des Case Managements erbracht, d. h. in der Nachsorgepraxis werden sozialmedizinische Nachsorge und erste Stufe der Behindertenhilfe in einem Prozess und von einem Case Manager durchgeführt und sind lediglich abrechnungstechnisch zu trennen. 42

3.3 Patientenschulungen

Die Zahl der Kinder und Jugendlichen, die unter chronischen Erkrankungen wie Diabetes, Asthma, Neurodermitis oder Adipositas leiden, nimmt ständig zu. Je nach Größe der Einrichtung und lokalen Gegebenheiten können hier Patientenschulungen angeboten und zumindest teilweise nach § 43 Abs. 1 SGB V über die Krankenkassen refinanziert werden. 43

3.4 Optionale Angebote

Für die optionalen Angebote eines Nachsorgezentrums ist jeweils vor Ort nach einer fundierten Bedarfs- und Bestandsanalyse zu prüfen, welche benötigten Leistungen bereits in der Region zur Verfügung stehen oder bei anderen Leistungsträgern initiiert werden können und welche Versorgungslücken von der Nachsorgeeinrichtung selbst geschlossen werden sollten. Dies stellt eine klassische Aufgabe im Sinne von Case Management auf der Organisations- und Systemebene dar. 44

45 Selbstverständlich ist das Angebot auch abhängig von den jeweiligen finanziellen Möglichkeiten der Einrichtung. Der Bunte Kreis Augsburg bietet hier u. a. einen Familienentlastenden Dienst im Sinne von Haushaltshilfe und Kinderbetreuung, Diätberatung, eine Monitorsprechstunde, Spiel-, Musik-, Reit- und Psychotherapie, Geschwisterkinderbetreuung und erlebnispädagogische Angebote für Geschwisterkinder sowie eine Sprechstunde für Säuglinge und Kleinkinder mit Interaktionsstörungen an.

3.5 Seelsorge

46 Im Bunten Kreis Augsburg waren Angehörige der katholischen wie evangelischen Kirche von Beginn an der konzeptionellen Planung und dem Aufbau der Nachsorge beteiligt. Gruppenangebote wie Treffen verwaister Eltern, ein Jahresgottesdiensts für verstorbene Kinder, die Schulung der Nachsorgemitarbeiter in Fragen der Trauerbegleitung und natürlich auch der individuelle Kontakt zu betroffenen Familien sind immanenter Bestandteil des Nachsorgekonzeptes

4 Aufbau von Nachsorge in Deutschland

47 Dank der Finanzierung eines Multiplikatorenprojekts (u. a. über den gesamten Zeitraum durch die Robert Bosch Stiftung Stuttgart, seit 2010 auch durch die gemeinnützige Auridis GmbH) waren die Initiatoren des Nachsorgekonzeptes seit 1999 in der Lage, Kinderkliniken, Elterninitiativen und sonstige Interessierte im Aufbau pädiatrischer Nachsorgeeinrichtungen beratend zu unterstützen. Aus dieser Beratungs- und Qualifizierungsarbeit entstanden inzwischen bundesweit mehr als 60 Einrichtungen, die Nachsorge nach dem Modell Bunter Kreis anbieten. Zusätzlich förderte das Bayerische Staatsministerium die Entwicklung eines Qualitätshandbuches zur pädiatrischen Nachsorge (*Podeswik u.a*, 2008)

4.1 Consulting und Case Management Ausbildung

48 Mehrmals jährlich werden in Augsburg zweitägige Consulting-Workshops zur Nachsorge durchgeführt, um Mitarbeitern aus im Aufbau befindlichen Einrichtungen die Grundlagen des Augsburger Nachsorgemodells und des Case Managements zu vermitteln. Je nach Bedarf können weitere Seminare zu weiterführenden Themen angeboten werden. Ein individuelles Consulting vor Ort ist möglich.

49 Als anerkanntes Ausbildungsinstitut bietet das Institut für Sozialmedizin in der Pädiatrie (ISPA) eine nach den Richtlinien der Deutschen Gesellschaft für Care und Case Management (DGCC) zertifizierte Weiterbildung zum Case Manager sowie eine Fortbildung zum Case Management Assistenten an.

4.2 Bundesverband Bunter Kreis

Um sich auszutauschen und das Niveau der Nachsorge zu sichern, schlossen sich 2002 die bestehenden Nachsorgeeinrichtungen zum „Qualitätsverbund Bunter Kreis" zusammen. 2010 entstand hieraus der gemeinnützige „Bundesverband Bunter Kreis e. V." (http://www.bunte-kreise-deutschland.de)

Der Bundesverband setzt sich folgende Ziele:

- Sicherung des Qualitätsstandards
- Weiterentwicklung der Nachsorge
- Erfahrungsaustausch auf Leitungs- und Mitarbeiterebene
- Fortbildung und Aufbau von Kompetenz auf der Leitungsebene
- Gemeinsames Auftreten gegenüber Politik und Kostenträgern
- Bundesweite Interessenvertretung der einzelnen Einrichtungen
- Bundesweite Öffentlichkeitsarbeit

2004 konnte der Aufbau eines Qualitätssicherungssystems zur Qualitätsprüfung der Nachsorgeeinrichtungen, die sich auf das Modell Bunter Kreis berufen, etabliert werden. Eine wichtige Aufgabe war und ist die Umsetzung der Empfehlungen und Bestimmungen zur sozialmedizinischen Nachsorge nach § 43 Abs. 2 SGB V und die gemeinsamen Verhandlungen mit den Krankenkassen zu Inhalt und Vergütung der Nachsorgeleistungen. Vision und Ziel unserer Arbeit ist eine bundesweit flächendeckende und qualitätsgesicherte Versorgung betroffener Familien mit Nachsorge.

Literatur

Baur W/Podeswik A: Case Management am Beispiel der pädiatrischen Nachsorge. In von Hagen C/Schwarz HP (Hrsg): Psychische Entwicklung bei chronischer Krankheit im Kindes- und Jugendalter. Kohlhammer, Stuttgart 2009, S. 282 – 294

Fries H: Case Management als Gesundheitsdienstleistung. In: Löcherbach P/Klug W/Remmel-Faßbender R/Wendt WR (Hrsg): Case Management: Fall- und Systemsteuerung in Theorie und Praxis. Luchterhand, Neuwied 2002, S. 101-118.

Podeswik A. u. a.: Praxishandbuch pädiatrische Nachsorge Modell Bunter Kreis. beta-Institutsverlag Augsburg 2007

Porz F: Wissenschaftliche Begleitung von Case-Management in der Pädiatrie – die Augsburger Nachsorgeforschung. In: Porz F & Erhardt H (Hrsg): Case-Management in der Kinder- und Jugendmedizin. Neue Wege in der Nachsorge. Thieme, Stuttgart 2003, S. 73-78.

Porz F/Podeswik A/Erhard H: Case-Management in der Sozialpädiatrie. In: Löcherbach P/Klug W/Remmel-Faßbender R/Wendt WR (Hrsg): Case Management. Fall und Systemsteuerung in der Sozialen Arbeit. 3. Auflage, Reinhardt, München 2005, S. 88-108.

Schuntermann MF: Einführung in die ICF. Grundkurs – Übungen – offene Fragen. Ecomed, Landsberg 2005.

Wendt WR: Case Management im Sozial- und Gesundheitswesen. Lambertus, Freiburg 2001.

Internetquellen

http://www.bunter-kreis.de
http://www.bunte-kreise-deutschland.de

Beitrag 9

Case Management in der Eingliederungshilfe für behinderte Menschen

Milena Roters/Sören Roters-Möller

		Rn.
1	**Einleitung**	1, 2
2	**Rückblick**	3 – 9
2.1	Entwicklung(en) der Eingliederungshilfe für behinderte Menschen	3 – 9
3	**Einblick**	10 – 24
3.1	Vom Förderplan zur individuellen Hilfe-/Teilhabeplanung	10 – 12
3.2	Individuelle Hilfe-/Teilhabeplanung als Fallmanagement?	13 – 24
4	**Ausblick**	25 – 40
4.1	Individuelle Hilfe-/Teilhabeplanung als Ansatzpunkt für Case Management	25 – 30
4.2	Aushandeln statt Verordnen	31 – 36
4.3	Aufbruch mit Methode	37 – 40

Literatur

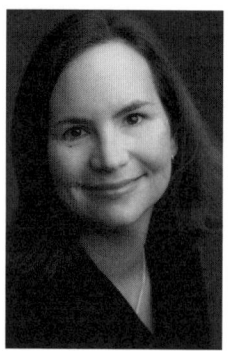

Milena Roters

Diplom-Sozialpädagogin; Jahrgang 1973, Studium der Sozialpädagogik an der Katholischen Fachhochschule Münster. Im Anschluss an das Studium zunächst mehrjährige Mitarbeit in einer im Rahmen des Enthospitalisierungsprogrammes des Landschaftsverbandes Westfalen-Lippe entstandenen Wohngruppe für Menschen mit geistiger Behinderung. Seit Ende 2002 Tätigkeit beim Landkreis Osnabrück in der Fachstelle für Eingliederungshilfe. Seit Juli 2005 zertifizierte Case Managerin im Sozial- und Gesundheitswesen und in der Beschäftigungsförderung (DGCC). Freiberufliche Tätigkeit in Fort- und Weiterbildungen für Mitarbeiter der Behindertenhilfe.

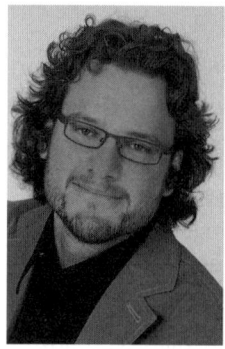

Sören Roters-Möller

Diplom-Pädagoge; Jahrgang 1976, Promotionsstudium Pädagogik und Soziologie. Leiter der Fortbildungsinitiative „Den Ruhestand gestalten LERNEN" – Impulse, Forschungstransfer und Organisationsentwicklung zum demografischen Wandel in der Eingliederungshilfe. Zuvor Wissenschaftlicher Mitarbeiter in der Forschungsstelle Ruhestand der Westfälischen Wilhelms-Universität Münster.

Schlagwortübersicht

	Rn.		Rn.
Assessment	13, 22	Lebenslage	23
Beratung	1	Leitlinien	24–26
Dokumentation	32	Monitoring	21 f.
Fallführung	28	Netzwerk	13, 24
Implementierung	9, 25, 36, 39	Organisationsentwicklung	24
Kompetenz	35	Planung	17
Kontraktmanagement	23	Qualitätssicherung	25
Lebensführung	35	Ressourcenorientierung	24

1 Einleitung

Die Eingliederungshilfe für behinderte Menschen[1] steht vor großen Veränderungen: Zum einen wird der Vorrang der ambulanten vor stationären Leistungen konsequenter betont, und stationäre wie teilstationäre Leistungen sollen hinsichtlich ihrer Notwendigkeit wie auch ihrer Wirksamkeit überprüft werden. Zum anderen stellt die Einführung Persönlicher Budgets das klassische Dreiecksverhältnis zwischen Leistungsträgern, Leistungsanbietern und Leistungsberechtigten in Frage. Es ist notwendig, über neue methodische und konzeptionelle Wege nachzudenken, denn

- einerseits gehen die in den letzten Jahren konsequenter verfolgten Enthospitalisierungsbemühungen in der Eingliederungshilfe und die Orientierung hin zu gemeindenahen, inklusiven Unterstützungsangeboten mit neuen Koordinierungserfordernissen einher. Auch „in diesen Hilfeformen sind Strukturen notwendig, die das Zusammenspiel zwischen Nutzer/innen, Personal, anderen Diensten, Sozialleistungsträgern, politisch Verantwortlichen regeln und für wechselseitige Erwartungssicherheit sorgen" (*Schädler* 2002, 337).
- Andererseits wird vor dem Hintergrund Persönlicher Budgets deutlich, dass dessen Umsetzung neue Formen der Beratung und Hilfestellung beim Arrangieren individueller Unterstützungssysteme implizieren muss.
- Darüber hinaus steht die Eingliederungshilfe für behinderte Menschen angesichts der Kostenexplosion in den letzten Jahren vor der schwierigen Aufgabe, ihre Ausgaben zu senken (bzw. einen weiteren Anstieg zu vermeiden) und gleichzeitig eine bedarfsgerechte Unterstützung für behinderte Menschen sicherzustellen.

---

[1] In diesem Beitrag ist von behinderten Menschen die Rede und nicht von „Menschen mit Behinderung". Dies reflektiert Lindmeiers Überlegungen, dass „das Adjektiv behindert" zum Ausdruck bringt, dass Behinderung nicht nur als Persönlichkeitsmerkmal („Behindert-Sein"), sondern auch als Vorgang zu verstehen ist, den das soziale Umfeld bewirkt („Behindert-Werden"). Vgl. *Lindmeier* 2004, 5.

2 Angesichts der Schlagworte im Kontext dieser Entwicklung erscheint Case Management – auf den ersten Blick – als ein geeignetes Verfahren, um den neuen Anforderungen gerecht zu werden. Im Folgenden wird daher der Frage nachgegangen, ob und unter welchen Bedingungen Case Management in der Eingliederungshilfe sein Potential entfalten kann, Effizienz und passgenaue Hilfe zu vereinen. Da Case Management in der Eingliederungshilfe bislang lediglich als Handlungskonzept einzelner Modellprojekte und -initiativen erprobt wurde[2] und somit von einer systematischen Etablierung (noch) nicht die Rede sein kann, unternimmt dieser Beitrag den Versuch,

- anhand eines Rückblicks in die Entwicklung der Behindertenhilfe die spezifischen (Rahmen-) Bedingungen der deutschen Eingliederungshilfe und dessen Konsequenzen für Case Management zu reflektieren,
- anschließend Gemeinsamkeiten zwischen der individuellen Hilfe-/Teilhabeplanung und Case Management, insbesondere auf der Fallebene, aufzuzeigen, um
- ihre gemeinsamen Kriterien und Leitideen als Ansatzpunkt zur Verknüpfung von Fall- und Systemebene im Rahmen von Case Management fruchtbar zu machen.

2 Rückblick

2.1 Entwicklung(en) der Eingliederungshilfe für behinderte Menschen

3 Der Fokus der folgenden Betrachtungen liegt auf der Eingliederungshilfe für behinderte Menschen – einem Teilbereich der Behindertenhilfe, in dem die Partizipation am gesellschaftlichen Leben im Mittelpunkt steht. Behinderung wird hier als Funktion der sozialen Umwelt betrachtet (*Lindmeier* 1993; *Cloerkes* 2001) und nicht als Defizit eines einzelnen Menschen.

4 Nach § 53 SGB XII können Menschen Leistungen der Eingliederungshilfe erhalten, die wesentlich in ihrer Fähigkeit an der Gesellschaft teilzuhaben, eingeschränkt oder von einer solchen wesentlichen Behinderung bedroht sind (vgl. § 53 SGB XII Abs. 1). Die Aufgabe der Eingliederungshilfe ist es, „eine Behinderung oder deren Folgen zu beseitigen oder zu mildern und die behinderten Menschen in die Gesellschaft einzugliedern" (§ 53 SGB XII Abs. 3).

5 Dass Case Management im Handlungsfeld der Eingliederungshilfe bislang nur teilweise oder in Teilen angewandt und umgesetzt wird, lässt sich lediglich nachvollziehen, wenn die spezifische Entwicklung der deutschen Behindertenhilfe

---

2 Beispielsweise im Modellprojekt „Unterstützter Ruhestand" für Menschen mit Behinderungen (Landesverband 2003a und 2003b), vor allem jedoch im Kontext Persönlicher Budgets, vgl. „Integriertes Budget".

und die damit verknüpften Rahmenbedingungen berücksichtigt werden (vgl. *Theunissen* 2005a und 2005b). Angesichts einer Angebotsrealität, die bislang noch weitgehend auf Kontinuitäten institutioneller (Rundum-) Versorgung und zentralisierter Zuständigkeit der überörtlichen Sozialhilfeträger beruht, kann Case Management – aufgrund eingeschränkter Möglichkeiten der Gestaltung passgenauer Hilfe – sein Potential bislang nicht entfalten. Sinnvoll wird somit eine grundlegende Neustrukturierung des Systems der Eingliederungshilfe sein, die mit den Veränderungen der letzten Jahre bereits angestoßen ist. Case Management wird dabei als Resultat wie als Motor dieser innovativen Entwicklung zu verstehen sein.

Case Management wird in der Eingliederungshilfe bislang eher dort erprobt, wo spezifische Konstellationen oder Situationen den Einsatz neuer Methoden sinnvoll erscheinen lassen: 6

- dies betrifft vor allem Übergangssituationen, beispielsweise Übergänge ins Erwerbsleben, in den Ruhestand[3] usw.,
- aber auch Bereiche, in denen sich unterschiedliche Arbeitsfelder und Zuständigkeiten überschneiden und zu neuen Kooperations- und Koordinationserfordernissen führen (vgl. van Laake in Petry 1999; vgl. auch http://www.integriertesbudget.de).

Auf einen Überblick über (sämtliche) Erfahrungen mit Case Management in der Eingliederungshilfe wird an dieser Stelle bewusst verzichtet. Es liegen bislang wenig wissenschaftliche Erkenntnisse zu dieser Thematik vor. Auch ist das Verständnis von Case Management bislang recht uneinheitlich: Manches, was in Konzepten und Projekten explizit als Case Management benannt wird, erweist sich bei genauerem Hinsehen als alter Wein in neuen Schläuchen, wohingegen in anderen Bereichen Grundelemente des Case Management angewandt werden, ohne diese bewusst als solche zu bezeichnen. 7

Dieser Beitrag möchte stattdessen anregen, Case Management nicht nur an den „Rändern" der Eingliederungshilfe zu erproben, sondern sein Potential im gesamten System der Eingliederungshilfe zu nutzen. Insbesondere für den psychiatrischen und gemeindepsychiatrischen Bereich wird Case Management bereits als Methode der Wahl diskutiert: Die Integrierte Behandlungs- und Rehabilitationsplanung strebt beispielsweise „ein planvolles, zielorientiertes, strukturiertes Arbeiten mit differenzierten diagnostischen Einschätzungs-, Planungs-, Verlaufs- und Auswertungsbögen" (*Remmel-Faßbender* 2005, 81 f) an. Dieser Beitrag möchte diese Diskussion auf den gesamten Bereich der individuellen Hilfe-/Teilhabeplanung im Kontext der Eingliederungshilfe übertragen und erweitern. 8

Nach einem kurzen Einblick in die Hintergründe individueller Hilfe-/Teilhabeplanung wird dargestellt, dass zwischen Case Management und individueller Hil- 9

---

3 Beispielsweise individuelles Coaching im Rahmen des Modellprojektes „Unterstützter Ruhestand" für Menschen mit Behinderungen.

fe-/Teilhabeplanung bereits Gemeinsamkeiten bestehen, welche die Basis einer systematischen Implementierung von Case Management in der Eingliederungshilfe bilden können.

3 Einblick

3.1 Vom Förderplan zur individuellen Hilfe-/Teilhabeplanung

10 Die deutsche Eingliederungshilfe blickt auf eine lange Tradition der fürsorgenden Versorgung und Förderung ihrer „Schutzbefohlenen" zurück und manifestierte in Form der Förderplanung die Rolle des professionellen Helfers als alleinigen Experten, Planer und Bestimmer (vgl. *Theunissen* 2005a, 137). Mit dem Schlagwort der „individuellen Hilfe-/Teilhabeplanung" ist jedoch ein Wechsel angestoßen worden: Anbieter haben ihre internen Verfahren von „Förderplänen" auf individuelle Hilfe-/Teilhabeplanung umgestellt. Diese Entwicklung wird zum Teil von Seiten der überörtlichen Träger der Sozialhilfe gefördert und gefordert, indem im Berichtswesen verstärkt Wert auf eine individualisierte Perspektive unter Beteiligung des behinderten Menschen gelegt wird.

11 Neben fachlichen Gründen – insbesondere die zunehmende Bedeutung von Selbstbestimmung und Partizipation – spielt bei dieser Entwicklung die Veränderung der Grundlage der Finanzierung der Dienste und Einrichtungen der Behindertenhilfe eine wesentliche Rolle. Ausschlaggebend war dabei das Gesetz zur Reform des Sozialhilferechts vom 23.07.1996 – mit diesem wurde das Finanzierungssystem für die Zeit nach dem 01.01.1999 verbindlich geregelt. Demnach setzt sich nach § 75 Abs. 2 SGB XII die Vergütung aus Pauschalen und Beträgen für einzelne Leistungsbereiche zusammen: Dies sind zum einen die Grundpauschale für Unterkunft und Verpflegung (bei stationären Hilfen), zum anderen die Maßnahmenpauschale und des weiteren der Investitionsbetrag. Dabei wird die Maßnahmenpauschale gemäß § 76 Abs. 2 SGB XII nach Gruppen für Leistungsberechtigte mit vergleichbarem Bedarf kalkuliert (Handbuch zur Individuellen Hilfeplanung in Rheinland-Pfalz 2004). Für das Verfahren der Gruppenbildung und für die Abstufung der Gruppen existieren keine bundeseinheitlichen Regelungen – diese finden auf Länderebene in Form der Rahmenverträge zwischen den überörtlichen Trägern der Sozialhilfe mit den kommunalen Spitzenverbänden und den Vereinigungen der Träger der Einrichtungen statt. Das Bild ist dementsprechend bunt: in vielen Ländern hat sich – zumindest für den Bereich der stationären Betreuung von geistig behinderten Menschen – das H.M.B.-W.-Verfahren (Hilfebedarf von Menschen mit Behinderung – Lebensbereich „Wohnen") durchgesetzt. Im Bereich der Hilfen für seelisch behinderte Menschen wird in einigen Ländern nach dem Verfahren des IBRP (Integrierte Behandlungs- und Reha-Planung) (*Kauder* 2001; *Gromann* 2001) bzw. verschiedener Derivate des

IBRP in Hilfebedarfsgruppen eingestuft[4]. Solche Einstufungen in Hilfebedarfsgruppen sind nicht mit einer Hilfe-/Teilhabeplanung gleichzusetzen – die Veränderung der Finanzierungsstruktur war jedoch vielfach äußerer Anlass, Instrumente zur Hilfe-/Teilhabeplanung einzuführen (z. B. in Rheinland-Pfalz der IHP). Hinsichtlich der Hilfe-/Teilhabeplanung existieren keine bundeseinheitlichen Verfahren. Einzelne überörtliche und örtliche Träger der Sozialhilfe steuern jedoch Projekte zur Vereinheitlichung von Hilfeplanverfahren im stationären und/oder ambulanten Bereich[5].

Zweifelsohne ist nicht jede Hilfe-/Teilhabeplanung als Case Management zu bezeichnen, sie bietet jedoch vielversprechende Ansatzpunkte, um Case Management in der Praxis zu etablieren. Im Folgenden werden zunächst Individuelle Hilfe-/Teilhabeplanung und Case Management auf der Fallebene betrachtet, um anschließend ihre Schnittmenge als Ansatzpunkt für Prozesse auf der Ebene des Systemmanagements zu thematisieren (zu den Begriffen Fallmanagement und Systemmanagement vgl. *Löcherbach u. a.* 2005).

3.2 Individuelle Hilfe-/Teilhabeplanung als Fallmanagement?

Löcherbach bezeichnet mit Fallmanagement „die konkrete Unterstützungsarbeit zur Verbesserung der persönlichen Netzwerke [...]. Es antwortet auf die Frage, wie Case Manager am besten (effektiv und effizient) einen hilfsbedürftigen Menschen begleiten und stützen können und wie dieser Prozess zu steuern ist" (*Löcherbach* 2005, 220). Auf dieser Ebene ist auch der Prozess der Individuellen Hilfe-/Teilhabeplanung anzusiedeln. Analog der Phasen des Case Managements (vgl. *Wendt* 1997; *Riet* 2002) ist auch in der Individuellen Hilfe-/Teilhabeplanung ein Assessment die Grundlage der nachfolgenden Planungen. Im Assessment werden relevante Informationen gesammelt, „damit adäquate Entscheidungen getroffen werden können" (von *Riet u. a.* 2002, 102). Dabei erfolgt „eine gemeinsame *Einschätzung* der Lage einer Person und ihres Hilfebedarfs" (*Wendt* 2006).

Ein ressourcenorientiertes Assessment bedeutet eine Abkehr von einer defizitären Beschreibung, bei der die Schwierigkeiten und Probleme des behinderten Menschen im Mittelpunkt stehen („Herr X kann nicht", „Herr X hat starke Einschränkungen bei ..."). Vielmehr werden sowohl die Fähigkeiten und Stärken des Leistungsberechtigten einschließlich der Ressourcen im Umfeld als auch sein Unterstützungsbedarf gemeinsam herausgearbeitet und benannt. Dabei ist eine Balance entscheidend zwischen der Benennung der Ressourcen einerseits und dem Aufzeigen des Unterstützungsbedarfes andererseits. Eng verbunden mit

---

4 Eine Übersicht über die Instrumente der Hilfebedarfsermittlung in Deutschland befindet sich unter URL: http://www.budget.paritaet.org.
5 Beispielsweise der IHP in Rheinland-Pfalz oder das Hilfeplanverfahren (Hilfeplan – Ein strukturierter Dialog 2006) im Landkreis Osnabrück.

dem Assessments ist die Hilfe-/Teilhabeplanung, in der die Zielvereinbarung eine Schlüsselposition einnimmt.

15 Wesentliches Kriterium ist – im Case Management wie auch in der individuellen Hilfe-/Teilhabeplanung –, dass die Zielvereinbarung *mit* dem Leistungsberechtigten getroffen wird und nicht *für* ihn. Dies erst ist die eigentliche Abkehr von den in der Vergangenheit üblichen „Förderplänen". Hier wurden i. d. R. auch Ziele benannt, die eher als fachliche Ziele aus Sicht der beteiligten Fachleute festgesetzt und nicht unbedingt mit dem behinderten Menschen vereinbart wurden. In der individuellen Hilfe-/Teilhabeplanung hingegen ist eine Verständigung darüber notwendig, welche Ziele verfolgt werden sollen, so dass gemeinsame, von allen Beteiligten akzeptierte und mitgetragene Ziele vereinbart werden.

16 Dabei können sowohl Veränderungsziele (das Ziel bezeichnet den Unterschied zwischen dem Zustand, wie er besteht und dem Zustand, wie er sein sollte) als auch Stabilisierungsziele (das Ziel bezeichnet die Erhaltung des bestehenden Zustandes/Erhaltung der gegenwärtigen Lebenssituation) vereinbart werden (Handbuch zum IHP 2006, 28; *Gromann* 2001, 22). Neben diesen Zielarten gibt es verschiedene Zielebenen, deren Bezeichnungen innerhalb der unterschiedlichen Verfahren zur Hilfe-/Teilhabeplanung variieren: in der Regel wird zwischen Leitzielen und Handlungszielen unterschieden. Leitziele werden auch als übergeordnete Ziele, Globalziele, langfristige Ziele, Grundsatzziele oder Wirkungsziele bezeichnet; die Handlungsziele auch als Schwerpunktziele, kurzfristige Ziele, Ergebnisziele oder Teilziele (*Spiegel* 2004, 196 ff; *Riet* 2002, 189 ff; Handbuch zum IHP, 26 ff.; *Gromann* 2001, 22 und 38 f; Hilfeplan – Ein strukturierter Dialog, 18 ff). Bei einigen Verfahren werden drei Zielebenen benannt, im rheinland-pfälzischen individuellen Teilhabeplan beispielsweise Grundsatzziele, Meilensteine und Ergebnisziele; in den Sozial- und Verlaufsberichten des Landschaftsverbandes Westfalen-Lippe ist von Lang-, Mittel- und kurzfristigen Zielen die Rede.

17 Die Leitziele stellen den Handlungsrahmen der benötigten Unterstützung dar. Mit Hilfe dieser Leitziele erfolgt eine gemeinsame Verständigung zwischen Leistungsberechtigten und Hilfeplaner über die Richtung der Planung, was unabdingbar für eine personenzentrierte Planung ist. Die Handlungsziele hingegen sind konkrete und überprüfbare Ziele, die auf dem Weg zu den übergeordneten Leitzielen erreicht werden sollen.

18 Hilfreich bei einer gemeinsamen Zielvereinbarung ist es, konsequent auf die in der Praxis zum Teil noch immer anzutreffenden „soll"-Formulierungen zu verzichten („Herr X. soll lernen …"). Des Weiteren werden in der Hilfe-/Teilhabeplanung mit behinderten Menschen alternative Formulierungen zu (sozial-) pädagogischer Expertensprache („Vermeidung von Dekompensation mit nachfolgendem stationären Setting") entwickelt werden müssen.

19 Eine Hilfe bei der Vereinbarung von konkreten Zielen mit dem Klienten stellen die SMART-Kriterien dar – nach diesen soll ein Ziel wie folgt formuliert werden:

Spezifisch (konkret, klar, präzise, schriftlich, eindeutig definiert)

Messbar (mit entsprechenden Kriterien, überprüfbar)

Attraktiv (akzeptabel, attraktiv, motivierend, anspruchsvoll)

Realistisch (widerspruchsfrei, erreichbar)

Terminiert (zeitlich eingegrenzt) (Hilfeplan 2006, 20)

Dies impliziert, zwischen Zielen und Maßnahmen (oder Mitteln) zu differenzieren (*Riet* 2002, 147). Ohne diese klare Trennung entstehen in der Praxis zum Teil unüberprüfbare Ziele („Unterstützung von Herrn X beim Einkaufen"). Dabei ist bei der Hilfe-/Teilhabeplanung individuell zu entscheiden, in welcher Form und in welchem Umfang die Maßnahmen in den konkreten Hilfeplan aufgenommen werden, denn grundsätzlich sollten Leistungserbringer und Leistungsberechtigter entscheiden, welche Maßnahmen zur Erreichung der Ziele gewählt werden und diese Entscheidung während des Hilfeprozesses ändern können (*Wendt* 2006). 20

Die angeführten Kriterien der Zielvereinbarung bilden die Basis für die anschließenden Schritte in der Individuellen Hilfe-/Teilhabeplanung – während des Hilfeverlaufes und bei der Fortschreibung der Hilfe-/Teilhabeplanung können der Erfolg und die Wirksamkeit der vereinbarten Hilfe und die Ziele nur dann überprüft werden, wenn konkrete und überprüfbare Ziele vereinbart worden sind. Diese Schritte sind vergleichbar mit den Phasen des Monitorings und der Evaluation im Case Management. „Die Effektivität des Plans wird in erster Linie von der Transparenz abhängen, womit die angestrebten Resultate im Plan umschrieben sind. Dies bedeutet aber zugleich, dass der Plan auch *die Ziele* klar bezeichnen muss." (*Riet* 2002, 188). 21

Sowohl das Assessment als auch die Hilfe-/Teilhabeplanung und die anschließenden Phasen des Monitorings und der Evaluation sind dabei nicht als „Feststellungs- oder Begutachtungsprozess" zu verstehen, bei der ein Hilfeplaner mit dem Blick eines Fachmannes auf den behinderten Menschen dessen Hilfebedarf festsetzt, die Ziele bestimmt und überprüft. Bei einem solchen Prozess steht zwar der behinderte Mensch im Mittelpunkt des Geschehens, ist aber nicht Subjekt seiner Handlung (*Riet* 2002, 67-75). Werden Individuelle Hilfe-/Teilhabeplanung wie auch Case Management ernst genommen, wird sowohl das Assessment als auch die Planung als ein Aushandlungsprozess verstanden werden müssen (*Wendt* 2006). Das bedeutet, den Leistungsberechtigten als Subjekt seiner Handlung und als Experten in eigener Sache zu sehen – er muss daher direkt an den Prozessen der Hilfe-/Teilhabeplanung beteiligt werden. Dies schließt ein, dass er seinen Bedarf und seine Ziele selbst benennt, bzw. im Rahmen der Hilfe-/Teilhabeplanung Möglichkeiten geschaffen werden, seine Bedarfe und seine Ziele zu eruieren. 22

Dies stellt den Hilfeplaner in der Praxis vor große Herausforderungen. In anderen Handlungsfeldern wird bereits deutlich, dass „das Kontraktmanagement, das Aushandeln der Ziele und Hilfen mit den unterstützungsbedürftigen Menschen 23 vor dem Hintergrund ihrer Lebensgeschichte, ihrer aktuellen Lebenslage und Lebensperspektive sowie ihre aktive Mitarbeit (einschließlich der Kontrolle der getroffenen Vereinbarungen) […] eine zentrale Schwachstelle der Sozialen Arbeit [ist]."(*Remmel-Faßbender* 2005, 70). In der Eingliederungshilfe wird dieser Aspekt besondere Beachtung finden müssen, denn viele behinderte Menschen haben nie gelernt oder längst verlernt, (eigene) Lebensperspektiven zu entwickeln und zu benennen (vgl. auch *Möller* 2004). Erste Erfahrungen deuten darauf hin, dass bei Case Management in der Arbeit mit behinderten Menschen deutlich mehr Zeit eingeplant werden muss als üblich. So musste beispielsweise im Modellprojekt Unterstützter Ruhestand, „anders als in den Case-Management-Konzepten vorgesehen – häufig in einem außerordentlich länger währenden und aufwändigen Vorlauf eruiert werden, was die Ziele sind bzw. sein könnten" (*Mair* 2004, 86). Nicht jeder geistig oder seelisch behinderte Mensch wird in der Lage sein, seinen Hilfebedarf zu überblicken und klar zu benennen. Insbesondere für Menschen, die nicht verbal kommunizieren oder ihre Bedürfnisse nicht offenbaren wollen, gilt es Methoden zu entwickeln, um gemeinsam den Bedarf in Erfahrung zu bringen, zu formulieren und Ziele zu vereinbaren (*Riet* 2002, 277-280; *Gromann* 2001, 28-31; Landesverband NRW für Körper- und Mehrfachbehinderte 2004, insbesondere die Dokumentation auf der beiliegenden CD-ROM).

24 Individuelle Hilfe-/Teilhabeplanung in der Eingliederungshilfe ist (noch) kein Case Management, solange mit ihr keine Organisationsentwicklung verbunden ist, „welche die Strukturen der humandienstlichen Versorgung auf die prozessualen Anforderungen des Case Managements abstimmt und ihm das Netzwerk zur Koordination und Kooperation der beteiligten Stellen und Fachkräfte schafft." (*Wendt* 2002, 13 f). Individuelle Hilfe-/Teilhabeplanung ist somit nicht das Ziel, sondern ein möglicher Weg in Richtung Case Management. Zumindest auf der Ebene des Fallmanagements finden sich bereits wesentliche gemeinsame und verbindende Elemente zwischen individueller Hilfe-/Teilhabeplanung und Case Management: Leitlinien sind hier wie dort Klienten- und Ressourcenorientierung, ein strukturierter und zielorientierter Ablauf und eine Transparenz in den Prozessen.

4 Ausblick

4.1 Individuelle Hilfe-/Teilhabeplanung als Ansatzpunkt für Case Management

25 Inwieweit Individuelle Hilfe-/Teilhabeplanung in der Praxis wirklich den Kriterien des Case Management gerecht wird, ist – neben der Art des Instrumentes – vor allem davon abhängig, inwieweit die Hilfeplaner die genannten Leitlinien akzeptieren und umsetzen. Individuelle Hilfe-/Teilhabeplanung wie Case Management werden sich in der Eingliederungshilfe nicht in Form von Handlungsan-

weisungen oder von Assessment- und Planungsinstrumenten in die Praxis umsetzen lassen. Zur Implementierung einer ressourcenorientierten und klientenzentrierten Hilfe-/Teilhabeplanung ist es notwendig, die erforderlichen Instrumente im Rahmen eines kontinuierlichen Qualitätssicherungsprozesses in die Praxis einzuführen, die Anwendung zu begleiten und die Instrumente – falls notwendig – zu überarbeiten bzw. weiterzuentwickeln.

Dennoch: Die hier skizzierten Leitlinien für die Ebene des Fallmanagements stoßen in der Praxis bereits weitgehend auf Zustimmung bei allen Beteiligten und erscheinen somit als gute Grundlage, um das weiterführende Potential von Case Management auf der Systemebene anzustoßen. „Case Management kann nur dann ein folgerichtiger Ansatz sein, wenn die Verbindung von fall- und systembezogenen Ansätzen gelingt" (*Remmel-Faßbender* 2005, 84). In der Eingliederungshilfe wird dabei entscheidend sein, die zum Teil konträren Interessen der Beteiligten so weit wie möglich zu vereinen und gemeinsame Leitlinien zu entwickeln. Case Management kann und muss folglich seine wesentliche Stärke ausspielen, nämlich über Aushandlungs- und Einigungsprozesse einen Konsens herbeizuführen. Diese Aushandlungsprozesse bergen eine gewisse Brisanz, da an Case Management unterschiedliche Erwartungen – und letztlich auch Befürchtungen – geknüpft sind. Bislang noch nicht gelöste Fragen sind:

- Wer Case Manager ist und – vor allem – wo und wie er positioniert ist,
- welche primäre Funktion er ausübt bzw. ausüben soll und
- wie die (zwangsläufigen) Effekte und Konsequenzen im System der Angebotslandschaft verantwortlich gestaltet werden können.

Auf diese Fragen gilt es, im Rahmen zukünftiger Aushandlungsprozesse konsensfähige Antworten zu finden. Dieser Beitrag beschränkt sich darauf, einige Anstöße für sie zu formulieren:

- **Position des Case Managers:**
  Eine zentrale Frage ist, wer denn eigentlich als Case Manager fungiert. Ein eigenständiger Dienst bzw. freiberuflicher Case Manager sollte als eine potentielle Möglichkeit diskutiert werden, ein (zunächst) realistischer und realisierbarer Kompromiss wird jedoch vermutlich sein, dass die Fallführung entweder vom Leistungsträger oder vom Leistungsanbieter aus erfolgt. Im Case Management ist nicht festgeschrieben, wer fallweise die Prozesssteuerung übernimmt (*Wendt* 2006), so dass die Aushandlungsprozesse weniger um die Frage kreisen sollten, wer Case Manager ist, sondern vielmehr darum, nach welchen Kriterien und mit welchen Zielen er arbeitet.
- **Funktion des Case Managers**
  Angesichts der unterschiedlichen Interessen der Beteiligten wird sich Case Management in der Eingliederungshilfe für behinderte Menschen nicht auf lediglich eine Funktion reduzieren lassen (zu den vielfältigen Funktionen des Case Managers vgl. *Riet* 2002, 56-60). Vielmehr wird es Ziel der Aushandlungsprozesse sein müssen, eine alle Beteiligten zufriedenstellende Schnitt-

menge der Funktionen zu finden, die den Einsparungs- und Effizienzansprüchen der Leistungsträger ebenso entspricht wie den Ansprüchen der Leistungsberechtigten, die notwendige Hilfe zu erhalten, und die letztlich auch den Leistungsanbietern gerecht wird, die verlässliche Planungssicherheit bei der Entwicklung ihrer Angebote benötigen.

30 • **Effekte und Konsequenzen für die Angebotslandschaft**
Während die individuelle Hilfe-/Teilhabeplanung als Fallmanagement sich noch weitgehend darauf beschränkt, innerhalb der Grenzen des bestehenden Angebotes eines einzelnen Anbieters zu planen, wird die Verknüpfung von Fall- und Systemebene im Rahmen des Case Managements dazu führen (müssen), unter System nicht mehr nur das (eigene) institutionelle System zu verstehen, sondern die gesamte Landschaft der Angebote. Zwangsläufig wird dies eine Umstrukturierung und eine Öffnung der Angebotslandschaft bewirken: Neben der Entwicklung neuer und alternativer Angebote wird dies auch zum Abbau von Über- und Fehlversorgung führen (müssen).

4.2 Aushandeln statt Verordnen

31 Deutlich wird, dass die genannten Aushandlungsprozesse mit großen Anforderungen an die Leistungsanbieter, die Leistungsträger und letztlich auch die behinderten Menschen einhergehen. Case Management wird sich daher nicht „verordnen" lassen, denn unabdingbar wird sein, dass alle Beteiligten den innovativen Weg mit gestalten. Von hoher Bedeutung ist daher, sich zunächst auf den Rahmen der Aushandlungsprozesse zu verständigen bzw. sich auf ein Fundament zu einigen, welches Grundlage für Case Management in der Eingliederungshilfe sein kann. Folgende Kriterien sollten bestimmend sein:

32 • **Transparenz:**
Transparenz bedeutet für die Fall- wie auch die Systemebene im Rahmen der Hilfe-/Teilhabeplanung, dass Prozesse und deren Dokumentation für alle Beteiligten nachvollziehbar sind. Transparenz ermöglicht somit wechselseitige Einsichtnahme und bildet die Grundlage einer Rechenschaftslegung, die Rückblicke und Ausblicke auf die Unterstützungsprozesse – mit wechselseitiger Erwartungssicherheit – ermöglichen.

33 • **Kontrakte:**
Wechselseitige Erwartungen sowie Verpflichtungen und Aufgaben der an der Hilfe-/Teilhabeplanung Beteiligten müssen verbindlich und schriftlich vereinbart werden. Kontrakte halten auch das Ergebnis von Aushandlungsprozessen und – bei deutlich voneinander abweichenden Positionen – mitunter lediglich den „kleinsten gemeinsamen Nenner" fest. Im Mittelpunkt steht Konsens als Basis der weiteren Zusammenarbeit.

34 • **Bedarfsorientierung:**
Grundlage der Hilfe-/Teilhabeplanung ist die Orientierung am Bedarf des behinderten Menschen mit dem Ziel einer passgenauen Hilfe. Dies impliziert

einen Perspektivenwechsel von der Angebotsorientierung zur Personenorientierung: Als Konsequenz bedeutet dies, dass Möglichkeiten bestehen bzw. geschaffen werden müssen, die Erkenntnisse aus den Prozessen auf der Fallebene auf die Systemebene zu übertragen.

- **Effizienz**
Ein verantwortlicher Umgang mit den Kosten der Eingliederungshilfe ist legitime Verpflichtung aller Beteiligten. Als Leitsatz muss dabei gelten: So viel Hilfe wie nötig, so wenig Hilfe wie möglich. „Wenn Kosten dabei optimiert werden können, ist dies moralisch und ideologisch nicht anrüchig, solange berufsethische Werte und fachliche Kompetenzen den Maßstab des sozialarbeiterischen Handelns bilden. Hocherfreulich, wenn dabei noch ein maßgeschneidertes Leistungsangebot zu einer befriedigenderen Lebensführung entwickelt werden kann." (*Remmel-Faßbender* 2005, 86).

Angesichts der geschilderten Ausgangssituation ist bei der Implementierung von Case Management in der Eingliederungshilfe eine Gratwanderung zu bestehen: einerseits müssen die Handlungskonzepte an die spezifischen Gegebenheiten und Rahmenbedingungen der Eingliederungshilfe und insbesondere an die spezifischen Anforderungen behinderter Menschen angepasst werden (dürfen), andererseits muss darauf geachtet werden, seine Grundgedanken und die daran geknüpften positiven Effekte nicht durch einen inflationären Gebrauch der Begrifflichkeiten des Case Management aufweichen zu lassen. Konsensfähige Kriterien sind daher unabdingbare Grundlage und Rahmen der zukünftigen Schritte, um das Ziel und die Richtung des Weges nicht aus den Augen zu verlieren.

4.3 Aufbruch mit Methode

Dogmatische Konzepttreue kann nicht im Sinne des Case Management sein, und eine gewisse Flexibilität des Konzepts wird unabdingbar sein, um an die eingeschlagenen Pfade der Eingliederungshilfe anknüpfen zu können. Langfristig wird dieses Anknüpfen jedoch nur mit der deutlichen und transparenten Intention sinnvoll sein, die Richtung dieses Pfades (schrittweise) zu ändern.

Die Grundgedanken des Case Management in der individuellen Hilfe-/Teilhabeplanung umzusetzen, eröffnet die Chance, einen Richtungswechsel der Eingliederungshilfe anzustoßen, den die Beteiligten gemeinsam gestalten. Maßgeblichen Einfluss auf die Richtung dieses Weges wird vermutlich auch die Entwicklung Persönlicher Budgets haben, denn die mit dem Kundenbegriff verknüpften Aspekte der Autonomie und der Mitwirkung werden die Strukturen der Eingliederungshilfe verändern.

Angesichts der noch offenen Fragen und deutlicher Skepsis der Beteiligten gegenüber Case Management wird es unabdingbar sein, die zukünftigen Schritte der Implementierung wissenschaftlich zu begleiten und die Wirksamkeit sowie die Nutzerzufriedenheit im Rahmen der Umsetzungsschritte zu dokumentieren. Ziel dieser Forschung kann jedoch nicht nur sein, die Effekte und Konsequenzen von Case Management lediglich zu erfassen, sondern darüber hinaus einen konstruktiven Dialog darüber anzustoßen, welche Modifikationen des methodischen Inventars des Case Managements einerseits wie auch des Systems und der Organisationen der Eingliederungshilfe andererseits notwendig sind, damit Case Management auch langfristig sein Potential entfalten kann.

40 „Veränderungen entstehen nicht, indem >irgendwo irgendetwas Neues< ausgedacht oder eingeführt wird – das Denken baut auf Bestehendem auf und entwickelt es in unterschiedlichen Richtungen weiter" (*Riet* 2002, 22). Case Management wird in der Praxis der Eingliederungshilfe daher nur dann erfolgreich etabliert werden können, wenn es gelingt, an das Bestehende anzuknüpfen und die zukünftige Richtung gemeinsam zu gestalten.

Literatur

Cloerkes G: Soziologie der Behinderten. Eine Einführung. 2. Aufl., Winter, Heidelberg 2001.
Gromann P: Intergrierte Behandlungs- und Reha-Planung. Ein Handbuch zur Umsetzung des IBRP. Psychiatrie-Verlag, Bonn 2001.
Handbuch zur Individuellen Hilfe-/Teilhabeplanung in Rheinland-Pfalz: http://www.masfg.rlp.de/Soziales/Dokumente/Individuelle_ Hilfe-/Teilhabeplanung /Handbuch_12_05.pdf [10.04.2006].
Hilfebedarfsermittlung in Deutschland: http://www.budget.paritaet.org [20.3.2006].
Hilfeplan – Ein strukturierter Dialog. Landkreis Osnabrück, Fachstelle für Eingliederungshilfe: http://www.budget.paritaet.org [20.3.2006].
Kauder V: Aktion Psychisch Kranke (Hrsg.)**:** Personenzentrierte Hilfen in der psychiatrischen Versorgung: Kurzfassung des Berichtes zum Forschungsprojekt des Bundesministeriums für Gesundheit „Personalbemessung im komplementären Bereich der psychiatrischen Versorgung". Psychiatrie-Verlag, Bonn 2001.
Klug W: Case Management im US-amerikanischen Kontext: Anmerkungen zur Bilanz und Folgerungen für die deutsche Sozialarbeit. In: Löcherbach P u. a. (Hrsg.): Case Management. Fall- und Systemsteuerung in der Sozialen Arbeit. 2. Aufl. Luchterhand, München 2003, S. 37-62.
Laake M van: Erfahrungen mit einem Casemanagement-Projekt. In: Petry D: Multiprofessionelle Zusammenarbeit in der Geistigbehindertenhilfe. Psychiatrie Verlag, Bonn 1999, S 205-220.
Landesverband NRW für Körper- und Mehrfachbehinderte e. V.: Tagungsbericht Fachtagung 30. Januar 2003 Münster, Modellprojekt „Unterstützter Ruhestand" für Menschen mit Behinderung, 2003a.
Landesverband NRW für Körper- und Mehrfachbehinderte e. V.: Zwischenbericht der wissenschaftlichen Begleitforschung September 2003 zum Modellprojekt „Unterstützter Ruhestand" von Menschen mit Behinderungen, 2003b.
Landesverband NRW für Körper- und Mehrfachbehinderte e. V. (Hrsg.): Neuland entdecken. Wenn Menschen mit Behinderung in den Ruhestand gehen. Erdnuß Druck, Düsseldorf 2004.
Landesverband NRW für Körper- und Mehrfachbehinderte e. V. (Hrsg.): Den Ruhestand gestalten lernen. Abschlussbericht der wissenschaftlichen Begleitforschung zum Modellprojekt „Unterstützter Ruhestand" von Menschen mit Behinderungen. Düsseldorf, Münster 2004.
Lindmeier C: Behinderung – Phänomen oder Faktum? Klinkhardt, Bad Heilbrunn 1993.
Lindmeier C: Biografiearbeit mit geistig behinderten Menschen. Ein Praxisbuch für Einzel- und Gruppenarbeit. Juventa, Weinheim und München 2004.

Löcherbach P u. a. (Hrsg.): Case Management. Fall- und Systemsteuerung in der Sozialen Arbeit. Reinhardt, München 2005.

Mair H: Modellprojekt Supported Retirement. Unterstützung beim Übergang in den Ruhestand. In: Geistige Behinderung. Fachzeitschrift der Bundesvereinigung Lebenshilfe für Menschen mit geistiger Behinderung. 42. Jahrgang. 1/2003, S. 72-74.

Mair H: Die Case-Management-Prozesse – Coaching zwischen Einzelfallhilfe und Sisyphusarbeit. In: Landesverband NRW für Körper- und Mehrfachbehinderte e. V. (Hrsg.): Den Ruhestand gestalten lernen. Abschlussbericht der wissenschaftlichen Begleitforschung zum Modellprojekt „Unterstützter Ruhestand" von Menschen mit Behinderungen. Düsseldorf, Münster 2004, S. 84-94.

Möller S: Die Bedeutung der Biografie und Biografiearbeit. In: Landesverband NRW für Körper- und Mehrfachbehinderte e. V. (Hrsg.): Den Ruhestand gestalten lernen. Abschlussbericht der wissenschaftlichen Begleitforschung zum Modellprojekt „Unterstützter Ruhestand" von Menschen mit Behinderungen. Düsseldorf, Münster 2004, S. 73-83.

Modellprojekt „Integriertes Budget": URL: http://www.integriertesbudget.de [04.04.2006].

Remmel-Faßbender R: Case Management als Methodenkonzept der Sozialen Arbeit. Erfahrungen und Perspektiven. In: Löcherbach P u. a. (Hrsg.): Case Management. Fall- und Systemsteuerung in der Sozialen Arbeit. Reinhardt, München 2005, S. 67-86.

Riet N van/Wouters H: Case-Management. Ein Lehr und Arbeitsbuch über die Organisation und Koordination von Leistungen im Sozial- und Gesundheitswesen. Interact, Luzern 2002.

Schädler J: Stagnation oder Entwicklung in der Behindertenhilfe? Chancen eines Paradigmenwechsels unter Bedingungen institutioneller Beharrlichkeit. Verlag Dr. Kovac, Hamburg 2003.

Schmitz-Rixen T: Behandlungspfade – ein Weg aus der Krise der Krankenhäuser? URL: http://www.laekh.de/HessAerzteblatt/2003/08_2003/pdfs/HAEB_08_390-392.pdf [3.4.2006].

Spiegel H von: Methodisches Handeln in der Sozialen Arbeit. Grundlagen und Arbeitshilfen für die Praxis. Reinhardt, München, Basel 2004.

Theunissen G: Pädagogik bei geistiger Behinderung und Verhaltensauffälligkeiten. Ein Kompendium für die Praxis. Verlag Julius Klinkhardt, 4. Aufl., Bad Heilbrunn 2005a.

Theunissen G: Zeitgemäßes Wohnen von Menschen mit geistiger Behinderung. In: Neue Praxis. Zeitschrift für Sozialarbeit, Sozialpädagogik und Sozialpolitik. 35. Jahrgang 2005b/Heft 4, S. 324-339.

Wacker E u. a.: Personenbezogene Unterstützung und Lebensqualität. Teilhabe mit einem persönlichen Budget. Dt. Univ.-Verlag, Wiesbaden 2005.

Wendt WR: Case Management im Sozial- und Gesundheitswesen. Lambertus, Freiburg 1997.

Wendt WR: Case Management: Spezifik und Erfahrungen: http://www.kfh-mainz.de/downloads/sasp/Remmel/Casemanagement%20_2_2.pdf [15.03.2006].

Beitrag 10

„Ability Management" – Erfahrungen aus der Schweiz

Stefan Kessler/Hans Schmidt

		Rn.
1	Ausgangslage: Der passive Arbeitgeber	2 – 7
2	„Ability Management" fasst in immer mehr Unternehmen Fuß	8 – 12
3	NIDMAR – Ein kanadisches Modell geht um die Welt	13 – 17
4	Pilotphase – erste Ergebnisse der Stadt Zürich aus dem Jahr 2006	18 – 27
5	Auswertung 2010 – Fakten zur stadtweiten Einführung	28 – 30
6	Case Management durch Arbeitgeber in der Schweiz: wichtige Erkenntnisse für die Zukunft	31 – 36
7	Ein neuer Blickwinkel auf der Fallebene: Arbeit als Rehabilitation statt Rehabilitation vor Arbeit	37 – 41
8	Case Management durch Versicherungen: Rollenkonflikte möglich	42 – 45
9	Eingliedern statt ausmustern: Es lohnt sich!	46 – 49

Literatur

Autoren

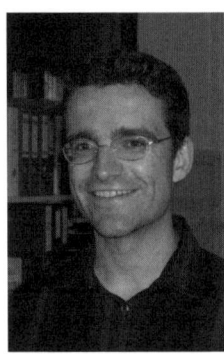

Stefan Kessler

Lic. Phil., Nachdiplomstudium in Betriebswissenschaften ETH Zürich:

Jahrgang 1971. Teilhaber und Verwaltungsrats-Delegierter der Rehafirst AG und der RehaWork AG, zweier privatwirtschaftlich organisierten Reintegrationsfirmen mit der Kernkompetenz Reintegration/Case Management/ Eingliederungsmanagement.

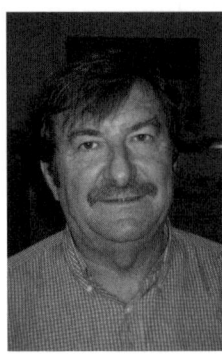

Lic. Oec. Hans Schmidt

Rechtsanwalt; Jahrgang 1948, Studium der Volkswirtschaft Universität St. Gallen. Seit 30 Jahren in eigener Praxis als Anwalt tätig. Schwerpunkt: Haftpflicht- und Sozialversicherungsrecht. Zudem Teilhaber der Firmen Rehafirst AG und RehaWork AG, zweier privatwirtschaftlich organisierten Reintegrationsfirmen mit der Kernkompetenz Reintegration/Case Management/Eingliederungsmanagement

Schlagwortübersicht

	Rn.		Rn.
Ability Management	1, 8, 11, 15, 22	Invalidität	2, 15, 22, 25
Anwaltschaft	39	Netzwerk	11, 40
Bedarfsklärung	16	Qualifikation	44
Disability Management	12 f.	Ressourcenorientierung	1, 11, 21
Dokumentation	16	Standards	1, 11, 13
Eingliederungsmanagement	1, 8, 11, 13, 44	Supervision	35
Empowerment	22	Vernetzung	20, 22
Fallführung	20	Versicherungen	17, 22, 42
		Weiterbildung	38

Dies ist ein Erfahrungsbericht über die Einführung eines Eingliederungsmanagements nach internationalen Standards durch Arbeitgeber in der Schweiz. Das Besondere an diesem Konzept ist die Verknüpfung von Gedanken der Sozialen Arbeit (Ressourcenorientierung) mit der weltweit sich immer mehr verbreitenden Idee, nach einer Erkrankung oder einem Unfall die rasche, sichere Rückkehr an den Arbeitsplatz gezielt vorzubereiten. Indem der Arbeitgeber diesen Prozess in die Hand nimmt und selber eine interne Reintegrationsunterstützung anbietet, erweist er sich, seinen Mitarbeitenden und der Volkswirtschaft einen sehr wichtigen Dienst. Die Stadt Zürich hat, beginnend mit einem Pilotprojekt im Jahre 2005, umfassende Erfahrungen mit dem Konzept gesammelt und nimmt eine eigentliche Vorreiterrolle ein. Die bisherigen, umfassenden Projektauswertungen in den Jahren 2006 und 2010 zeigen, dass die gesetzten Ziele bislang erreicht werden können. 1

1 Ausgangslage: Der passive Arbeitgeber

Alle Industrieländer meldeten in den neunziger Jahren und zu Beginn dieses Jahrhunderts steigende Invaliditätszahlen. Ein Beispiel aus England: 1979 erhielten 900.000 Briten eine vorzeitige Rente wegen Erwerbsunfähigkeit von der Regierung. Bis 2003 stieg die Zahl auf 2,37 Millionen (*Zimmermann* 2005, 38). 2

Auch in der Schweiz stiegen die Kosten im genannten Zeitraum Zwischen 1998 und 2003 war eine deutliche Zunahme an Neurenten zu verzeichnen. Das durchschnittliche jährliche Wachstum betrug in dieser Phase 4.1 Prozent. Der Lohnersatz für Personen im erwerbsfähigen Alter kostet jährlich über 15 Milliarden Franken.[1] Darin nicht eingerechnet sind die indirekten Kosten (Produktionsausfall, Wiederanstellungskosten, Ausfall Steuern, Wegfall Sozialversicherungsbeiträge etc.). Noch 1991 traf in der Schweiz auf 23 Erwerbstätige eine Person mit 3

---

[1] Dabei handelt es sich um eine eigene Schätzung. Es existiert in der Schweiz keine statistische Gesamtschätzung, die insbesondere auch die vom Arbeitgeber selber getragenen direkten und indirekten Absenzkosten beziffert.

einer Behinderung, heute ist das Verhältnis 16:1. Beängstigend ist vor allem die Zunahme psychischer Erkrankungen (*WHO* 2004).

4   Der schweizerische Trend konnte in jüngster Zeit zwar durch eine strengere Rechtsprechung etwas gebremst werden. Auch wurde im Jahr 2008 im Rahmen der sogenannten 5.IV-Revision ein System der Früherkennung und -begleitung eingeführt. Diese Neuerung wird verbunden mit höheren Hürden zur Erlangung einer Invalidenrente. Das neue System dürfte längerfristig zu einer Entlastung der Invalidenversicherung führen. Auf der anderen Seite stehen Mehrbelastungen bei der Arbeitslosenversicherung und den kommunalen Institutionen der Sozialhilfe gegenüber. Nach eigenen Schätzungen landen rund 6000 abgewiesene IV-RentenbewerberInnen beim Sozialamt, statt dass ihre Ansprüche vom Invalidenversicherungssystem kompensiert werden.

5   Dem Arbeitgeber kommt in der Diskussion um die Reintegration von leistungsgeminderten Mitarbeitenden eine zentrale Rolle zu. Das haben auch verschiedene öffentliche Verwaltungen in den Kantonen und Städten der Schweiz erkannt. Die Zeiten sind vorbei, wo es sich die staatlichen Institutionen leisten konnten, die steigende Zahl von behinderten Erwerbslosen einfach mit Kompensationszahlungen abzufinden. Und die Kündigung[2] eines geschwächten Mitarbeiters ist auch keine Lösung. Häufig führt nämlich dieser Weg früher oder später zurück zur betriebseigenen Pensionskasse, die namhafte Lohnersatzzahlungen zu leisten hat. Diese Erkenntnis setzt sich daher in staatlichen Institutionen immer mehr durch: Wo sonst, als im bisherigen Betrieb können erkrankte und verunfallte Menschen am besten oder überhaupt wieder eingegliedert werden? Dieses Handeln bringt ökonomische Vorteile bei gleichzeitiger Übernahme sozialer Verantwortung.

6   Bis 2005 verhielten sich Arbeitgeber in der Schweiz meist passiv: Sie warteten auf Arztzeugnisse, die aus Datenschutzgründen oft unklar gehalten waren (100 % arbeitsunfähig „bis auf weiteres"). Fragen nach Belastbarkeit und Einsatzfähigkeit für die bisher ausgeübte Tätigkeit blieben oft unbeantwortet. Gewisse Betriebe begannen eine Absenzenbewirtschaftung einzuführen, dies vor allem im Hinblick auf Kurzzeitabsenzen, die in den letzten Jahren stark anstiegen und zu einer Erhöhung der Prämien der meist privaten Krankentaggeldversicherung führten. Unberücksichtigt blieb dabei, dass vor allem Langzeitinvalidität teuer zu stehen kommt. Nach Berechnungen der Schweizerischen Unfallversicherung (SUVA) kosten 5 % der Schadenfälle 80 %. Diese Kosten fallen vor allem im Langzeitbereich an (*Morger* 2006, 48). Doch diese Langzeit-Kosten wachsen vorerst nicht beim Arbeitgeber, sondern bei den Pensionskassen, die in den ersten Jahren die-

---

[2] In der Schweiz besteht vor allem in der Privatwirtschaft ein ungenügender Kündigungsschutz nach Krankheit und Unfall. Nach sechs Monaten Absenz können auch langjährige Mitarbeitende entlassen werden. Nur eine Minderheit der Arbeitnehmer ist durch Gesamtarbeitsvertrag oder bei staatlichen Institutionen besser vor Kündigungen geschützt.

ses neuen Jahrhunderts die Prämien zum Teil massiv, aber mit Verzögerung erhöhten.

Weil die Kosten vorerst nicht dort entstehen wo sie verursacht werden, lässt sich die Entwicklung schlecht steuern. Es macht paradoxerweise ökonomisch Sinn, wenn in der Schweiz ein Betrieb bei ersten Anzeichen von schlechten Leistungen eines Mitarbeiters, dessen Entlassung anstrebt.

2 „Ability Management" fasst in immer mehr Unternehmen Fuß

Trotz dieser falschen Anreize, trotz Fehlen von gesetzlichen Normen zu den Themen „Recht auf Teilhabe", „Diskriminierungsverbot von Behinderten", „Verpflichtung ein Eingliederungsmanagement einzurichten", gelingt es immer öfter, Arbeitgeber auf freiwilliger Basis zu überzeugen, im Rahmen ihrer Personalpolitik eine „Personalentwicklung" auch für ihre potentiell behinderten Mitarbeiter vorzusehen.

Ziel ist es, beim Unternehmen selbst ein System der Früherkennung und Frühintervention anzusiedeln. Kernelemente dieses Systems sind: Die Geschäftsleitung beschliesst, bei uns gilt Arbeitsplatzsicherheit bei Krankheit und Unfall. Wir organisieren die rasche, sichere Rückkehr an den Arbeitsplatz mittels stufenweiser Eingliederung und kommen weg von der Entsorgungsmentalität, die geschwächte Mitarbeiter der Pensionskasse übergibt.

Dabei findet ein internationales Wiederbeschäftigungs-Modell Anwendung, das weltweit immer mehr Anhänger findet, neuerdings auch in Schwellenländern wie Thailand, Vietnam und China.[3] Dieses Modell zielt auf Arbeitnehmende mit einem bestehenden Arbeitsplatz. Dies im Wissen, dass nach einem Verlust des Arbeitsplatzes bei gleichzeitiger gesundheitlicher Beeinträchtigung die Stellensuche oft erfolglos bleibt.

Betrachten wir zuerst die System-, hinterher die Fallebene des Eingliederungsmanagements, das im angelsächsischen Raum als eigene betriebswirtschaftliche Disziplin „*Disability Management*" entwickelt worden ist. (*Shrey/Lacerte* 1995; *Harder/Scott* 2005; *Pim/Femke* 2004; *Zimmermann* 2005). Wir ziehen den Begriff „*Ability Management*" vor, da damit betont wird, dass Ideen der sozialen Arbeit in das Konzept Eingang gefunden haben. Es geht dabei um ein „Ability Management" mit der Methode Case Management. „Gemanagt" wird dabei nicht der Mitarbeitende, sondern die Hindernisse, die bei einer Reintegration auftreten können. Nach der hier vertretenen Ansicht konzentriert man sich in erster Linie auf die *Fähigkeiten* des Betroffenen. Gefragt ist nicht so sehr, wie im Versiche-

---

3 Version auf Deutsch im Internet: http://.ilo.org/public/german/region/eurpro/bonn/download/code.pdf.

rungssystem aus dem Defizitblickwinkel üblich: „Was geht nicht mehr?" Vielmehr steht die Frage im Zentrum „Was geht noch?" (Ressourcenorientierung/ systemisches Denken). Eine Idee, von der alle profitieren können: der Arbeitgeber, die Gesellschaft und der einzelne Mitarbeiter, der von einer Behinderung bedroht ist. Sonst droht ein Teufelskreis: Kranke werden schneller arbeitslos, andererseits bedingt Arbeitslosigkeit Krankheit (*Stich* 2004). Leitlinie für die Prozessgestaltung sind dabei die vom Netzwerk Case Management Schweiz verabschiedeten Standards (http://www.netzwerk-cm.ch).

12 Die Weltgesundheitsorganisation (WHO) legte in den siebziger und achtziger Jahren als erste den Finger auf die arbeitsmarktlichen Probleme der Menschen mit einer Behinderung. Daraus entwickelte sich ein Konzept des Disability Management. Australien, dessen Ausgaben für Berufsunfälle zwischen 1976 und 1986 um 700 % stiegen, entwickelte als erstes Land ein Eingliederungsmanagement (*Sherrell-Alexander* 1997). Hier wurde erstmals die Rückkehr an den Arbeitsplatz nach Unfällen systematisch angegangen. Bereits nach zehntägiger Abwesenheit muss ein Rückkehrplan entwickelt werden.

3 NIDMAR – Ein kanadisches Modell geht um die Welt

13 Verfeinert wurde das ganze System von *Nidmar* in Kanada (http://www.nidmar.ca). Das Nationale Institut für Disability Management entwickelte Schulungs- und Best Practice Standards (*NIDMAR* 2000), die in der Zwischenzeit von der Internationalen Arbeitsorganisation (ILO, Genf) weltweit verbreitet werden. Nebst Kanada und Australien verfügen die USA und die Niederlande über sehr viel Erfahrung auf dem Gebiete des Eingliederungsmanagements. Auch eine irische Forschergruppe hat sehr praxisbezogene Arbeit geleistet und beispielsweise einen Ratgeber für Arbeitgeber entwickelt zur Einführung eines Reintegrationsprogrammes(http://www.wrc-research.ie/return/). Über die Grenzen Deutschlands hinaus bekannt ist das Modell von Ford Köln, das seine Wurzeln auch im kanadischen Modell hat (vgl. auch *Mehrhoff/Schönle* 2005).

14 In Holland wurden Modelle für kleine und mittlere Unternehmen entwickelt. So richtete der Branchenverband der Transportunternehmer-Organisation eine zentrale Begleitstelle für Reintegrationsunterstützung ein, das *Reintegratie centrum Wegvervoer*.

15 *Ability Management* ist ein proaktiver Prozess, in welchem gesundheitsbedingte Fehlzeiten systematisch erhoben und gezielte Lösungsschritte für den Erhalt der Arbeitskraft und des Arbeitsplatzes entwickelt werden. Ziel ist es, Invalidität (Disability) zu vermeiden bzw. die Arbeitsmarktfähigkeit zu erhalten. Der Arbeitgeber nimmt die Fäden selber in die Hand und wartet nicht mehr länger da-

rauf, bis Versicherer dann doch nichts tun (In der Schweiz herrscht noch immer das expertenorientierte, medizinlastige Angebotsmodell vor, das sich vor allem auf die „Rechtmäßigkeit" der Bearbeitung beruft („steht nicht im Gesetz, machen wir nicht").[4]

Durch ganzheitliches Handeln auf der Fallebene sollen Schäden vermieden und die Chancen auf Wiedereingliederung besser genutzt werden. Betreuung ganzheitlich heißt: Fallaufnahme, Bedarfsklärung, Hilfe und Behandlungsplanung, Begleitung bei der Leistungserbringung, Evaluation und Dokumentation liegen in der Hand einer Person, eines Case Managers, der im Betrieb angesiedelt werden kann, oder als externe Dienstleistung zugezogen wird. Er begleitet den Prozess quer zu den verschiedenen Versicherern und Leistungserbringern. Er muss nicht alles selber machen, aber er hält den roten Faden in der Hand. Es geht darum, ein unterstützendes Bündnis mit den Betroffenen in ihrer bedrängten Situation einzugehen, sie und ihr soziales Netz zu stärken, ihre Isolation zu reduzieren und das Angebot an stabilen Unterstützungsquellen zu vergrössern.

Ein weiterer wichtiger Grundsatz: Es muss rasch gehandelt werden. Der Case Manager vernetzt sofort nach Eingang des Auftrags zwischen Betroffenem und dessen persönlichem Umfeld/Arbeitsplatz/Leistungserbringer und Versicherungen. Je länger ein Betroffener dem Arbeitsplatz fernbleibt, desto schlechter werden seine Reintegrationschancen.

4 Pilotphase – erste Ergebnisse der Stadt Zürich aus dem Jahr 2006

In das Pilotprojekt der Stadt Zürich mit internem Case Management sind einerseits die vom kanadischen Nidmar-Institut entwickelten Ideen eingeflossen, andererseits auch die Gedanken des systemischen Case Managements (*Kleve u. a.* 2003). Die Umsetzung erfolgte im Rahmen eines Pilotprojektes in drei Dienstabteilungen für ca. 4000 Mitarbeiter und Mitarbeiterinnen während eines Jahres.

Ausgangslage: Die Invaliditätsfälle hatten sich in der Stadtverwaltung im Zeitraum zwischen 1994 und 2003 verdoppelt und auf 273 Neurenten pro Jahr erhöht. Das entspricht einer jährlichen Invalidisierungsrate von 1,3 %. Dieser Wert liegt deutlich über dem Durchschnittswert von öffentlichen Verwaltungen von rund 0.8 % (SD in *Kunz* 2004, 19).

Als Pilot-Dienstabteilungen wurden drei völlig unterschiedliche Betriebe ausgewählt: Die Altersheime, die Verkehrsbetriebe sowie Grün Stadt Zürich. Pro 1000

---

4 Beispiel: Wer in der Schweiz keine Erstausbildung vorweist, erhält keine beruflichen Maßnahmen im Rahmen einer Umschulung zugesprochen. Die ohnehin Benachteiligten werden doppelt benachteiligt, dies mit dem Vorwand, es bestehe nur ein Umschulungsanspruch im Rahmen der Gleichwertigkeit einer Erstausbildung.

Mitarbeitende wurde gemäss kanadischen Erfahrungen ein Case Manager angestellt, der den Auftrag erhielt, sich nach 14 Tagen bereits um einen Erkrankten/Verunfallten zu kümmern. Dessen Auftrag lautete: Früh erkennen, früh intervenieren, rasche, sichere Rückkehr an den Arbeitsplatz vorbereiten, Fallführung während des ganzen Krankheitsverlaufs, quer zu den Versorgungs- und Versicherungseinrichtungen, Vernetzung aller Beteiligten.

21 Welche Ziele setzte die für das Projekt verantwortliche Human Ressources -Abteilung der Stadt Zürich, das dem Finanzdepartement angegliedert ist?

- Verminderung der Anzahl der Langzeitabsenzen und Reduktion der Invaliditätsfälle (Zielgrösse 20-30 %)
- Positive Wirkung auf die Zufriedenheit der Mitarbeitenden erzielen
- Kostenersparnis erreichen
- Kulturwandel im Betrieb einläuten: Weg von der Defizit- und Entsorgungsmentalität (nach 12 Monaten Arbeitsunfähigkeit kommt es fast automatisch zur vorzeitigen behinderungsbedingten Pensionierung) hin zur Ressourcenorientierung und Wahrnehmung der gesellschaftlichen Mitverantwortung. Reintegrieren also, statt vorzeitig pensionieren.

22 Kernelemente waren:

- Die Teilnahme am Projekt ist freiwillig. Sowohl Mitarbeitende wie Vorgesetzte können auf eine Unterstützung verzichten. Erfolgt eine Zusammenarbeit, werden jedoch sehr wohl verbindliche Abmachungen und Vereinbarungen getroffen.
- Es gilt ein Reha (Rehabilitations)-Geheimnis: Was dem Case Manager unter dem Siegel der Verschwiegenheit anvertraut wird, findet den Weg nicht ins Personaldossier.
- Anwenden der Grundsätze des Empowerment: Hilfe zur Selbsthilfe, es geht darum, den Betroffenen zum Experten seiner eigenen Gesundheit zu machen (*Herriger* 2002), und der Salutogenese (*Schüffel u. a.* 1998): sie fragt, wie Gesundheit entsteht, im Gegensatz zum medizinischen Modell, das sich interessiert, wie Krankheit entsteht. Wir müssen wegkommen vom faktischen Monopol des medizinischen Helfersystems, das bisher allzu oft diktierte, was für die Betroffenen gut ist. Das „Fragen-Sie-den-Hausarzt"-Modell ist von gestern. Das medizinische System ist zu sehr an den Defiziten des gesundheitlich Angeschlagenen orientiert. Diese Experten verfügen häufig über eine versteckte Definitionsmacht, die Invalidität indirekt begünstigt. Wir brauchen das medizinische System weiterhin – aber ins Blickfeld gerückt werden müssen dabei auch die berufliche Reintegration, die Ressourcen des Betroffenen und seines Umfeldes. Damit verbunden ist eine Nachfrageorientierung: „Was braucht der Betroffene" und nicht „Wir haben nur das und das im Angebot". Es geht also darum, für den gesundheitlich Angeschlagenen individuelle Maßnahmen zu entwickeln. Zwangsmaßnahmen wären schädlich.

- Das positive Menschenbild der Case Manager ist eine Grundvoraussetzung für eine wirksame Hilfe. Ausgangspunkt ist die Idee, dass wir jedem Mitarbeiter zutrauen, dass er seine maximale Funktionsfähigkeit erhalten bzw. wiedererlangen will. Das heisst Abschiednehmen von der Idee: „Ich bin von Betrügern umgeben".
- Die speziell für ihre Aufgabe ausgebildeten Case Manager übernehmen in Absprache mit den Vorgesetzten in kürzester Zeit nach Eintritt der Arbeitsunfähigkeit (spätestens nach vierzehn Tagen) die Betreuung von betroffenen Mitarbeitenden, wenn die Rückkehrprognose ungewiss ist. Die interne Case Managerin kennt die Kultur des Betriebes und stellt die Vernetzung mit Vorgesetzten, Personalverantwortlichen, Ärzten und Versicherungen sicher. Die Führungsverantwortung bleibt bei den Vorgesetzten.
- Ability Management = Invaliditätsvermeidung ist eine „neue" Führungsaufgabe
- Abläufe des Ability Managements in einem Handbuch darstellen
- Absegnung des Projektes durch das verantwortliche politische Gremium, den Stadtrat, als zentrales Element
- Resultate messen, trotz bloß neunmonatiger Versuchsperiode (insbesondere qualitative Erkenntnisse, quantitative Größen in Form erster Tendenzen)

Die Ergebnisse einer ersten Evaluation lagen im Jahr 2006 vor. Durch schriftliche qualitative Befragungen von Mitarbeitenden, Vorgesetzten, den Case Managern sowie weiteren involvierten Personen ergab sich ein erster Trend im Projektverlauf.

In neun Monaten wurden 294 Erstkontakte geknüpft. In 75 Fällen wurde eine intensive Begleitung durch eine interne Begleitperson initiiert. Im Vordergrund standen dabei psychische Leiden (37 %), Gelenk-Schmerzen (25 %) und Rückenprobleme (19 %). Das ergibt eine Fallquote von circa 2 % der Vollzeitstellen. Auf ein Jahr ergibt sich eine Begleitung in circa 100 Fällen bzw. eine Fallquote von rund 3 %. Angesichts fehlender Erfahrungswerte in der Schweiz waren diese Zahlen wichtige Anhaltspunkte für die Weiterentwicklung des Modells.

Weitere Resultate aus der Pilotphase: 19 % der begleiteten Mitarbeitenden sowie 17 % der involvierten, direkten Vorgesetzten waren der Ansicht, dass im betreffenden konkreten Fall dank der Unterstützung eine frühere Rückkehr an den Arbeitsplatz ermöglicht wurde. 80 % der befragten Versicherungs-Mitarbeitenden (Pensionskasse und involvierte Unfallversicherungen) hielten das Ziel der Verminderung von Rentenfällen durch eine Reintegrationsunterstützung für realistisch. Von den befragten Vertrauensärzten hielten gut 70 % das Case Management für eine geeignete Methode zur Vermeidung von Invalidität.

81 % der Mitarbeitenden zeigten sich zufrieden. Ähnliche Resultate ergaben sich bei der Befragung der Vorgesetzten. 80 % der Mitarbeitenden und 84 % der direkten Vorgesetzten beantworteten die Frage, ob eine Eingliederungsunterstützung erneut in Anspruch genommen würde, mit ja. 86 % der Vorgesetzten fühl-

ten sich und ihre Anliegen vom Case Manager ernst genommen, 62 % waren der Ansicht, sie hätten die Unterstützung erhalten, die sie bräuchten, 58 % gaben an, durch die Case Manager-Tätigkeit entlastet worden zu sein. Erste Ansätze des gewünschten Kulturwandels wurden sichtbar: 51 % der direkten Vorgesetzten waren der Meinung, der Kulturwandel habe eingesetzt. Nur 12 % sahen keine Veränderung, die übrigen 38 % waren unentschlossen bzw. antworteten mit „trifft teilweise zu".

27   33 % der Mitarbeitenden fühlten sich nach eigener Aussage mit Hilfe der Begleitung körperlich besser, 46 % fühlten sich psychisch besser und 36 % gaben an, dass sich dank der erbrachten Unterstützung das soziale/familiäre Umfeld verbessert hat.

5   Auswertung 2010 – Fakten zur stadtweiten Einführung

28   Nach der erfolgreichen Pilotprojektphase wurde das Case Management in der gesamten Verwaltung der Stadt Zürich implementiert.[5] Weiterhin war den Projektverantwortlichen dabei die genaue Beobachtung und Evaluation der Resultate, Prozesse und Erfahrungen wichtig. Aus diesem Grund wurde die Zeitperiode zwischen dem 1.9.2007 und dem 31.12.2009 noch einmal in einem aufwändigen Verfahren evaluiert. So erhielten sämtliche in diesem Zeitraum begleiteten Mitarbeitenden wie auch ihre Vorgesetzten einen umfassenden Fragebogen, HR-Verantwortliche, Vertrauensärzte, Mitarbeitende der beteiligten Versicherungen und weitere Schlüsselpersonen wurden befragt, die Finanzkennzahlen detailliert ausgewertet und Statistiken über die Begleitungen geführt. Die nachfolgenden Ausführungen geben einen Überblick über diese aktuellen Resultate.

29   In der Berichtsperiode fanden insgesamt 2129 Meldungen betreffend erkrankter/verunfallter Mitarbeitender an die Case Management-Teams statt. Aufgrund dieser Meldungen kam es zu 1033 Case Management-Begleitungen. Das Case Management-Team, bestehend aus 22 Personen mit einem Gesamt-Pensum von 17 Vollzeitstellen, begleitet in der Regel 450 – 600 Mitarbeitende. Dies bei einem gesamten Mitarbeitenden-Bestand von rund 25'000 Personen (ca. 20'000 Vollzeitstellen).

30   Die positiven Resultate aus der Pilotprojektphase konnten in den wesentlichen Punkten bestätigt werden. Dank der gegenüber der Pilotphase breiteren Datenbasis und längeren Zeitperiode sind die Resultate zudem besser abgestützt. Einige Kernaussagen aus der Evaluation:

---

5   Quelle für das gesamte Kapitel 5: Interview mit den Projektverantwortlichen von HR Stadt Zürich, Frau Marlene Saxer, Leiterin der Koordinationsstelle für Case Management am Arbeitsplatz, und Frau Katrin Librez, stellvertretende Leiterin der Koordinationsstelle für Case Management am Arbeitsplatz.

- 70 % der begleiteten Mitarbeitenden sind nach Abschluss des Case Managements wieder ganz oder teilweise arbeitsfähig. Für gut 65 % wurde eine interne Arbeitslösung in der Stadt, für gut 4 % eine externe berufliche Lösung realisiert. Dabei ist zu beachten, dass nur schwierige, komplexe gesundheitliche Situationen zu einem Case Management-Mandat führen.
- 10 % der begleiteten Mitarbeitenden werden mit Beendigung des Case Managements in die Invalidität entlassen. Dass dieser Wert auf eine positive Entwicklung schliessen lässt, zeigt die Entwicklung der Anzahl Neuinvalidisierungen pro Jahr: Wurden 2006 von der Pensionskasse noch 151 IV-Renten ausgesprochen, waren es für das Jahr 2009 noch deren 105.
- Mitarbeitende in einer Reintegrations-Phase können, unter genau definierten Bedingungen, während einer beschränkten Zeit von maximal einem Jahr in Form einer sogenannten Reintegrationsstelle am bisherigen Arbeitsplatz tätig sein. Dieses Instrument wird dann eingesetzt, wenn ein Case Management initiiert wurde und sich positive berufliche Perspektiven abzeichnen, der ganze Prozess jedoch mehr Zeit braucht als dies die ordentliche Lohnfortzahlung ermöglichen würde. Die Erfahrungen von 2007-2009 zeigen: gut 70 % der Mitarbeitenden, für die eine solche Lösung umgesetzt wird, finden danach den Weg an ihre angestammte Stelle, in Form einer Festanstellung, zurück. Dies kann als starkes Signal dafür gesehen werden, dass solche flexible, dem Reintegrationsprozess angepasste Arbeitseinsätze für den Arbeitsplatzerhalt bei Krankheit/Unfall von grossem Wert sind.
- Die Zufriedenheit der involvierten Personen mit dem Case Management-Prozess ist nach wie vor äusserst hoch. Die begleiteten Mitarbeitenden, aber auch involvierte Vorgesetzte und HR-Fachpersonen erleben das Case Management als wertvolle Unterstützung.
- Die Zusammenarbeit zwischen den Vertrauensärzten der Pensionskasse und den Case Managern wird von beiden Seiten als sehr gut bewertet. Dieser Befund zeigt auf, dass die mit dem Projekt angestrebte, optimierte Verknüpfung von medizinischen und beruflichen Aspekten der Reintegration auf gutem Kurs ist.
- Lediglich jedes 20. Case Management-Mandat endet mit einem vorzeitigen einseitigen Abbruch, das heisst die Zusammenarbeit wird entweder durch den Mitarbeitenden (in 2 % der Situationen) oder den Case Manager (in 3 % der Situationen) frühzeitig beendet.
- Zu den Case Managern: bei deren Rekrutierung wird weiterhin darauf geachtet, eine grosse Vielfalt von Kompetenzen und Ausbildungshintergründen im Team zu haben. Diese Vielfalt der Standpunkte und Blickwinkel bietet ein enormes Potenzial für erfolgreiche Reintegrations-Arbeit; gleichzeitig stellt sie eine grosse Herausforderung für die Zusammenarbeit und Führung dar, z. B. bedingt durch eine vom jeweiligen Ausbildungshintergrund der Case Manager abhängige Sprache oder Arbeitsweise.
- Zum Thema Unternehmenskultur: besonders gute Reintegrationserfolge lassen sich in Unternehmenseinheiten erzielen, in denen eine erhöhte Bereit-

schaft dazu besteht, in einem gemeinsamen Prozess zwischen HR-Verantwortlichen, Mitarbeitenden, Vorgesetzten und Case Managern an individuellen, internen Lösungen zu arbeiten. Der Case Manager nimmt dabei oft die Rolle eines Impulsgebers ein. In gewissen Einheiten konnte eine besonders gute Kultur diesbezüglich entwickelt werden, dass diese Impulse aufgenommen und mit viel Einsatz und Flexibilität in die Praxis umgesetzt werden. Besonders gute Voraussetzungen bieten sich hierbei etwa in Einheiten, die über einen internen Dienst/Back office verfügen, so dass z. B. eine temporäre oder dauerhafte Versetzung von Mitarbeitenden vom Aussendienst in den Innendienst möglich wird.

6 Case Management durch Arbeitgeber in der Schweiz: wichtige Erkenntnisse für die Zukunft

31   Aufgrund der Erfahrungen in der Stadt Zürich wie auch aufgrund weiterer, ähnlich ausgestalteter Projekte bei anderen Arbeitgebern in der Schweiz[6], lassen sich aus Sicht der Autoren einige wichtige Erkenntnisse für die zukünftige Entwicklung von erfolgreichen Case Management-Konzepten ableiten.

32   Wichtig für den Leistungsgeschwächten sind folgende Elemente
- Freiwilligkeit,
- Reha-Geheimnis/erhöhte Schweigepflicht der Case Manager
- Gut ausgebildete Eingliederungsfachleute
- Einbettung des Case Managements in eine Unternehmenskultur, die Reintegration fördert und fordert

33   Die Freiwilligkeit verhindert eine „technische", als blosse Pflichtübung verstandene Mitarbeit der involvierten Parteien. Freiwilligkeit bedeutet jedoch keinesfalls Unverbindlichkeit. Selbstverständlich werden im Case Management-Prozess verpflichtende Meilensteine definiert, Ziele gesetzt, Massnahmen realisiert. Dass dieses Verständnis der freiwilligen, dennoch verbindlichen Zusammenarbeit funktioniert, zeigen u. a. die niedrigen Abbruchquoten in den so konzipierten Projekten.

34   Im Schutze einer erhöhten Schweigepflicht, z. B. gekoppelt mit der Massnahme, dass Angaben aus dem Case Management-Dossier keinen Eingang in die Personalakten finden, kann viel offener darüber diskutiert werden, welche Aspekte eines Falles z. B. auch Vorgesetzten gegenüber eröffnet werden sollten, weil sie zur Reintegration beitragen. Die Arbeit wird zudem wesentlich ökonomischer, wenn „Zwangsbegleitungen" strikt ausgeschlossen werden – die Reintegration eines

---

6   Hans Schmidt/Stefan Kessler, Eingliederungsmanagement unter Führung des Arbeitgebers – eine schweizerische Bestandesaufnahme, in Case Management, Sonderheft Beschäftigungsförderung, 6. Jahrgang, April 2009

Mitarbeitenden, der aus innerer Überzeugung nicht mehr in den Arbeitsprozess einsteigen will oder keine Unterstützung annehmen kann (z. B. in schwierigen Mobbing-Situationen), ist weder menschlich noch ökonomisch sinnvoll. Nicht zu vergessen: Eine Weigerung, Hilfe anzunehmen kann auch als Ressource betrachtet werden. Diese Person kann sich selber helfen. In solchen Fällen bieten wir einen Telefontermin nach einigen Monaten an, um so überprüfen zu können, ob die Selbsthilfe zum Ziel geführt hat.

Der beschriebene Rahmen und das Vertrauensverhältnis Case Manager-Mitarbeitende bringen eine enorme Verantwortung und große Belastungen für die Case Manager mit sich. Themen wie Suizid, traumatische Erlebnisse, Erkennung und Einschätzung von Gewaltpotential gehören zur Arbeit und erfordern sowohl gegenüber dem Mitarbeitenden, als auch dem Arbeitgeber, ein professionelles Reagieren. Dazu gehört als wichtiges Element auch das Erkennen eigener Grenzen. Es ist deshalb zentral, die Case Manager zu schulen und in den Einzelfällen kontinuierlich mittels Intervision, Fachberatung und Supervision zu begleiten.

Besonders erfolgreich ist das Case Management in einem Umfeld, das sich der Bedeutung und Sinnhaftigkeit der Reintegrationsunterstützung bewusst ist. Hierzu gehört, dass die oberste Führung eines Unternehmens bzw. einer Abteilung/Organisationseinheit sich klar hinter die Ziele und Massnahmen stellt, die im Rahmen der Einführung und Umsetzung eines systematischen Case Managements gesetzt bzw. umgesetzt werden. Erst vor diesem Hintergrund sind optimale Lösungen realisierbar.

7 Ein neuer Blickwinkel auf der Fallebene: Arbeit als Rehabilitation statt Rehabilitation vor Arbeit

Der sorgfältigen Vorbereitung von Arbeitsversuchen im Rahmen des Ability Managements kommt auf der Fallebene oft entscheidende Bedeutung zu. Bisher wollten Betroffene oft zuerst richtig gesund werden. Auch Vorgesetzte meinten wohlwollend: „Kommen Sie wieder, wenn sie ganz fit sind!" Heute versucht man Verletzte und Erkrankte rasch an den Arbeitsplatz zurück zu bringen, sie z. B. mit einem Arbeitspensum von anfänglich 10-30 % (eventuell bei 50 % Präsenzzeit) wieder an den früheren Rhythmus zu gewöhnen, statt mit dem Einstieg bis zur vollständigen Wiedergenesung zu warten. Das kann nämlich sehr lange dauern und ist in vielen Fällen auch eine unerfüllbare Hoffnung. Daher lautet die Devise oft: Arbeit als Rehabilitation statt Rehabilitation vor Arbeit.

In Bezug auf die Eingliederung gilt folgende Stufenfolge der zu treffenden Maßnahmen:

- Rückkehr an den alten Arbeitsplatz möglich?
- Ist eine Rückkehr nach Vornahme von ergonomischen Anpassungen allenfalls möglich?
- Andere Tätigkeit in der gleichen Abteilung möglich?
- Andere Tätigkeit in einer anderen Abteilung möglich?
- Umschulung/Weiterbildung dann Rückkehr an einen neuen Arbeitsplatz im bisherigen Betrieb?
- Vermittlung an anderen Arbeitgeber/Unterstützung beim Selbstständigwerden, Umschulung, Weiterbildung in Zusammenarbeit mit dem zuständigen Versicherungsträger (Invalidenversicherung)

39 Wie gestaltet sich die Beziehung zwischen Case Manager und den Betroffenen? Nicht immer finden diese den Weg, um mit der neuen gesundheitlichen verschlechterten Situation fertig zu werden. Der Case Manager kümmert sich um folgende Fragen: „Sind alle sinnvollen Behandlungsmöglichkeiten ausgeschöpft? Sollte der Betroffene die gesundheitliche Einschränkung (z. B. Dauerschmerz) mit der Zeit akzeptieren und damit leben lernen? Wo eröffnen sich neue berufliche und persönliche Perspektiven trotz gesundheitlichen Einschränkungen? Ist etwa der bisher gewählte Lösungsversuch, der immer wieder scheitert, das Problem? Wie könnte man vermehrt das soziale Umfeld in die Reintegrationsplanung einbeziehen?" Solche Fragen unterstützen die Selbstheilung, eine Kraft, die im schweizerischen Fünfzehn-Minuten-Arzt-System nur wenig gefördert wird. Versicherer stellen immer wieder fest, dass gesundheitlich Beeinträchtigte vielfach verängstigt und hilflos wirken und oft auch ineffizient an der Lösung ihres Problems arbeiten. Besondere Gefahr dabei: Wenn Hilflose wiederholt scheitern, hören sie auf, Neues auszuprobieren. Deshalb braucht es professionelle und kontinuierliche Unterstützung. Das ist ein Hochseilakt zwischen distanzierter Anwaltschaft und fürsorgerischer Belagerung (*Quindel* 2002, 129).

40 Die Kunst des ressourcenorientierten Case Managements besteht darin, den potentiell Behinderten von der Problemtrance zur Lösungstrance zu führen. Ziel muss es sein, die Aufmerksamkeit des Klienten auf eine zufriedenstellende Zukunft zu fokussieren: Orientierung an Gesundheit statt an Krankheit. Was kann der Betroffene selber tun? Nur bestehende Defizite, die nicht selbstständig oder durch das Netzwerk des Betroffenen kompensiert werden können, werden durch professionelle Hilfe unterstützt.

41 Diesem Gedanken steht in einem gewissen Sinn in der Schweiz das Versicherungssystem im Weg, das teilweise auch heute noch einem veralteten medizinischen Modell huldigt.

8 Case Management durch Versicherungen: Rollenkonflikte möglich

Zahlreiche Versicherungen betreiben ein eigenes Case Management. Hinter diesen Initiativen steht viel positive Energie und die richtige Absicht: Zeit und Geldressourcen sollen frühzeitig in die Reintegrationsunterstützung von Versicherten investiert werden. Natürlich ist das wichtigste Ziel eine Kostensenkung (weniger Taggelder, weniger Renten). Diese Vorgabe ist aus unserer Sicht legitim, solange die Lebensperspektive der Versicherten nicht unnötig eingeschränkt wird. 42

Trotzdem sind einige kritische Faktoren zu beachten. Oft ist der versicherungseigene Case Manager auch direkt Mitentscheider über die Leistungsansprüche des Versicherten. Dessen Offenheit kann „bestraft" werden – bei Unfällen ist zum Beispiel das Sprechen über Vorzustände äusserst heikel. Auch Kausalitätsdiskussionen nach Unfällen (z. B. bei psychischer Komorbidität) erschweren es den obligatorischen Unfallversicherern, ein faires Case Management durchzuführen. Sodann haben Krankentaggeldversicherer einen Zeithorizont von maximal zwei Jahren, denn für die langfristigen Leistungen sind sie nicht mehr zuständig. Dafür gibt es die Pensionskassen, die jedoch in vielen Fällen passiv bleiben. Seit einer Gesetzesrevision im Jahre 2008 ist die schweizerische Invalidenversicherung aktiver geworden. Sie unterstützt aktiv, solange der Arbeitsplatz noch besteht. Neuerdings steht ihr auch ein Instrumentarium zur Verfügung, um vor allem psychisch Kranke langsam wieder an die Arbeit heranzuführen. Allerdings werden diese Instrumente von den einzelnen kantonalen Stellen der Invalidenversicherung ausserordentlich unterschiedlich genutzt. So sprach die Invalidenversicherung im Kanton Solothurn (250 000 Einwohner) im Jahre 2009 373 Frühinterventionsmassnahmen zu, im Kanton Zug mit seinen 109 000 Einwohnern wurden dagegen ganze fünf Massnahmen bewilligt 43

Mitunter ist auch die Qualifikation der von der Versicherung angestellten Case Manager ungenügend, sind es doch bei vielen Versicherern „umfunktionierte" Sachbearbeitende, die das Eingliederungsmanagement führen (*Fankhauser-Vogel* 2005). Auch arbeitet das Versicherungssystem teilweise mit harten Sanktionen, die einzelne Betroffene erst recht in die Krankheit führen können. 44

Die Versicherer stoßen mit ihrem eigenen Case Management dann an die Grenzen, wenn der Arbeitgeber von seinem Kündigungsrecht Gebrauch macht. Der Arbeitsplatz schwimmt davon, und welcher neue Arbeitgeber will schon einen angeschlagenen Mitarbeiter anstellen, wenn er doch bei der heutigen Arbeitsmarktlage in der Schweiz nicht selten unter 100 gesunden Bewerbern aussuchen kann? Die Versicherungslösung bleibt jedoch so lange ein interessanter und sinnvoller Handlungsansatz, als nicht alle Arbeitgeber ihre Interessen an einer weitsichtigen Personalpolitik selber an die Hand nehmen. 45

9 Eingliedern statt ausmustern: Es lohnt sich!

46 Bereits ein gewöhnlicher Kontakt mit dem Mitarbeiter reduziert die Absenzrate um 30 %. Das ergab eine Studie von Bigos (1991). Dennoch bleibt die Frage nach der Finanzierung und nach dem „Return on Investment" des hier beschriebenen Modells, da dem gerade in der heutigen Zeit des hohen Kostendrucks eine zentrale Bedeutung zukommt. Welche Aussagen zur Wirtschaftlichkeit lassen sich für das in diesem Artikel eingangs beschriebene Case Management bei der Stadt Zürich machen?

47 Bereits aufgrund der Evaluation des Pilotprojektes im Jahr 2006 liessen sich erste, vorsichtig kalkulierte Näherungen bezüglich Kosten und Einsparungen herleiten. So lagen Aussagen der beteiligten Vertrauensärzte wie auch der teilweise sehr erfahrenen Versicherungs-Mitarbeitenden vor, die sich zum Verlauf von ihnen beobachteter Fälle im Case Management äußerten. Aufgrund dieser Angaben konnte für die Pilotdauer von 9 konkreten Fällen ausgegangen werden, in denen eine Rente oder zumindest eine Teilrente verhindert werden konnte. In ebenso vielen Fällen erfolgte dank des Case Managements – auch diese Aussage richtet sich nach den Erkenntnissen der genannten Ärzte sowie auch der beteiligten Versicherer – eine frühere Rückkehr an den Arbeitsplatz. Als Konsens dieser beiden Gruppen, deren Beurteilung als praxis- und realitätsnah gelten darf, liessen sich somit für das System „Arbeitgeber Stadt Zürich sowie Pensionskasse Stadt Zürich" Kosteneinsparungen von rund 1.9 Mio. CHF ableiten (9 verhinderte (Teil-)Rentenfälle à durchschnittlich ca. 200'000.- CHF Schadenssumme bei der Pensionskasse sowie 9 Fälle von weniger Krankenlohnzahlung im Umfang von je ca. 6 Wochen). Die Einsparungen bei der staatlichen IV, aber auch zusätzliche, indirekte Einsparungen in der städtischen Verwaltung – etwa ein verminderter Rekrutierungsaufwand oder Produktivitätsfortschritte – sind in dieser konservativen Berechnung noch nicht enthalten. Die Gegenüberstellung von Ertrag und Aufwand war für das Pilotprojekt auf jeden Fall positiv, dies trotz beachtlich hohem Aufbau- und Einführungsaufwand.

48 Die Evaluation des Zeitraums vom 1.9.2007 bis zum 31.12.2009 richtete erneut ein möglichst genaues Augenmerk auf Aspekte der Wirtschaftlichkeit.[7] Wiederum wurde in Zusammenarbeit mit beteiligten Ärzten und Versicherungspartnern eine Einschätzung über Fallverläufe (verhinderte Berentungen, früher ermöglichte Rückkehr an den Arbeitsplatz) erstellt: statistische Grössen wie die Anzahl der Neuberentungen und die Durchschnittskosten pro Rentenfall wurden berücksichtigt und zur Plausibilisierung der Annahmen beigezogen. Die Analyse bestätigt die positiven Trends der Pilotphase: Das System „Arbeitgeber Stadt Zürich und Pensionskasse Stadt Zürich" erzielte in der Berichtsperiode Einsparungen in der Höhe von rund 19 Mio CHF (ca. 14,6 Mio Euro), bei gesamten Aufwänden von insgesamt rund 14 Mio CHF (10.7 Mio Euro). Die volkswirtschaft-

---

7 Quelle: Interview mit Marlene Saxer und Katrin Librez, siehe Fußnote 5.

lich relevanten Einsparungen bei der staatlichen Invalidenversicherung sind hierbei explizit nicht berücksichtigt – es wurden lediglich Einsparungen betrachtet, von denen der Arbeitgeber und die Arbeitnehmer profitieren (Lohnkosten, Risikoprämien der Pensionskasse).

Bei der Weiterführung des Case Managements in der Stadt Zürich ist weiterhin eine genaue Beobachtung des „Return on Investments" vorgesehen.

49

Literatur

Bigos SJ/Battie MC/Spengler DM et al: A prospective study of work perceptions and psychosocial factors affecting the report of back injury, Spine 16 (1), 1991, S. 1-6.

Kunz E: Steife Brise – voll ins Gesicht, in Kasten: Invalide Beamte. In: Der Arbeitsmarkt. November/Dezember 2004, S. 17-19.

Eisenberger R/Fasolo P/Davis-LaMastro V: Perceived organizational support and employee diligende, commitment, and innovation, Journal of Applied Psychology 75 (1) 1990, S. 51-59.

Fankhauser-Vogel D: New Case Management der Schweizerischen Unfallversicherungsanstalt (SUVA). Diplomarbeit. http://www.infopartner.ch/periodika/2006/Panorama/Heft-1-2006/pan061d10.pdf

Harder HG/Scott LR: Comprehensive Disability Management. Edinburgh, Elsevier; Dutch Ministry of Social Affairs and Employment 2005.

Harder, G. Henry, Liz R. Scott: Umfassendes Disability Management, Luzern, 2009.

Herriger N: Empowerment in der Sozialen Arbeit, eine Einführung. Kohlhammer, Stuttgart, 2. Auflage 2002.

Kleve H/Haye B/Hampe-Grosser A/Müller M: Systemisches Case Management. Kersting-IBS, Aachen 2003.

Magnin C: Beratung und Kontrolle. Widersprüche in der staatlichen Bearbeitung von Arbeitslosigkeit. Seismo, Zürich 2005.

Mehrhoff F/Schönle PW (Hrsg): Betriebliches Eingliederungsmanagement, Leistungsfähigkeit von Mitarbeitern sichern. Gentner Verlag, Stuttgart 2005.

Morger W: Interview in: Der Arbeitsmarkt, 2/2006, S. 48-50

NIDMAR – National Institute of Disability Management and Research: Code of Practice for Disability Management, Describing Effective Benchmarks for the Creation of Workplace-Based Disability Management Programs. Eigenverlag, Port Alberni 2000.

Pim P/Femke R: Disability Management as a new HRM strategy. TNO Work and Employment, Eigenverlag 2004.

Quindel R: Psychosoziale Arbeit im Spannungsfeld zwischen Hilfe und Kontrolle. In: Lenz A/Stark W (Hrsg.): Empowerment. DGVT-Verlag, Tübingen 2002.

Schmidt H Kessler S: Eingliederungsmanagement unter Führung des Arbeitgebers – eine schweizerische Bestandesaufnahmen, Case Management – Sonderheft Beschäftigungsförderung, 2009, S. 13 ff.

Schüffel W/Brucks U/Johnen R/Köllner V/Lamprecht F/Schnyder U: Handbuch der Salutogenese. Konzept und Praxis. Ullstein, Wiesbaden 1998.

Sherrell-Alexander J: Australia and Comcare in Strategies for Success. Disability Management in the Workplace. Eigenverlag, Port Alberni 1997.

Shrey DE/Lacerte M: Principles and Practices of Disability Management in Industrie. St. Lucie Press, Boca Ration 1995.

Stich AK: Arbeitslosigkeit und subjektive Gesundheit. Unveröffentliche Magisterarbeit der Technischen Universität Berlin, Institut für Gesundheitswissenschaften, 2004.

Wendt WR/Löcherbach P (Hrsg.): Standards und Fachlichkeit im Case Management Economica, Heidelberg 2009.

WHO – World Health Organization: The World Health Report 2004 – Changing history. WHO, Genf 2004, http://www.who.int/whr/en/.

Literatur

Zimmermann W: Disability Management – Eine internationale Perspektive. In: Betriebliches Eingliederungsmanagement, hrsg. von Mehrhoff F/Schönle PW (2005), S. 29-38.

Beitrag 11

Case Management in der Rehabilitation von Unfallverletzten

Stefan Lauer

		Rn.
1	**Einführung**	1 – 3
2	**Ausgangssituation**	4 – 8
3	**Falleignung**	9 – 28
3.1	Sozioökonomische Parameter	13 – 20
3.2	Konkrete Beispiele	21 – 28
4	**Die Rolle des Case Managers**	29 – 31
5	**Prozessdarstellung**	32 – 40
5.1	Identifikation	33, 34
5.2	Assessment	35
5.3	Erstellung des Versorgungsplanes	36, 37
5.4	Umsetzung des Versorgungsplans	38
5.5	Monitoring	39
5.6	Evaluation	40
6	**Die Tätigkeitsbereiche der rehacare GmbH/Fallbeispiele**	41 – 49
7	**Schlussbemerkung**	50, 51

Literatur

Autor

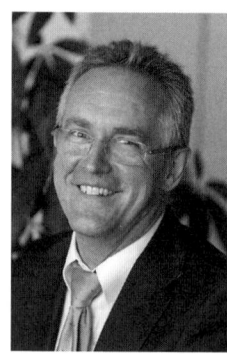

Stefan Lauer

Ausbildung zum Volljurist:

Jahrgang 1960. Zunächst Tätigkeit als Rechtsanwalt in OLG Kanzlei; Tätigkeitsschwerpunkte Verkehrsrecht, Sozialversicherungsrecht, Anschließend 8 jährige Tätigkeit als Justitiar in der Prozess- und Großschadenabteilung eines führenden deutschen Erstversicherers in verschiedenen Funktionen. U. a. mit der Regulierung schwerer Personenschäden sowie renten- und sozialversicherungs-rechtlichen

Fragestellungen befasst. Parallel hierzu intensive Beschäftigung mit den Thema Rehabilitation von Verkehrsunfallopfern. 1998 Mitaufbau und seit dem Geschäftsführer der rehacare GmbH in München, welche Unfallverletzte im Auftrag von Haftpflichtversicherungen im Rahmen des Rehabilitationsmanagements betreut.

Schlagwortübersicht

	Rn.		Rn.
Assessment	35	Planung	47
Dokumentation	40	Qualifikation	10, 17
Lebensführung	21	Rehabilitationsmanagement	1, 6 – 8, 11, 16, 31
Monitoring	39		
Outcome	13, 34	Weiterbildung	13
Pflegemanagement	46		

1 Einführung

Im Falle eines durch einen motorisierten Verkehrsteilnehmer (teil-)verschuldeten Unfalles stehen dem Verletzten zahlreiche Ansprüche gegen den eintrittspflichtigen Krafthaftpflichtversicherer zu. Er hat unter anderen die Aufwendungen für die Rehabilitation zu tragen. Im Folgenden möchte der Verfasser, Geschäftsführer der seit 1998 tätigen und von der Arbeitsgemeinschaft Verkehrsrecht im Deutschen Anwaltverein (ARGE) 2004 anerkannten rehacare GmbH, einen Überblick über das Rehabilitationsmanagement/Case Management der privaten Krafthaftpflichtversicherer geben. 1

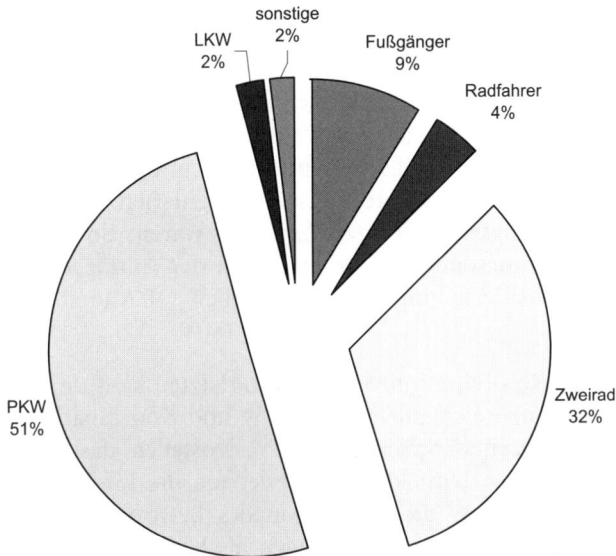

Abb. 1: Art der Beteiligung am Unfall

Jahr für Jahr verunglücken mehr als 440.000 Personen im Straßenverkehr. Das Statistische Bundesamt klassifiziert für das Jahr 2004 359.000 Personen als leicht, 80.000 Personen als schwer verletzt. Der Trend insgesamt ist rückläufig. Noch 2

Ausgangssituation

1991 betrug die Anzahl der Schwerverletzten 131.000 (*DESTATIS* 2006). Dies dürfte im Wesentlichen auf die deutlich verbesserte Sicherheitsausstattung der Fahrzeuge zurückzuführen sein.

3   Die Abbildung 1 gibt einen Überblick über die bei rehacare eingegangenen Fallkonstellationen[1].

2 Ausgangssituation

4   Zu den Ansprüchen eines Verletzten nach einem Unfall zählen u. a. der Anspruch auf Schmerzensgeld, die Erstattung der Heilbehandlungskosten, der Haushaltsführungsschaden und der Ersatz des vergangenen Verdienstes, den der Verletzte, den Unfall hinweg gedacht, gehabt hätte. Die privaten Haftpflichtversicherer waren bis zur Mitte der 90er Jahre nur als „Kostenträger" am Verfahren der Rehabilitation beteiligt. Die öffentlich-rechtlichen Träger betrieben das Verfahren und erhielten im Wege des Regresses die von ihnen aufgewendeten Mittel zur medizinischen und beruflichen Rehabilitation. Eine aktive Steuerung durch die privaten Versicherer fehlte. Hinzu kam und kommt, dass sich trotz sinkender Unfallzahlen die Personengroßschäden mit Ausgaben von mehr als € 25.000.- je Fall vermehrt haben. Diese Großschäden, die etwa 40% aller Fälle ausmachen, verursachen ca. 70% aller Aufwendung für Personenschäden (*Binder u. a.* 2002). Es bestand daher Handlungsbedarf.

5   Untersuchungen innerhalb der Assekuranz zeigten, dass das seinerzeitige Verfahren zugunsten der Rehabilitanden beschleunigt und qualitativ verbessert werden konnte (*Bals/Lauer* 2000, 144). Es verdeutlichte sich in der Praxis, dass der Verfahrensablauf von zahlreichen bürokratischen Regularien beherrscht wurde und dass lange Bearbeitungszeiträume zu beklagen waren. So betrug die durchschnittliche Bearbeitungsdauer im Regelfall von der Antragstellung bis zur abschließenden Bescheiderteilung durchschnittlich 10 Monate (*Hadeln/Riedel* 2000, 34).

In der beruflichen Rehabilitation von Unfallverletzten kam und kommt es auch durch eine häufig unzureichende Verzahnung und Koordination von Maßnahmen zu langen Wartezeiten. Schließlich war festzustellen, dass bei ungenügender Einbindung des sozialen Umfeldes des Verletzten die Effektivität gering blieb. Dabei war beachtlich, dass die Motivation des Betroffenen trotz bestehender (vermittlungshemmender) Einschränkungen als bedeutender Prädiktor für erfolgreiches Case Management von großer Bedeutung ist.

6   Einige private Versicherer begannen sich in der Folge aktiv des Rehabilitationsmanagements anzunehmen. Ziel der Bemühungen war dabei, die Schadenauf-

---

[1] Alle folgenden Diagramme basieren auf den von rehacare bearbeiteten und ausgewerteten Fallkonstellationen.

wendungen durch ein frühes, zielgerichtetes und schnelles Eingreifen zu mindern, die Bearbeitungszeit zu verkürzen, erhöhte Transparenz über Dienstleister zu erhalten und letztlich auch ein positiveres Image zu gewinnen. Doch auch für den Rehabilitanden ergeben sich Vorteile durch ein aktives Case Management. Der Unfallverletzte erhält individuelle Unterstützung in seiner konkreten Hilfesituation durch einen persönlichen Ansprechpartner, der ihn durch den gesamten Prozess der Rehabilitation begleitet. Im Focus stand zunächst die berufliche Rehabilitation (*Tille/Budel* 1998), etwas später wurde der medizinischen Rehabilitation ebenso große Bedeutung zugemessen (*Budel u. a.* 2000, 332).

Spätestens seit der Entschließung des 38. Deutschen Verkehrsgerichtstages ist Rehabilitationsmanagement ein etabliertes Instrument, um Unfallverletzte umfänglich in der Rehabilitation zu unterstützen. Der Arbeitskreis II des Verkehrsgerichtstages hat dort die Einschaltung eines privaten Rehabilitationsmanagements in geeigneten Fällen auf freiwilliger Basis ausdrücklich empfohlen. Danach sollen folgende Grundsätze Beachtung finden: (wörtliche Wiedergabe der Entschließung)

1. Der Rehabilitationsdienst muss vom Versicherer personell und organisatorisch unabhängig und in der Bearbeitung weisungsfrei sein.
2. Die vom Rehabilitationsdienst über den Verletzten erhobenen Daten dürfen nur zum Zwecke der Rehabilitation weitergegeben werden.
3. Zur Sicherung der Qualität, der Objektivität und Wahrung der Unabhängigkeit des Rehabilitationsdienstes wird die Einrichtung eines Beirates oder einer vergleichbaren Einrichtung empfohlen. Dieser soll aus mindestens drei Personen aus den Bereichen Medizin, Recht und Arbeits-/Sozialwesen bestehen.

Die Arbeitsgemeinschaft Verkehrsrecht im Deutschen Anwaltverein befürwortet grundsätzlich die Einrichtung eines Rehabilitationsmanagements (*ARGE* 2000; *Steffen* 2000).

Allerdings weist sie darauf hin, dass ein solches Rehabilitationsmanagement nicht schrankenlos und ohne jedwede Kontrolle insbesondere zum Nachteil der Unfallverletzten ausgeübt werden dürfe (*Höfle* 2002).

Exemplarisch seien der Schutz der Persönlichkeitsrechte sowie der Schutz vor schadenersatzrechtlichen Nachteilen genannt. Hierzu wurden bestimmte Anforderungen an den Rehabilitationsdienst einerseits, sowie an das anzuwendende Verfahren andererseits formuliert. Die Anforderungen an die Positionierung des Rehabilitationsdienstes als personell und organisatorisch unabhängiger, weisungsfreier und neutraler Dienstleister stehen dabei als Garant für eine vertrauensvolle Zusammenarbeit ebenso im Vordergrund, wie die Sicherung der zum Zwecke der Rehabilitation erhobenen Daten. Diese Anforderungen und deren Einhaltung sollen durch einen eingesetzten fachlichen Beirat kontrolliert werden.

Anfänglichen Initiativen, Rehabilitationsmanagement unmittelbar durch die Haftpflichtversicherer selbst zu betreiben, wurde eine klare Absage erteilt (*Budel/Buschbell* 1999, 162). Gleichwohl sind solche Bestrebungen nach wie vor existent

(*Kühl/Rüdel* 2006). Ein erfolgreiches Rehabilitationsmanagement bedarf aber einer unabhängigen Vertrauensbasis zwischen Dienstleister, Rehabilitand und dessen persönlichem Umfeld (*Hadeln/Riedel* 2000, 38). Dies kann letztlich nur gewährleistet werden, in dem eine ansonsten sich ergebende zu große Nähe zwischen einem Rehabilitationsdienst und der Schadenabteilung des Versicherers vermieden wird.

3 Falleignung

9   Immer wieder wird die Frage gestellt, an welchen Kriterien beispielsweise Rechtsanwälte und Versicherer geeignete Fallkonstellationen erkennen können. Grundsätzlich ist bei beruflichen Fragestellungen, ein Fall dann geeignet, wenn Aussicht besteht, bei (sach-)verständiger Würdigung aller sozioökonomischer Parameter, eine angemessene, auf den Klienten zugeschnittene, wirtschaftlich sinnvolle Beschäftigung zu erhalten oder eine dem (Rest-) Leistungspotenzial entsprechende neue berufliche Tätigkeit zu finden.

10   In diesem Rahmen soll verdeutlicht werden, was die viel zitierte win-win-Situation ausmachen kann:

1. Erhöhte Chancen des Klienten mithilfe der Unterstützung eines privaten Rehabilitationsanbieters durch ressourcenorientierte Einsetzung der ohnehin aufzuwendenden Mittel des eintrittspflichtigen Haftpflichtversicherers, auf eine möglichst nachhaltige Wiedereingliederung in Arbeit, Beruf und sozialem Umfeld.
2. Der eintrittspflichtigen Haftpflichtversicherung durch schnelle, passgenaue Vermittlung des Klienten die Möglichkeit zu geben, nutzlose, nicht zielgerichtete Aufwendungen zu ersparen, ohne berechtigte Ansprüche zu beschneiden.

An dieser Stelle sei aber auch erwähnt, dass es wenig Sinn macht, Erwartungen zu wecken und Hoffnung zu schüren, wenn bereits entsprechend ungünstige äußere Bedingungen – beispielsweise schwerste Verletzungen, Alter des Verletzten, infrastrukturell schlechte Bedingungen vor Ort, mangelnde oder fehlende berufliche Qualifikation – vorliegen und somit das Erreichen des Rehabilitationszieles nahezu unmöglich machen (*Bals/Lauer* 2000, 144).

11   In den Anfängen des Rehabilitationsmanagements wurde in einigen Fällen seitens der auftraggebenden Versicherung die Intention der Bemühungen noch nicht in ihrer Gänze erkannt. In scheinbar aussichtslosen, in der Regulierung festgefahrenen Fällen wurden Rehabilitationsdienste beauftragt. Frei nach dem Motto: Wenn nichts mehr geht, schalten wir einen solchen Dienst ein.

12   Der Focus lag hierbei auf alten Fällen in denen der Unfallzeitpunkt im Schnitt zwischen sieben und acht Jahre zurück lag. Zwischenzeitlich werden Schaden-

konstellationen ausgewählt, die immerhin zu mehr als 50% weniger als 2 Jahre alt sind.

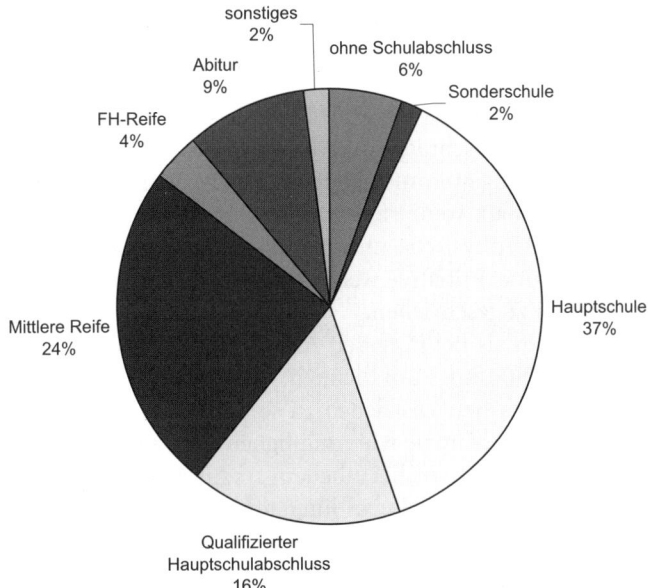

Abb. 2: Schulabschluss beruflicher Klienten

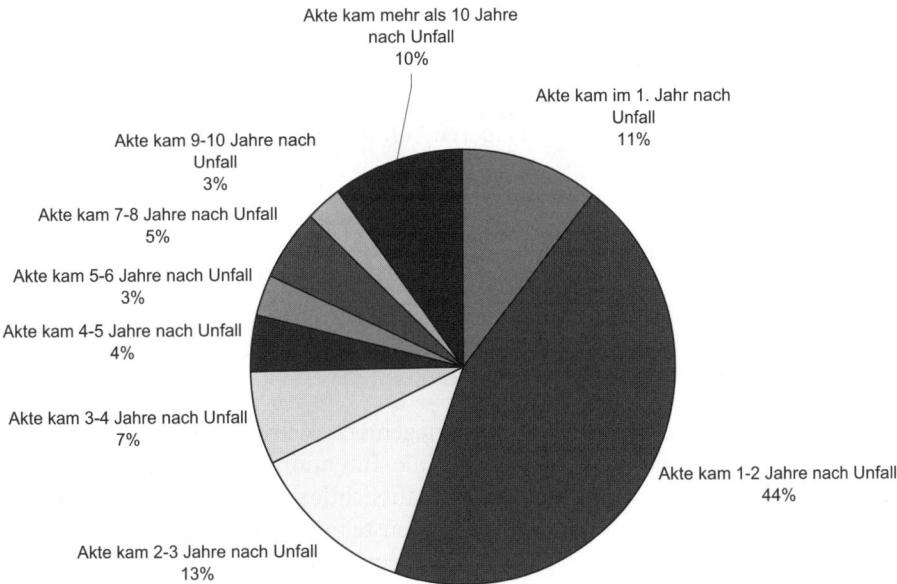

Abb. 3: Alter der Schadensfälle bei Falleingang rehacare

3.1 Sozioökonomische Parameter

13　Für ein positives Outcome in beruflichen Fällen sind verschiedenen Parameter beachtlich, von denen zwei exemplarisch etwas näher erläutert werden sollen:

Zunächst spielt das Alter des Verletzten eine bedeutsame Rolle.

- Die Bewältigung von Anpassungsproblemen sowie Fragen der beruflichen Weiterbildung und Umschulung, die im Zuge der technischen und organisatorischen Veränderungen immer häufiger einer Lösung bedürfen, werden älteren Arbeitskräften am wenigsten und jüngeren am ehesten zugetraut.
- Auch die Merkmale physische und psychische Leistungsfähigkeit, Selbstvertrauen, Dynamik und Initiative werden den jüngeren, nicht jedoch den älteren Arbeitskräften zugeschrieben.
- Häufiger bei älteren als bei jüngeren Arbeitskräften werden dafür die Merkmale Zuverlässigkeit und Pünktlichkeit, Verantwortungsbewusstsein sowie die Fähigkeit, für den Betriebsfrieden zu sorgen, erwartet.
- Auch die negativen Merkmale wie Anfälligkeit für Krankheiten, Unsicherheit und die Merkmale Angst vor beruflichem Abstieg und Angst vor Entlassung werden häufiger bei älteren als bei jüngeren Arbeitskräften unterstellt (*Pohl* 1975).
- Erst in jüngster Zeit erinnert man sich der positiven Faktoren wie der Berufs- und Lebenserfahrung (Perspektive 2006).

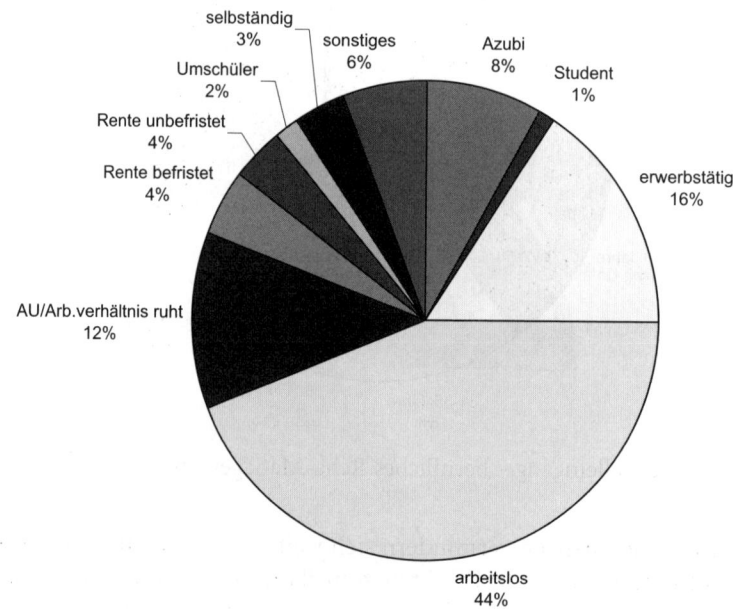

Abb. 4: Berufsstatus bei Falleingang

Neben dem Alter ist auch die Dauer der Arbeitslosigkeit von Bedeutung für die Vermittlungsaussichten eines Verletzten.

In der Statistik der Bundesagentur für Arbeit wird die Gruppe der Langzeitarbeitslosen definiert als alle Personen, die am jeweiligen Stichtag der Zählung ein Jahr und länger bei den Arbeitsagenturen arbeitslos gemeldet waren. Da das Merkmal einer langanhaltenden Dauer der Arbeitslosigkeit als ein Indiz für eine erschwerte Vermittelbarkeit am Arbeitsmarkt zu bewerten ist, stellen Langzeitarbeitslose per definitionem eine besondere Problemgruppe dar (*Hansmeier u. a.* 2002, 30). Hinzu kommen weitere erhebliche Risiken von gesundheitlichen Beeinträchtigungen mit zunehmender Dauer der Arbeitslosigkeit und die damit einhergehende soziale Deprivation (ebenda).

Gerade solche Fallkonstellationen waren es (lang zurück liegendes Unfallgeschehen mit entsprechend langer bestehender Arbeitslosigkeit), mit denen zu Beginn des Rehabilitationsmanagements Rehabilitationsdienste vermehrt betraut wurden.

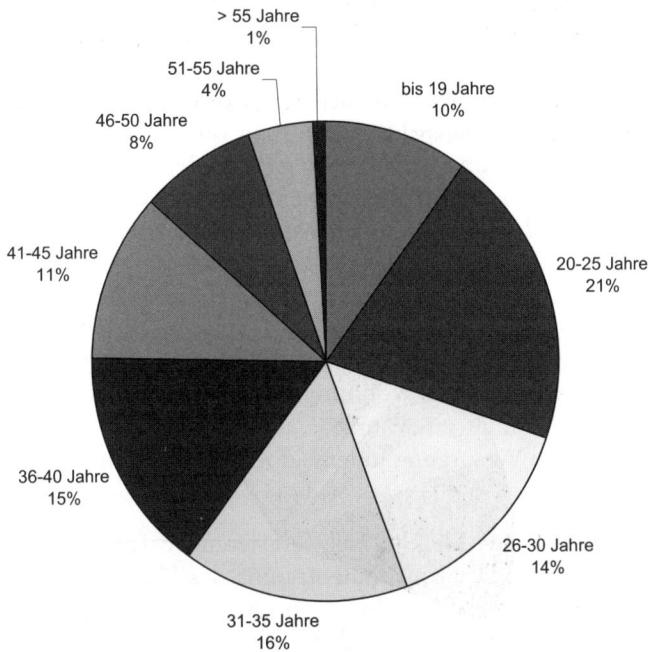

Abb. 5: Alter bei Falleingang – berufliches Reha-Management

Die Eingliederungschancen vermindern sich weiter, wenn dann noch diverse andere vermittlungshemmende Faktoren hinzukommen. Diese können z. B. die Schwere der Verletzung, verbleibende hohe Minderung der Erwerbsfähigkeit oder mangelnde oder gänzlich fehlende berufliche Qualifikation sein.

18　Neben diesen harten Parametern können auch noch weiche Kriterien, bei deren Vorliegen eine Vermittlung erschwert oder unmöglich gemacht wird, für einen prognostischen Ausblick herangezogen werden. In Betracht kommen z. B. das Vorliegen einer Suchtproblematik, oder das gleichzeitige Vorliegen von erheblichen körperlichen Beeinträchtigungen und intellektuellen Defiziten.

19　Nicht vergessen werden sollten aber auch die positiven Parameter. Exemplarisch sei die hohe (Eigen-)Motivation der Rehabilitanden genannt. Liegt diese vor, können andere, an sich kritische Parameter durchaus in den Hintergrund treten.

20　Die rehacare GmbH hat sich in den vergangenen Jahren u. a. mit der Entwicklung eines excel-basierten Tools beschäftigt, welches die einzelnen Parameter unterschiedlich zueinander gewichtet und die Entscheidung über die Einschaltung eines Rehabilitationsdienstes erleichtern kann. An abgeschlossenen Fällen validiert, ergibt sich ein recht zuverlässiges (retrospektives) Bild über die Eignung von Fällen[2].

3.2　Konkrete Beispiele

21　Bei Verletzungsmustern, die per se immer mit dauerhaften Einschränkung der Funktionalität einhergehen, liegt die Einschaltung eines Rehabilitationsdienstes nahe. Exemplarisch seien genannt: schwere Schädelhirnverletzungen, Querschnittsymptomatiken, vollständige Erblindung oder Verletzung einhergehend mit dem Verlust von Gliedmaßen. Bei diesen Beispielen ist evident, dass Klienten unter den Folgen zeitlebens zu leiden haben und dass die Einschränkungen im beruflichen Alltag und der privaten Lebensführung gravierend sind. Zwar ist in nicht wenigen Fällen auch an eine berufliche Wiedereingliederung zu denken, doch stehen häufig die Steuerung der medizinischen Heilbehandlung und der pflegerischen Versorgung im Vordergrund. Bei diesen Fällen kann ein Rehabilitationsdienst durchaus wertvolle Arbeit leisten, wenn es um den notwendig werdenden Umbau von Haus oder Wohnung geht, wenn zur Erhaltung oder Wiedererlangung der Mobilität ein Fahrzeug umgerüstet werden muss oder eine komplexe pflegerische Versorgung unter Einbeziehung des häuslichen Umfeldes sicherzustellen ist.

22　Gerade den auf den ersten Blick weniger gravierenden Fällen sollte besonderes Augenmerk zukommen. Das Kniebinnentrauma des Fliesenlegers, die unfallbedingte Schwindelneigung des Dachdeckers nach leichtem Schädel-Hirn-Trauma, die versteiften Finger des Kfz-Mechanikers: solche scheinbar weniger gravierenden Verletzungen gefährden in zahlreichen Fällen eine wettbewerbsfähige Ausübung des erlernten Berufes auf dem ersten Arbeitsmarkt.

Generell sind gelenknahe Frakturen, Schäden am Halte- oder Stützapparat, Splitter-, Mehrfragment-Frakturen großer Knochen Indizien für die Inanspruchnah-

---

2　Anmerkung des Verfassers: es handelt sich nicht um ein streng wissenschaftlich untersuchtes Tool, sondern ein auf Erfahrungswerten basierendes Werkzeug.

me eines Rehabilitationsdienstes. Sicher gehören auch Nervenläsionen der Extremitäten zu der Gruppe der beachtenswerten Verletzungen.

Doch nicht nur anknüpfend an die Primär- oder Sekundärverletzungen sind geeignete Fälle zu identifizieren. Ein attestierter verzögerter Heilverlauf kann Anlass geben zu kritischen Nachfragen und der Überlegung einen Rehabilitationsdienst einzuschalten. Protrahiert ist ein Heilverlauf dann, wenn er nicht den Einschätzungen und den Erwartungen des behandelnden Mediziners entspricht. Letztlich ist aber auch diese Aussage noch zu unscharf. Zu klären ist: liegt die Verzögerung ausschließlich an der als kürzer erwarteten Abheilung der Verletzung oder sind anderweitige Komplikationen aufgetreten? Bereits zu diesem Zeitpunkt erscheint die Einbeziehung eines unabhängigen Spezialisten im Interesse des Geschädigten angeraten. Denn nach aller Erfahrung ist es für den Verletzten von großer Bedeutung, so rechtzeitig wie möglich zu erfahren, wie sich seine persönliche Situation und die seiner Familie in Zukunft entwickeln werden. Andere Anhaltspunkte liefern Angaben von Angehörigen oder beispielsweise die Feststellung in der amtlichen Ermittlungsakte über eine erfolgte Flugrettung.

Bei einer Flugrettung handelt es sich in aller Regel um primär lebensbedrohliche Verletzungen, die häufig eine dauerhafte Einschränkung wahrscheinlich erscheinen lassen. Aber auch bei subjektiv wahrgenommenen Defiziten in der medizinischen – beruflichen Versorgung der Phase 2 sollte um Unterstützung nachgesucht werden. Einrichtungen der Phase2 sind solchen Rehabilitanden verpflichtet, bei denen die Schwere und Komplexität der Beeinträchtigungen und das Ausmaß des Handicaps eine Förderung in besonders differenzierten und spezialisierten Institutionen verlangen. Gerade in diesen Einrichtungen steht jedoch nicht selten die medizinische Versorgung im Vordergrund, notwendige berufliche Maßnahmen werden aber vernachlässigt (*Bals/Lauer* 2000, 142). Bereits zu diesem relativ frühen Zeitpunkt sollte aber das Augenmerk auf das verbliebene (Rest-)Leitungspotenzial gelegt werden, um zielgerichtet beruflich notwendige Anforderungen in der ausgeübten Tätigkeit mit medizinischer Unterstützung zu erhalten, zu trainieren oder kompensieren zu lernen.

Schließlich sollten Unfälle von Kindern und Jugendlichen ungeteilte Aufmerksamkeit finden.

Schädigungen haben häufig schwere Folgen für eine Fülle von Lebensfunktionen und Aktivitäten. Im Kindes- und Jugendalter spielen zudem die prospektiven Beeinträchtigungen der körperlichen, geistigen, emotionalen und sozialen Entwicklung eine entscheidende Rolle. Rehabilitative Anstrengungen in diesem Alter müssen daher neben der Verbesserung und im besten Fall Wiederherstellung beeinträchtigter körperlicher, geistiger und emotionaler Funktionen und der familiären, schulischen und sozialen Integration ganz besonders die möglichst breite Förderung und Optimierung des langfristigen Entwicklungspotenzials der Kinder und Jugendlichen zum Ziel haben.

26 Hierfür sind die nötigen Voraussetzungen sowohl beim betroffenen Kind oder Jugendlichen selbst, als auch in seiner Familie, in Kindergarten, Schule oder Berufsausbildung und in Art und Umfang der therapeutischen Weiterversorgung zu schaffen. Die Ansprüche an eine optimale Rehabilitation unterscheiden sich von denen der Erwachsenen. Beispielhaft seien einige Erfordernisse an die baulichen Gegebenheit einer solchen Einrichtung genannt: Für die Rehabilitation ist aufgrund der Vielfalt der Behinderungsgrade und der häufig langen Verweildauern wesentlich, dass ausreichende und differenzierte räumliche Bedingungen für eine altersgemäße und behinderungsgerechte Freizeitgestaltung und Gruppenaktivitäten zur Verfügung stehen. Ferner müssen ausreichend Schulräume vorhanden sein, u. a. auch für Kleingruppenunterricht. Eine gemeinsame Unterbringung von kleineren Kindern zusammen mit einem Elternteil und Geschwisterkindern ist zu gewährleisten (*BAG* 1998).

27 Zusammenfassend kann festgehalten werden: liegen Anhaltspunkte wie erhebliche Verletzungen, Verletzungen die nicht kompatibel mit der ausgeübten Tätigkeit sind, Hinweise auf einen problematischen Behandlungsverlauf, subjektiv registrierte Defizite in der beruflich-medizinischen Rehabilitation oder ein Kinderunfall vor, sollte an die Einschaltung eines Rehabilitationsdienstes gedacht werden.

28 Ein Überblick über Fallkonstellationen bei rehacare gibt folgendes Diagramm.

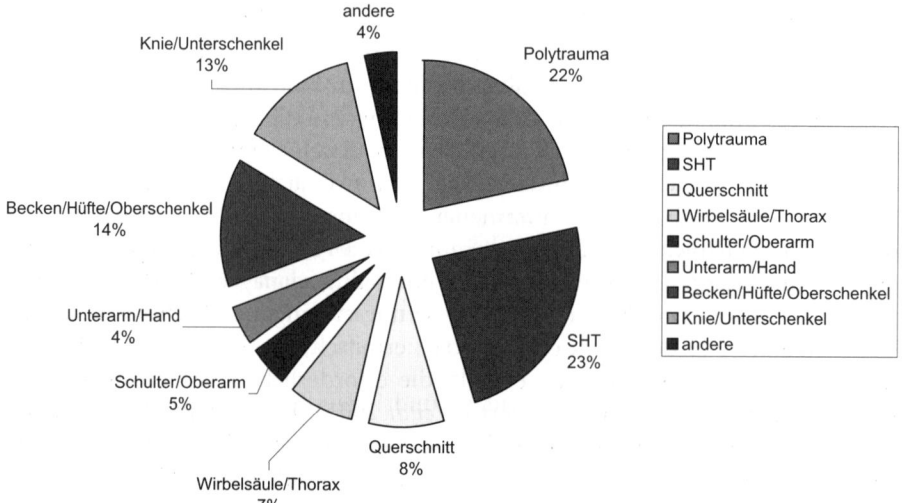

Abb. 6: Betroffene Körperregionen

4 Die Rolle des Case Managers

29 Bekanntlich gibt es bereits den Rehabilitationsberater. Was also unterscheidet den Case Manager vom Reha-Berater? Diesem „...obliegt es, die berufliche Rehabilita-

tion für Ratsuchende zu veranlassen, einzuleiten und durchzuführen. Dabei sind vom Berater die Fachdienste wie der ärztliche und der Psychologische Dienst und der technische Berater einzuschalten, ein Eingliederungsplan...aufzustellen und den Rehabilitationsprozess fortzuschreiben...(*Kurt-Laatsch u. a.* 2000)"

Der wesentliche Unterschied wird damit begründet, dass der Case Manager im direkten Vergleich nicht maßnahmebezogen, sondern personenbezogen arbeitet (*Seyd/Brand* 2004). Dies wird auch in der folgenden Funktionsbeschreibung des Case Managers deutlich:

- Verbindung der Prinzipien einer Sozialen Einzelfallhilfe mit Sozialer Netzwerkarbeit
- Übernahme einer effizienten und effektiven fallbezogenen systematischen Steuerung der Kooperation durch eine Person/Team
- Wahrnehmung einer Lotsenfunktion
- Koordination des Einsatzes mehrer Dienste und Steuerung der Kooperation von Nutzern und Leistungserbringern (*Remmel-Faßbender* 2003).

Dem hinzufügen sollte man, bezogen auf die hier kurz darzustellende Fallarbeit noch:

- Aktive Wahrnehmung der Mittlerfunktion zwischen den Beteiligten

Die personenbezogene Tätigkeit eines Case Managers im Rehabilitationsmanagement ist also weiter gefasst. In der Literatur sind unterschiedliche Beschreibungen zu finden. So werden die anwaltschaftliche Funktion als Klientenschutzfunktion, die vermittelnde Funktion als Koordinationsfunktion und die „Gatekeeper-Funktion" als Steuerungsfunktion beschrieben (*Ewers* 2000). Wendt beschreibt die Berufsrolle als Systemagent, der dafür verantwortlich ist, dass die vom Leistungsanbieter vertraglich übernommenen Aufgaben zielführend ausgeübt werden, als Kundenanwalt, der den Versorgungsbedarf abklärt und bei der Beantragungen von Leistungen unterstützt, als Versorgungsmanager, der die zweckmäßige, angemessene und kostengünstige Leistungserbringung überprüft, sowie als Dienstemakler, der den Versorgungsbedarf ermittelt, in Absprache mit den Beteiligten einen Versorgungsplan erstellt, die erforderlichen Leistungen koordiniert und die Effektivität kontrolliert (*Wendt* 2001). Letztlich ist aber allen Beschreibungen der Tätigkeiten eines Case Managers gemein, dass diese Berufsrolle Neutralität bei der Leistungserbringung verlangt (*Wendt* 2001, 147).

5 Prozessdarstellung

Im Anschluss soll nunmehr auf den Prozess des Case Managements bei rehacare eingegangen werden.

Zunächst mag folgendes Schaubild (in Anlehnung an Ewers) einen Überblick geben:

Prozessdarstellung

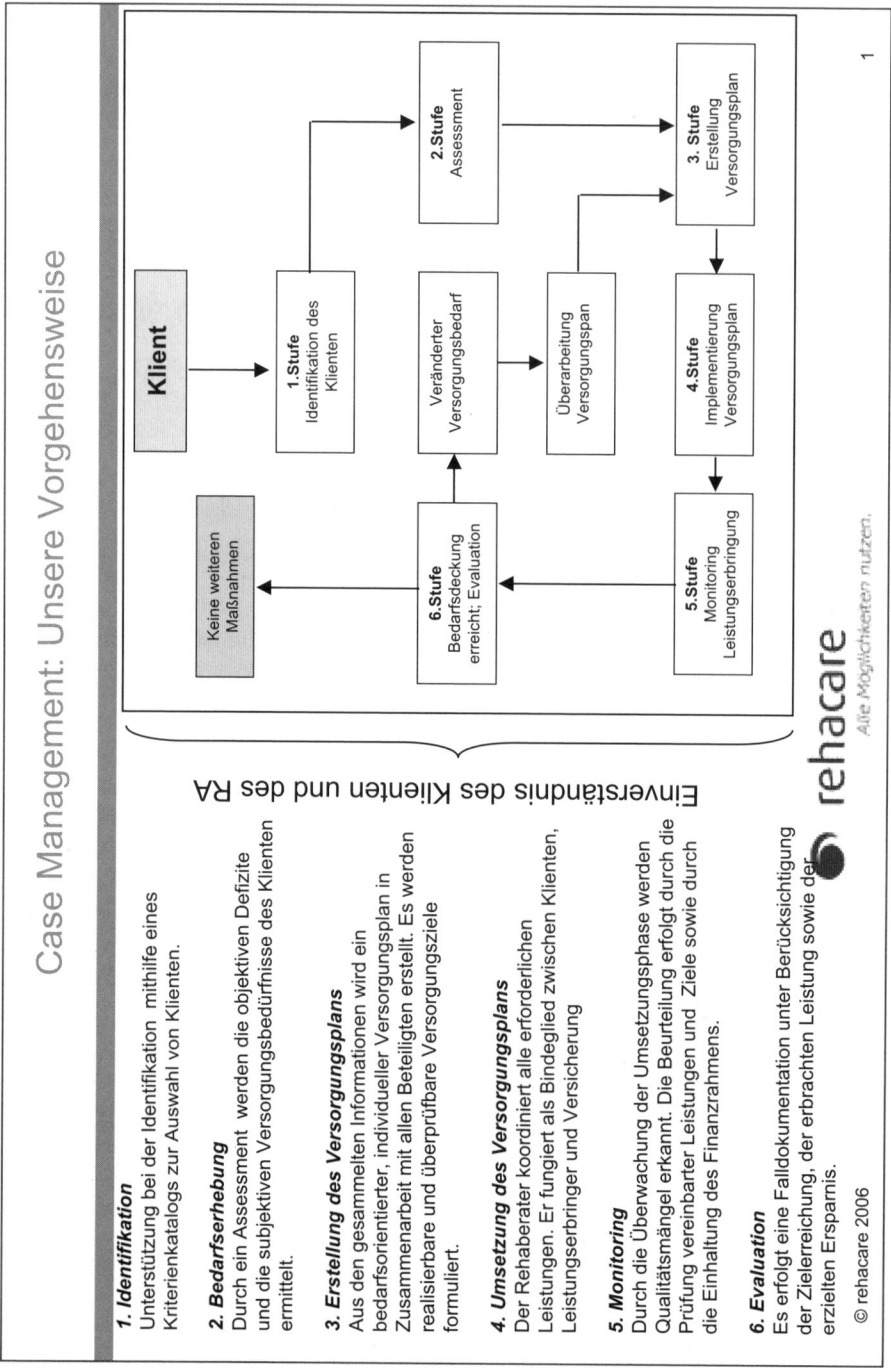

Abb. 7: Case Management: Unsere Vorgehensweise

Die einzelnen Schritte im Rahmen des Prozesses können kurz wie folgt beschrieben werden:

5.1 Identifikation

Wie oben ausgeführt, gilt es Rechtsanwälte wie Versicherer zunächst bei der Identifikation geeigneter Fallkonstellationen zu unterstützen. Dies kann mithilfe des beschriebenen Kriterienkatalogs geschehen. Dabei gibt es auch durchaus Fallkonstellationen bei denen das Engagement hinsichtlich der Einschaltung eines Rehabilitationsdienstes unmittelbar von den Rechtsanwälten ausgeht. Rechtsanwälte wenden sich vermehrt direkt telefonisch an rehacare, um wesentliche Sachverhalte zu schildern und gemeinsam mit dem Case Manager über die mögliche Einschaltung eines Rehabilitationsdienstes zu beraten, um so den Beginn des Rehabilitationsprozesses zu beschleunigen.

Dabei finden die erwähnten Parameter bei der Prüfung Berücksichtigung, um ein optimales Outcome, die berufliche Reintegration, erreichen zu können. Ein rascher Informationsfluss ist in diesem Zusammenhang von erheblicher Bedeutung. Der Grundsatz: „Je schneller, je besser" (*Bals/Lauer* 2000, 142 f) hat nach wie vor Gültigkeit. Je früher der Rehabilitationsprozess individuell sowohl inhaltlich wie auch in der Abfolge gesteuert werden kann, desto größer sind die Erfolgschancen.

5.2 Assessment

Sobald der Versicherer vom Unfallverletzten das Einverständnis zur Aufnahme der Tätigkeit eingeholt hat, wird von Seiten des Case Managers über den Rechtsanwalt Kontakt zum Verletzten aufgenommen und ein Termin für ein Erstgespräch vereinbart. Durch ein Assessment vor Ort werden die objektiven Defizite und die subjektiven Versorgungsbedürfnisse des Klienten ermittelt, wobei die subjektiven Befähigungen im Vordergrund stehen. Die persönlichen Termine können beim Verletzten vor Ort (zu Hause, in der Klinik, während des Aufenthaltes in einer Rehabilitationseinrichtung...), aber auch in der Kanzlei des Rechtsanwaltes stattfinden. Die gesammelten Informationen, die neben biographischen, körperlichen und medizinischen auch soziale Daten enthalten, werden in standardisierter Berichtsform erfasst und initialisieren den Beginn des eigentlichen Case Managements. Dass dabei die Erhebung, Speicherung und Verwendung der Daten nur zum Zwecke der Rehabilitation erfolgen dürfen, ist durch die ARGE Verkehrsrecht in Deutschen Anwaltverein nachdrücklich eingefordert.

5.3 Erstellung des Versorgungsplanes

36 Aus den gesammelten Informationen wird ein bedarfsorientierter, individueller Versorgungsplan in Zusammenarbeit mit allen Beteiligten erstellt. Es werden realisierbare und überprüfbare Ziele formuliert. Bei Abarbeitung eines jeden einzelnen Schrittes wird jeweils von neuem der Konsens zwischen allen Beteiligten hergestellt. Es gilt, einen Rehabilitationsplan aufzustellen, der einerseits den Interessen, Neigungen sowie der Eignung des Betroffenen entspricht, andererseits auch die wirtschaftlichen Interessen der anderen Beteiligten berücksichtigt. Die vom Rehabilitationsdienst ausgesprochenen Empfehlungen zielen nicht darauf, einseitig die Bedürfnisse des Verletzten oder die der Versicherung in den Vordergrund zu stellen. Es geht also weder darum, dem Versicherer unnötige Leistungen als geeignet zu empfehlen, noch darum, dem Verletzten lediglich die „billigste" Möglichkeit aufzuschwatzen.

37 Die Empfehlungen orientieren sich ausschließlich an den individuellen Bedürfnissen des Unfallverletzten und am definierten Rehabilitationsziel. Aufträge zur einseitigen Interessensverfolgung lehnt rehacare aufgrund der Verpflichtung zur Neutralität ab.

5.4 Umsetzung des Versorgungsplans

38 Der Case Manager koordiniert alle erforderlichen Leistungen. Er fungiert als Bindeglied und Mittler zwischen Verletztem, Rechtsanwalt, Leistungserbringern (z. B. medizinische und therapeutische Einrichtungen oder Bildungsträger) und auftraggebender Versicherung. Die Aufgabe besteht in der Vermittlung zu anderen Dienstleistungsanbietern, sowie der Verknüpfung der einzelnen Dienstleistungen (*Raiff* 1977, 53ff.), um das angestrebte Rehabilitationsziel zu erreichen. Hierzu gehört naturgemäß auch die Verhandlung mit Leistungsanbietern und Kostenträgern, um beispielsweise die zeitliche Beschleunigung von notwendigen Maßnahmen zu erreichen. Dabei ist der Case Manager ständiger Ansprechpartner für den Klienten (*Raiff* 1997, 67), aber auch für die anderen am Rehabilitationsprozess Beteiligten.

5.5 Monitoring

39 Im Monitoring werden durch die Überwachung der Umsetzungsphase etwaige Qualitätsmängel erkannt. Die Beurteilung erfolgt durch die inhaltliche Prüfung vereinbarter Leistungen, der Einhaltung von Zeitplänen, dem Zielerreichungsgrad sowie der Einhaltung des vereinbarten Finanzrahmens (*Lauer* 2005). Hierzu bedarf es eines ständigen Informationsflusses zwischen den Beteiligten. Werden Abweichungen vom Versorgungsplan evident, ist eine Veränderung des Planes und erneute (Teil-) Implementierung notwendig. Die Kontinuität, aber auch Effizienz und Effektivität der Versorgung ist somit gewährleistet (*Ewers* 2000, 77).

Daneben lassen sich aufgrund der engmaschigen zeitlichen Überprüfung der Teilprozesse auch Aussagen über die Qualität der eingeschalteten Dienstleister treffen.

5.6 Evaluation

Nach und während des gesamten Rehabilitationsprozesses erfolgt eine Falldokumentation unter Berücksichtigung der Zielerreichung, der erbrachten Leistung sowie der Einhaltung des Finanzrahmens. Dieser letzte Prozessschritt dient, neben der Erfassung der (Teil-) Ergebnisse, auch zur Überprüfung der Tätigkeit des Case Managers.

Eine unternehmensweite Dokumentation ist Voraussetzung für eine stringente Fallarbeit, dient als Grundlage zur Ermittlung des individuellen Fortbildungsbedarfs des Case Managers und stellt letztlich ein inhaltliches Instrument zur Unternehmensführung des Rehabilitationsdienstes dar.

6 Die Tätigkeitsbereiche der rehacare GmbH/ Fallbeispiele

Um alle Fragen, die im Zusammenhang mit der Rehabilitation von Unfallverletzten stehen, möglichst umfänglich beantworten zu können, sind vier wesentliche Tätigkeitsbereiche zu unterscheiden, wobei jedoch keine strikte Trennung existiert, sondern die Grenzen notwendigerweise fließend sind und die Tätigkeitsbereiche ineinander übergehen.

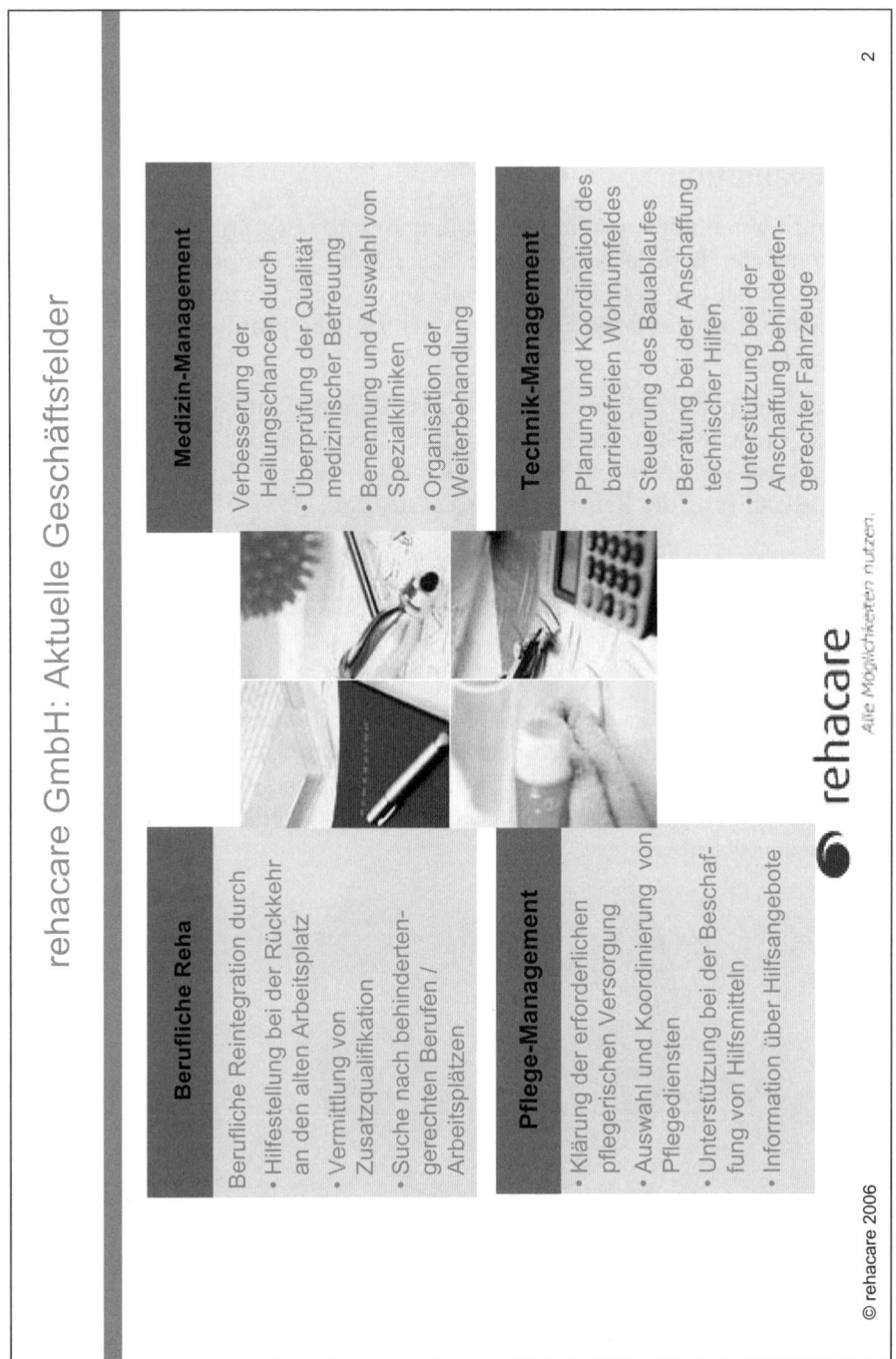

Abb. 8: Aktuelle Geschäftsfelder der rehacare GmbH

Folgendes Diagramm gibt einen Überblick:

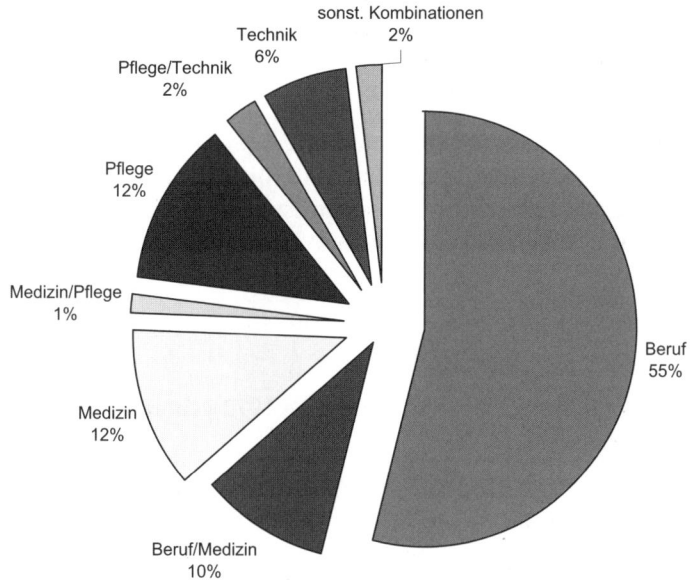

Abb. 9: Verteilung der Fälle in 2005 nach Leistungsart

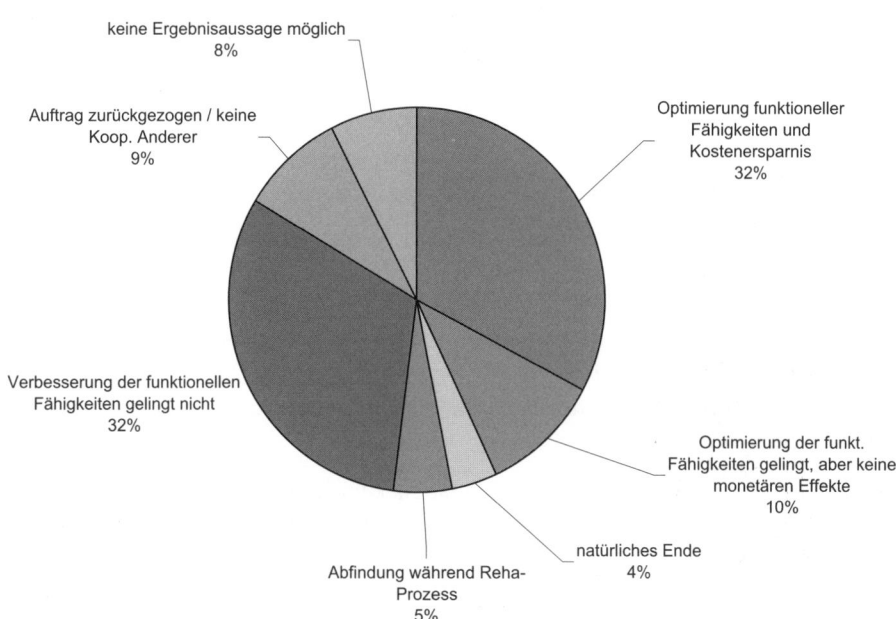

Abb. 10: Ergebnisverteilung Medizinmanagement

42 So werden im Rahmen des Medizin-Managements häufig Einschätzungen zu Arztberichten und Gutachten abgefordert, aber auch bereits veranlasste Maßnahmen begleitet und zielgerichtet, zur Vorbereitung der beruflichen Wiedereingliederung, organisiert oder Stellungnahmen zu weiteren Diagnose- und Therapiemaßnahmen abgegeben. Die Bandbreite dabei ist vielfältig.

43 Im Bereich der beruflichen Rehabilitation gilt es passgenaue, den Einschränkungen der Klienten gerecht werdende neue berufliche Tätigkeiten zu akquirieren oder bestehende Arbeitsverhältnisse beispielsweise durch Änderungen im betrieblichen Ablauf zu sichern. Aber auch Wege in die Selbstständigkeit werden überprüft.

44 Ein Beispiel mag verdeutlichen wie die verschiedenen Tätigkeitsbereiche ineinander greifen:

Bei unserem Klienten handelt es sich um eine 1972 geborene Frau, die folgende wesentlichen Verletzungen erlitt:

Schweres Polytrauma mit Genickbruch (Densfraktur), Frakturen und Luxationen der Halswirbel, Fraktur des Beckenrings, Verschlüsse der Halsarterien.

Als unfallbedingte Einschränkungen verblieben:

Stark verminderte Belastbarkeit, dauerhafte Schmerzsymptomatik.

Der eintrittspflichtige Haftpflichtversicherer erteilte, nach Absprache mit dem Rechtsanwalt der Geschädigten rehacare am 04.09.2004 den Auftrag die Verletzte bei der Rehabilitation zu unterstützen. Nach erfolgtem Erstbesuch am 10.09.2004 stellte sich die Situation wie folgt dar:

Frau H. fühlt sich nicht ausreichend behandelt. Es seien keine weiteren medizinische Fortschritte erkennbar.

Infolge der massiven Bewegungseinschränkung in alle Richtungen der Halswirbelsäule sei es nicht möglich Auto zu fahren. Sie vertrage keine Erschütterungen und könne nicht mehr als 2–5 Kg heben bzw. tragen. Der gesamte Nacken sei hart und schmerzhaft verspannt – an eine Wiederaufnahme ihrer beruflichen Tätigkeit als Erzieherin sei, aus ihrer Sicht, nicht zu denken. Frau H. bemängelte, dass sie keine klare ärztliche Aussage dazu erhalten habe, was ihr nun erlaubt sei im Sinne von Belastung, Bewegungsausmaß etc.

Im Hinblick auf die Arterienverschlüsse habe sie keine Angaben, ob sie nach wie vor die balneologische Therapie fortsetzen solle. Frau H. fühlte sich alleine gelassen mit ihren Ängsten und Fragen.

Als Rehabilitationsziel wurde die schnellstmögliche, optimale therapeutische Betreuung definiert, um die volle körperliche und funktionelle Belastungsfähigkeit des Körpers und der Halswirbelsäule im Speziellen wieder herzustellen und somit eine Wiederaufnahme der Arbeitsfähigkeit zu erreichen. rehacare organisierte zunächst eine sog. EAP (Erweiterte Ambulante Physiotherapie), unterstützte Frau H. bei der Antragstellung und der Suche nach einem geeigneten Rehazentrum. Es folgte eine Integration osteopathischer Behandlungen in das Therapieprogramm.

Nach 3 Monaten konnten wir mit unserer Klientin mit der stufenweise beruflichen Wiedereingliederung in enger Kooperation mit dem behandelnden Hausarzt und dem Arbeitgeber beginnen. Daneben haben wir Frau H. zur Anschaffung eines ergonomischen Arbeitsstuhles geraten und diesen organisiert, um die Gestaltung des Arbeitsplatzes zu optimieren. Seit April 2005 arbeitet Frau H. wieder in Vollzeit in ihrem Beruf als Erzieherin. Die eintrittspflichtige Versicherung hat alle Kosten im Zusammenhang mit der Rehabilitation und solche für den umgerüsteten Arbeitsplatz in voller Höhe übernommen. Eine Investition, die sich lohnt, da sie ansonsten den Verdienstschaden von Frau H. wohl auf Dauer hätte übernehmen müssen.

Das Pflegemanagement stellt bei Schwerverletzten eine an den medizinischen Notwendigkeiten orientierte pflegerische Versorgung zu Hause sicher oder wählt indikationsbezogen geeignete Einrichtungen aus. Daneben ist eine vollständige Versorgung des Pflegebedürftigen mit Verbrauchsmaterialien und Medikamenten möglich.

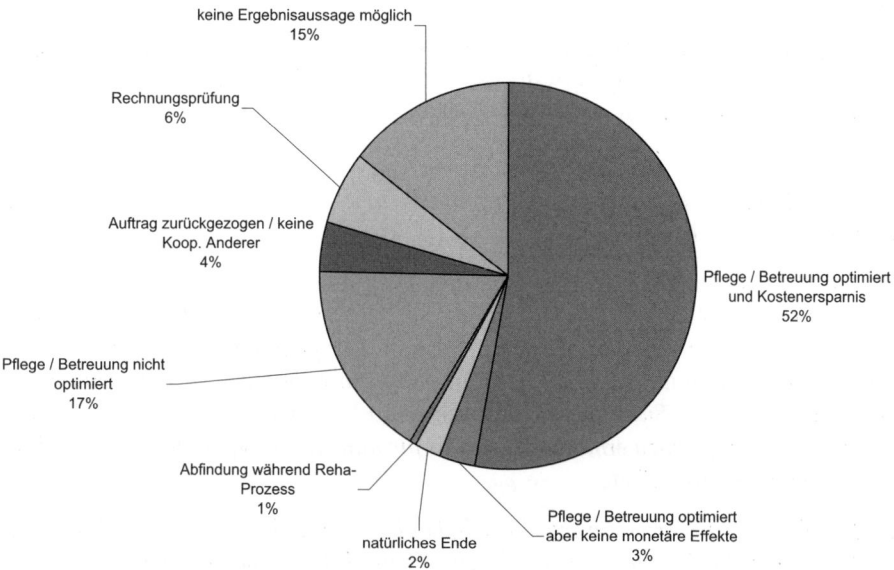

Abb. 11: Ergebnisverteilung Pflegemanagement

Die Planung und Koordination eines barrierefreien Wohnumfeldes ist Aufgabe des Technikmanagements. Erforderliche bauliche Maßnahmen an Häusern oder Wohnungen werden zentral organisiert und deren Ausführung sichergestellt.

Auch der behinderungsgerechte Umbau von Kraftfahrzeugen und die Beratung bei erforderlichen technischen Hilfen gehört zum Aufgabenbereich.

48 Auch hierzu ein Beispielsfall:

Unser 62 jähriger Klient erlitt bei dem Unfallgeschehen Oberschenkelfrakturen beidseits, Schultergelenkfraktur rechts, eine Schulterfraktur links, eine Fraktur des rechten Handgelenks

Nach einem Künstlichen Koma vom 02.08.04 bis 13.08.04 wurde eine Schultergelenksprothese rechts implantiert und der Schulterknochen links verplattet.

Als unfallbedingte Einschränkungen verblieben im Fall des Herrn K:

Erhebliche Gehbehinderung mit überwiegender Rollstuhlpflicht sowie massive Bewegungseinschränkungen beider Arme.

Am 16.09.04 erhielt die rehacare den Auftrag des Versicherers

Ein erster Ortstermin am 07.10.04, ergab folgendes Bild:

Die Freitreppe vor dem Haus des Klienten stellt eine unüberwindbare Barriere dar, das innenliegende Treppenhaus kann nicht mehr genutzt werden. Das einzige, nur mit Wanne ausgestattete Badezimmer befindet sich im OG und ist damit für Herrn K. nicht mehr erreichbar.

Es folgte die Erstellung eines Umbaukonzepts durch den Diplom-Ingenieur der rehacare. Nach erfolgter Einholung der Kostenzusage beim Auftraggeber begann die Ausschreibung der Gewerke und Angebotseinholung und die Auswahl geeigneter Handwerksbetriebe. Nach Überprüfung der Angebote erfolgte die gesamte Baustellenkoordination sowie die Leistungs- und Rechnungsprüfung. Die Fertigstellung des Umbaus war am 14.01.05.

Das Ergebnis stellt sich wie folgt dar:

49 Für Herrn H. konnte innerhalb zweier Monate eine barrierefreie Wohnsituation geschaffen werden, die ihm trotz der schweren Behinderung ein möglichst selbstständiges Leben innerhalb seines Wohnhauses ermöglicht. Dies hat (auch) eine erhebliche Entlastung der Familie zur Folge.

Durch die Kostenkalkulation vor Baubeginn, konnte die eintrittspflichtige Versicherung rehacare vorab eine Kostenzusage erteilen. Dies hatte eine erhebliche Beschleunigung des Umbaus zu Folge. Eine zeit- und kostenintensive Nachbegutachtung durch die Versicherung entfiel. Mithilfe der laufenden Baubetreuung vor Ort wurde ein qualitativ hochwertiges Umbauergebnis erreicht, welches funktionell und individuell auf unseren Klienten zugeschnitten ist. Durch Ausschreibungen und Kostenprüfung der einzelnen Gewerke konnte insgesamt eine Kostenreduktion erreicht werden.

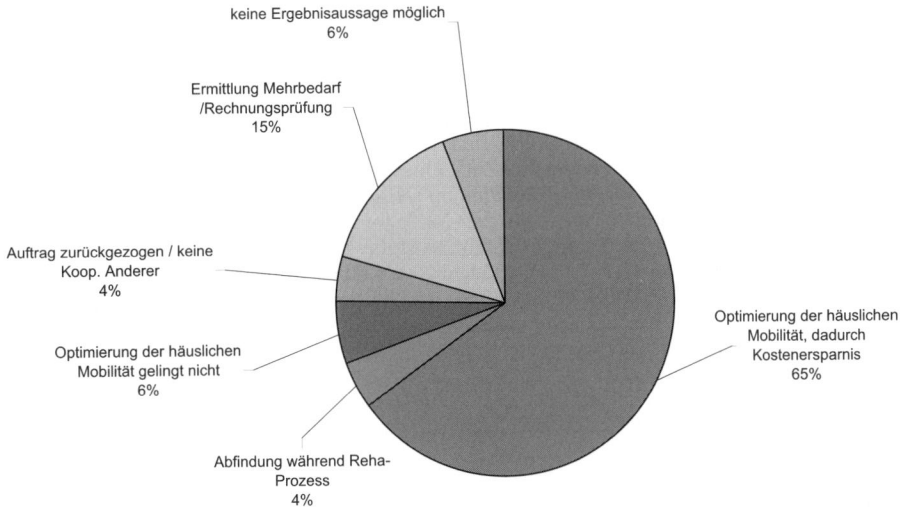

Abb. 12: Ergebnisverteilung Technikmanagement

7 Schlussbemerkung

Es geht nicht darum, den Verletzten oder andere Beteiligte zu „managen". Dies impliziert eine gewisse Passivität, die dem Wort Management immanent ist, dass etwas Fremdbestimmtes mit dem Adressaten (Rehabilitanden) geschieht, worauf der Verletze selber keinen oder nur wenig Einfluss hat. Vielmehr ist die aktive Teilnahme des Geschädigten gefordert, um mit allen Beteiligten gemeinsam, unter Einbeziehung aller Faktoren eine schnelle und effiziente Rehabilitation zu gewährleisten. Der Case Manager ist eine Art „Türöffner", der den Rehabilitanden auf seinem Weg begleitet. Dies gilt auch für die Zeiträume, in denen der Rehabilitand Teilnehmer an Leistungen und Maßnahmen ist, denn es handelt sich um einen umfassenden, dauerhaften Beratungs- und Unterstützungsprozess (*Seyd/Brand* 2004, 5).

Gelingt es im Konsens mit allen Beteiligten, mit der Motivation des Verletzten, und unter Bewahrung eines stabilen Vertrauensverhältnisses zwischen Rehabilitand, Rechtsanwalt, Versicherer und Case Manager den Prozess zu begleiten, so kann im optimalen Fall eine berufliche (Re-)Integration gemeinsam erreicht werden. Es stellt sich dann die allseits begrüßte win-win-Situation ein.

Literatur

ARGE: Mitteilungsblatt der ARGE 2002, Heft 4, S 86 ff.

Bals B/Lauer S: Case Management in der Rehabilitation von Unfallopfern – ein integratives Konzept zur Hilfe bei Personenschäden. In:.Fries W/Wendel C: Ambulante Komplex-Behandlung von hirnverletzten Patienten. Zuckschwerdt, München 2000, S 141 ff.

BAR- Bundesarbeitsgemeinschaft für Rehabilitation (Hrsg.): Gemeinsames Rahmenkonzept für die Durchführung stationärer medizinischer Maßnahmen der Vorsorge und Rehabilitation für Kinder und Jugendliche. Frankfurt/Main, Ausgabe 1998.

Binder S/König M/Messemer J: Personenschäden:Kosten senken,Versorgungsqualität verbessern. In: McKINSEY HEALTH 2002 Nr. 2, S. 24–49. http://www.mckinsey.de/_downloads/kompetenz/healthcare/Health2_Personenschaeden.pdf [Stand 20.03.2006]

Budel M/Buschbell H: Versicherungsrecht: Neue Wege bei der Rehabilitation Schwerverletzter 1999, 158 ff.

Budel M/Rischar G/Tille J: Rehabilitationsmanagement der Haftpflichtversicherer – Ein Instrument zur Regulierung von Personenschäden. In: Himmelreich (Hrsg.), Jahrbuch Verkehrsrecht 2000, S 332 ff.

Bundesgesesetzblatt I, S. 2353.

DESTATIS: Das Straßenverkehrsunfallgeschehen im Überblick 1991 – 2004: http://www.destatis.de [20.03.2006].

Ewers M: Das anglo-amerikanische Case Management, Konzeptionelle Grundlagen. In: Ewers M/Schaeffer D (Hrsg.): Case Management in Theorie und Praxis. Huber, Bern 2000, S. 53–90.

Hadeln von M/Riedel FU: Reha-Management, die moderne Form der Personenschadenbearbeitung. In: NZV 2000, S 34 ff.

Hansmeier T/Müller-Fahrnow W/Radoschewski M: Versorgungsepidemiologische Studie zu Strukturen, Prozessen und Ergebnissen der beruflichen Rehabilitation. Institut für Rehabilitationswissenschaften, Humboldt Universität zu Berlin 2002.

Höfle E: Mitteilungsblatt der Arbeitsgemeinschaft Verkehrsrecht des Deutschen Anwaltvereins 4/2002.

Kramer F: Passive Sicherheit von Kraftfahrzeugen. Grundlagen Komponenten Systeme. Vieweg Verlagsgesellschaft, Wiesbaden 2006.

Kühl H/Rüdel T: Der Griff in die Taschen wird tiefer. In: Versicherungswirtschaft 1/2006, S. 28–30.

Kurth-Laatsch S/Niehaus M: Reha-BeraterInnen in den Arbeitsämtern als Umsetzer innovativer Programmatik in der beruflichen Rehabilitation. In: Kipp M./Stach M. (Hrsg): Innovative berufliche Rehabilitation 2000, S 9 ff.

PERSPEKTIVE -Bundesprogramm „Perspektive 50plus – Beschäftigungspakte für Ältere in den Regionen", URL: http://www.perspektive50plus.de [Stand 20.03.2006].

Pohl J: Stigmatisierung als sozialer Definitionsprozess. In: Brusten M/Hohmeier J(Hrsg.); Stigmatisierung 1. Zur Produktion gesellschaftlicher Randgruppen, Darmstadt Luchterhand Verlag 1975, S 5 ff.

Raiff Norma R: Fortschritte im Case Management, Lambertus, Freiburg 1997.

Remmel-Fassbender R: Case Management -eine Methode der Sozialen Arbeit. Chancen im Fallmanagement nach SGB IX. Vortrag im Ausschuss „Fachdienst" der Arbeitsgemeinschaft deutscher Berufsförderungswerke, 2003.

Seyd W/Brand W: Case Management in der beruflichen Rehabilitation – ein Beitrag zur Leistungsverbesserung oder nur zur Kostenminderung? 2004 Universität Hamburg, bwp@ Nr. 6, 5.

Steffen E: Schadenmanagement bei Personenschäden- Risiken, VersR 2000, S 793 ff.

Tille J/Budel M: Berufliche Rehabilitation von Schwerstverletzten. In: ZfS 1998, S 321 ff.

Wendt WR: Case Management im Sozial- und Gesundheitswesen: Eine Einführung, 3. Aufl., Lambertus, Freiburg i.Br. 2001.

Beitrag 12

Case Management bei der Behandlung chronifizierter psychischer Störungen bei Kindern und Jugendlichen

Dieter Best

		Rn.
1	Einleitung	1
2	Ausgangslage: Unter- und Fehlversorgung in der Kinder- und Jugendlichenpsychotherapie	2 – 11
3	Qualitative Verbesserung der Patientenversorgung, bessere Steuerung des Behandlungsprozesses	12 – 16

Literatur

Autor

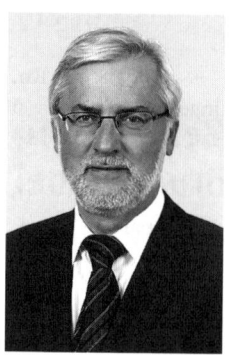

Dieter Best

Dieter Best (Jahrgang 1949) ist als Psychologischer Psychotherapeut und Kinder- und Jugendlichenpsychotherapeut in Ludwigshafen mit einer verhaltenstherapeutischen Praxis niedergelassen. Dieter Best ist Bundesvorsitzender der Deutschen PsychotherapeutenVereinigung (DPtV), Mitglied der Vertreterversammlung und des Beratenden Fachausschusses Psychotherapie der Kassenärztlichen Bundesvereinigung und der Kassenärztlichen Vereinigung Rheinland-Pfalz, Mitglied der Delegiertenversammlung der Bundespsychotherapeutenkammer und Gebührenordnungsbeauftragter des Vorstandes der Bundespsychotherapeutenkammer.

Schlagwortübersicht

	Rn.		Rn.
Basisdokumentation	14	Hyperkinetische Störungen	6
Bedarfsplanung	3	Integrierte Versorgung	12, 14
Beratung	9	Psychoedukation	9
Dokumentation	14	Psychotherapie	3 f., 10
Fehlversorgung	8	Sozialpsychotherapie-Vereinbarung	12

1 Einleitung

Nach epidemiologischen Studien sind 8 bis 15 % der Kinder und Jugendlichen in Deutschland psychisch auffällig. Ein Viertel davon zeigt schwere Formen psychischer Krankheiten und ist dringend behandlungsbedürftig. Demgegenüber steht eine zu geringe und ungleich verteilte Versorgungsdichte. Dies lässt betroffene Eltern oft nach jedem Strohhalm greifen, was eine unkoordinierte Inanspruchnahme unterschiedlichster Hilfsangebote begünstigt. Dadurch werden Ressourcen vergeudet, die an anderer Stelle sinnvoller eingesetzt werden könnten. Mit dem in diesem Beitrag dargestellten Projekt eines Selektivvertrags nach § 73c SGB V zur Behandlung von AD(H)S in Baden-Württemberg soll das Case Management verbessert und die Behandlung optimiert werden.

1

2 Ausgangslage: Unter- und Fehlversorgung in der Kinder- und Jugendlichenpsychotherapie

Namhafte Studien weisen auf die gravierenden Mängel in der Versorgung psychisch kranker Kinder und Jugendlicher hin (*Wittchen* 2000; *Ihle/Esser* 2002; *Zepf u.a.* 2001; *Schubert/Horch* 2004). Bemängelt wird zum einen eine *Unterversorgung*, generell in ländlichen Gebieten und v. a. in Ostdeutschland. So sind nach dem Bundesarztregister der KBV Ende 2008 in den ländlich geprägten Bundesländern Mecklenburg-Vorpommern lediglich 15 Kinder- und Jugendlichenpsychotherapeuten zugelassen, im Saarland 24, in Sachsen-Anhalt 20. Dagegen waren es z. B. in Berlin 179, in Bremen 46, in Baden-Württemberg 553.

2

Der Grund für die äußerst ungleiche Verteilung des kindertherapeutischen Behandlungsangebotes liegt in der mit dem Psychotherapeutengesetz von 1999 verbundenen Übernahme der Bedarfsplanung auf das Gebiet der Psychotherapie. Der Begriff „Bedarfsplanung" suggeriert eine sinnvolle Steuerung und Verteilung der Ressourcen. Tatsächlich ist sie nichts anderes als die Festschreibung des Ist-Zustandes vor dem Psychotherapeutengesetz für die Zeit danach. Der damalige Ist-Zustand war aber kein Ergebnis einer gesteuerten Entwicklung, sondern das Ergebnis des 20 Jahre lang verschleppten Psychotherapeutengesetzes.

3

Ausgangslage: Unter- und Fehlversorgung

4   Dies führte zu einer nicht an den Versorgungsnotwendigkeiten ausgerichteten Entwicklung der ambulanten Psychotherapie. So ist es z. B. kein Zufall, dass im meist attraktiven Umkreis der Ausbildungsstätten besonders viele niedergelassene Psychotherapeuten ansässig sind. Mit der gesetzlichen Einführung einer Bedarfsplanungs-Mindestquote von 20 % durch das GKV-OrgWG von 2007 wurden ca. 800 zusätzliche Sitze für „Leistungserbringer, die Kinder und Jugendliche psychotherapeutisch betreuen", geschaffen. Dies verbessert die angespannte Versorgungslage. Da die Mindestquote aber auf der derzeitigen Bedarfsplanung aufsetzt, bleibt die ungleiche Verteilung der Sitze bestehen.

5   Die große Lücke zwischen Bedarf und Angebot führt zu Wartezeiten auf einen freien Therapieplatz von mehreren Monaten bis über ein Jahr. Nach einer Studie von Zepf u. a. wurden von niedergelassenen Kinder- und Jugendlichenpsychotherapeuten 55 % der Anfragen von Eltern auf einen Therapieplatz bereits am Telefon abgewiesen. Die Wartezeit auf ein Erstgespräch betrug im Durchschnitt 5 Monate (*Zepf* 2001). Esser und Ihle (2002) kommen in ihrer Studie über die Situation in Brandenburg zu dem Schluss, dass angesichts einer Bevölkerungszahl von 2,6 Mio. Einwohnern mit lediglich 12 niedergelassenen Fachärzten für Kinder- und Jugendpsychiatrie sowie (damals noch) 15 niedergelassenen Kinder- und Jugendlichenpsychotherapeuten eine gravierende Unterversorgung bestehe.

6   Bestimmte psychische Erkrankungen weisen eine hohe Persistenz auf und zeigen sich auch im späteren Lebensalter, wenn sie unbehandelt bleiben (z. B. Angst- und Zwangsstörungen, Störungen des Sozialverhaltens, Essstörungen). Depressionen im Kindes- und Jugendalter werden in einem Drittel der Fälle chronisch und sie sind nach Unfällen die zweithäufigste Todesursache. Hyperkinetische Störungen weisen eine hohe Komorbidität v. a. mit Störungen des Sozialverhaltens und dissozialen Auffälligkeiten auf. Unbehandelt haben sie eine ungünstige Prognose (*Schuber/Horch* 2004, 129 ff; *Ihle/Esser* 2002, 163).

7   Die Folge ist, dass viele Kinder und Jugendliche unbehandelt bleiben[1], was angesichts der hohen Persistenzraten psychischer Störungen von Kindern und Jugendlichen nicht zu verantworten ist. Der Bedarf sucht sich ein irgendwie geartetes Angebot, das Abhilfe verspricht. Dies führt zu unkoordinierten Inanspruchnahmen von Hilfeangeboten, wie z. B. kinder- oder hausärztlichen, psychotherapeutischen, psychiatrischen, beraterischen (Erziehungsberatungsstellen, schulpsychologische Stellen), ergotherapeutischen Interventionen. Ein Case Management findet üblicherweise nicht statt.

8   Neben der Unterversorgung ist diese *Fehlversorgung* der zweite gravierende Mangel. Sie verbraucht Ressourcen, die an anderer Stelle dringend benötigt würden. Wittchen stellt fest, dass

---

1   Nach Wittchen erhalten lediglich 17 % der psychisch kranken Kinder und Jugendlichen eine Behandlung. Bei Erwachsenen ist die Behandlungsquote doppelt so hoch.

a) nur wenige Betroffene überhaupt mit irgendeiner entsprechend qualifizierten Fachinstitution in Kontakt stehen (49 %), und dass
b) nur 22 % überhaupt Indikatoren erkennen lassen, dass näherungsweise die wissenschaftlich effektivsten Verfahren angeboten werden. Häufig wurde nur ein Kontakt (22 %), bzw. gelegentliche hausärztliche Kontakte ohne Intervention (14 %) bei den als dringend interventionsbedürftigen Fällen mit einer Angsterkrankung festgestellt.
c) Zudem werden häufig Prozess- und Strukturmerkmale aufgezeigt, die ernsthafte Zweifel an der Qualität der erhaltenen Versorgung aufkommen lassen (esoterische Verfahren, Gestalttherapie, psychoanalytische Langzeittherapien, lange diagnostisch unspezifische stationäre Therapien, Therapiefrequenz zu niedrig (1 mal/Woche), keine Hinweise auf praktische Übungen bei Verhaltenstherapie, etc.)" (Wittchen 2000, 20).

Ein Problem ersten Ranges stellt die Behandlung von Kindern und Jugendlichen mit sozial auffälligem (oppositionellem) Verhalten und mit hyperkinetischen Störungen dar. Insbesondere in Zusammenhang mit der Verschreibung von Methylphenidat-Präparaten („Ritalin") ist diese Problematik in die Öffentlichkeit gerückt. Im Standardwerk von Döpfner, Schürmann und Fröhlich über diese Störungen wird auf das hohe Chronifizierungsrisiko hingewiesen, das mit kurzzeitigen pharmako- oder psychotherapeutischen Interventionen im Allgemeinen nicht zu beeinflussen sei (*Döpfner u.a. 2002, 52*). Der Sachverständigenrat zur Begutachtung und Entwicklung im Gesundheitswesen (SVR) hat in seinem Gutachten 2009 die bestehende Versorgung von Kindern und Jugendlichen mit ADHS bemängelt. Viele niedergelassene Ärzte würden weiterhin ausschließlich medikamentöse Behandlungen anwenden. Dies zum Teil auch deshalb, weil für betroffene Kinder zu wenige psychotherapeutische Behandlungspotentiale bestehen und deshalb Therapieplätze entweder nicht verfügbar sind oder lange Wartezeiten in Kauf zu nehmen sind. Als Stand der Wissenschaft hat sich heute ein multimodaler Ansatz als am geeignetsten erwiesen, d. h. Psychoedukation, Verhaltenstherapie, pharmakologische Behandlung, Beratung, Interventionen in der Familie, Kindergarten und Schule (*Döpfner 2003*). 9

Die Behandlergruppen, die den größten Versorgungsanteil leisten – die niedergelassenen Psychotherapeuten – haben durch die bestehenden strukturellen Vorgaben keine anderen Möglichkeiten, als Psychotherapie entsprechend den Psychotherapierichtlinien des Gemeinsamen Bundesausschusses durchzuführen. Bietet ein Psychotherapeut eine Behandlung an, mündet dies immer in das klassische Setting einer Einzelpsychotherapie, selten, nämlich zu kaum mehr als einem Prozent in eine Gruppentherapie, was ebenfalls strukturelle Ursachen hat. 10

Insbesondere für Kinder und Jugendliche mit komplexeren und schwerwiegenderen Störungen ist dies nicht die optimale Versorgungsform, denn ihre Behandlung erfordert einen interdisziplinären Ansatz und eine intensive Arbeit mit den 11 relevanten Bezugspersonen und Institutionen, was einen erhöhten Koordinationsaufwand mit sich bringt[2]. Mit den herkömmlichen strukturellen Gegebenheiten kann dies nicht geleistet und finanziert werden. In der Vergangenheit haben die Unzulänglichkeiten auch dazu geführt, dass Psychologische Psychotherapeuten, die die Berechtigung zur Behandlung von Kindern und Jugendlichen haben, demotiviert dazu übergegangen sind, die Behandlung von Kindern zu reduzieren oder ganz einzustellen.

3 Qualitative Verbesserung der Patientenversorgung, bessere Steuerung des Behandlungsprozesses

12 Ausgehend von diesen Missständen hatte 2005 die Deutsche Psychotherapeuten-Vereinigung (DPtV) mit dem VdAK/AEV eine „Vereinbarung über eine integrierte Versorgung gemäß § 140a SGB V zur Förderung einer qualifizierten sozialpsychotherapeutischen Versorgung von Kindern und Jugendlichen mit dem Aufmerksamkeitsdefizit-Hyperaktivitätssyndrom (AD(H)S-Syndrom) oder anderen chronifizierten psychischen Störungen in ausgewählten Regionen" getroffen, abgekürzt „Sozialpsychotherapie-Vereinbarung",. Sie orientiert sich am interdisziplinären Ansatz der sog. „Sozialpsychiatrievereinbarung" zwischen KBV und Ersatzkassen, unterschied sich von dieser jedoch in einigen wesentlichen Punkten.

13 Dieser Vertrag erwies sich jedoch als zu bürokratisch und finanziell zu wenig attraktiv, so dass die Ersatzkassen im Jahr 2008 den Vertrag aufkündigten. Dabei spielte auch eine Rolle, dass die sog. Sozialpsychiatrievereinbarung (SPV) gesetzlich abgesichert wurde, womit es allen kinderpsychiatrischen Praxen mit bestimmten Angebotsstrukturen ermöglicht wurde, solche Praxen zu betreiben und mit Pauschalvergütungen der Krankenkassen zu finanzieren. Dadurch wurde die Versorgung von Kindern und Jugendlichen mit psychischen Krankheiten verbessert. Allerdings bezieht sich die SPV nicht speziell auf die Behandlung von ADHS. Inzwischen hatte sich die KBV der Thematik ADHS angenommen und in Zusammenarbeit mit Kinderosychotherapeuten, Kinderpsychiatern und Kinderärzten ein Vertragskonzept nach § 73c entwickelt. Dieser Vertrag wurde am 1. April 2008 mit den Betriebskrankenkassen Baden-Württemberg und der KV Baden-Württemberg umgesetzt. Nach einem Jahr konnte festgestellt werden, dass sich 170 Ärzte und Psychotherapeuten sowie 963 Versicherte in den Vertrag eingeschrieben hatten.

---

2 Der Schwerpunktbericht der Gesundheitsberichterstattung des Bundes (*Schubert/Horch*) unterstreicht zusammenfassend die besondere Bedeutung vernetzter Versorgung bei der Behandlung von Kindern und Jugendlichen: „Hier kommt mit Blick auf die Sicherstellung und Optimierung der Qualität der Versorgung der institutionenübergreifenden Zusammenarbeit … eine besondere Bedeutung zu." (2004, 157).

Der Vertrag hat zum Ziel, den Kinder- und Jugendlichenpsychotherapeuten, Kinder- und Jugendpsychiater und den Kinderarzt zu einem wirksameren Case Management in die Lage zu versetzen, indem

- die Indikationsentscheidung für die Teilnahme an der integrierten Versorgung auf der Grundlage einer standardisierten, dem Stand der Wissenschaft entsprechenden Diagnostik getroffen wird,
- eine standardisierte Basisdokumentation eingeführt wird,
- die interdisziplinäre Zusammenarbeit der Behandler in ADHS-Netzen verpflichtend ist, wofür Fallbesprechungen vorgesehen sind,
- die Finanzierung von Elterntrainings durch die GKV vorgesehen ist, auch wenn sie von den Therapeuten an qualifiziertes Personal delegiert werden,
- die Behandlung multimodal einem bestimmten Behandlungspfad folgt, der z. B. vor einer medikamentösen Behandlung zunächst einen Behandlungsversuch ohne Medikament vorschreibt.

Der „Vertrag zur qualitätsgesicherten Versorgung von Kindern und Jugendlichen mit ADHS/ADS (Aufmerksamkeits-Defizit-(Hyperaktivitäts-)Störung)" wird von Prof. Mattejat von der Klinik für Kinder- und Jugendpsychiatrie der Philipps-Universitöät Marburg wissenschaftlich evaluiert. Die Evaluation wird von der Bundesregierung finanziell gefördert.

Wird die Indikation für eine Versorgung nach diesem Vertrag gestellt, stellen die Eltern des Kindes oder aber der Jugendliche selbst über den Arzt oder Psychotherapeuten einen Antrag bei der teilnehmenden BKK. Mit der Teilnahmeerklärung wählt der Versicherte seinen koordinierenden Arzt/Psychotherapeuten.

Unterlagen über den Vertrag sind erhältlich über die KV Baden-Württemberg oder über die Bundesgeschäftsstelle der Deutschen PsychotherapeutenVereinigung (Am Karlsbad 15, 10785 Berlin)

Literatur

Wittchen HU: Bedarfsgerechte Versorgung psychischer Störungen. Stellungnahme im Zusammenhang mit der Befragung von Fachgesellschaften durch den Sachverständigenrat für die Konzertierte Aktion im Gesundheitswesen, 2000.

Ihle W/Esser G: Epidemiologie psychischer Störungen im Kindes- und Jugendalter, Psychologische Rundschau, 53 (4), 2002, S. 159-169.

Zepf S/Mengele U/Marx A/Hartmann S: Zur ambulanten psychotherapeutischen Versorgungslage in der Bundesrepublik Deutschland. Psychosozial-Verlag, 2001.

Schubert I/Horch K: Schwerpunktbericht der Gesundheitsberichterstattung des Bundes – Gesundheit von Kindern und Jugendlichen. Robert-Koch-Institut, Berlin 2004.

Döpfner M/Schürmann S/Frölich J: Therapieprogramm für Kinder mit hyperkinetischem und oppositionellem Problemverhalten. Beltz-Verlag, Weinheim 2002.

Döpfner M: Wie wirksam ist Kinder- und Jugendlichenpsychotherapie? In: Psychotherapeutenjournal, Heft 4/2003, S. 258-266.

Beitrag 13

Case Management in der Altenarbeit – Einblicke in Bewährtes und Ausblicke auf Neues

Hugo Mennemann

		Rn.
1	Zur Attraktivität von Case Management in der Altenarbeit – einführende Bemerkungen	1 – 5
2	Einblicke – CM in der Pflege- und Wohnberatung	6 – 21
3	CM im Altenheim	22 – 29
4	Zusammenfassung	30 – 33

Literatur

Internetquellen (Stand April 2006)

Autor

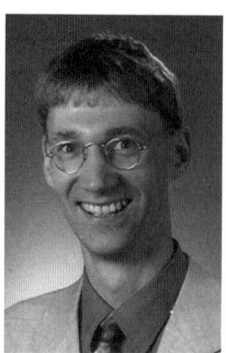

Prof. Dr. Hugo Mennemann

Dipl. Pädagoge, Case Management Ausbilder (DGCC):

Jahrgang 1966, Katholische Hochschule Nordrhein-Westfalen, Dekan des Fachbereichs Sozialwesen Abteilung Münster, Lehr- und Forschungsschwerpunkte: Case Management, Altenarbeit, Integrierte Versorgung, Effektivität und Effizienz Sozialer Arbeit, Sozialmanagement, Qualitätsmanagement, Theorien Sozialer Arbeit.

Schlagwortübersicht

	Rn.		Rn.
Altenheime	22 – 24, 28	Leitlinien	3
Assessment	17	Netzwerk	3, 13, 16, 18, 21, 30
Ausbildung	3	Persönliches Budget	13
Beratung	17	Ressourcenorientierung	33
Dokumentation	17	Sozialplanung	14, 16
Implementierung	28	Vernetzung	16
Kompetenz	30	Wohnberatung	5, 15 f., 18, 30
Lebenslage	3	Zugang	16

1 Zur Attraktivität von Case Management in der Altenarbeit – einführende Bemerkungen

Ein erster hinlänglich bekannter Tatbestand: Neue Handlungsmöglichkeiten und vor allem -zwänge kommen auf die sozial- und gesundheitspolitische Gestaltung zu mit Blick auf die wachsende Anzahl alter und hochaltriger und damit auch pflegebedürftiger Menschen (*Schirrmacher* 2004). Dieser Anfang soll nicht verkennen, dass Altern viele „Gesichter" hat (*Niederfranke u. a.* 1996) sowie inter- und sogar intraindividuell verschieden ist (*Lehr* 1996). Wer käme schon auf die Idee, alle Menschen zwischen 0 und 30 oder gar 40 Jahren unter einer Gruppe mit gleichen Eigenschaften zu subsumieren. Alte Stereotype vom Alter tragen nicht, gesellschaftlich muss gelernt werden, umzudenken (*Schweppe* 1996). Vielleicht gibt es auch keine ungünstige demographische Entwicklung, sondern lediglich falschen oder mangelnden politischen Gestaltungswillen und in Folge schlechte Strukturen mit Blick auf die jeweilige demographische Lage (*Rohleder* 2005). Es bedarf vor allem der Einbeziehung der vielfältig vorhandenen Ressourcen und für hilfebedürftige, alte Menschen subsidiäre, flexible, ressourcenorientierte Angebote in einem gesellschaftlichen Klima der Akzeptanz. Jedoch, welche Konzepte können aus fachlicher Sicht politisch Entscheidenden angeboten werden? Leitprinzipien wie beispielsweise „ambulant vor stationär" sind offensichtlich schwerer umzusetzen als gesetzlich zu fixieren, allzumal dann, wenn den Kommunen mit dem Bau stationärer Einrichtungen zumindest kurzfristig Geld und Arbeitsplätze „winken". Wie wenig aussagekräftig und überzeugend müssen in den Ohren von kommunal Verantwortlichen im Vergleich zur vermeintlich „sicheren Komplett- und Hardwarelösung Altenheim" alternative Konzepte klingen, die versprechen, den ohnehin fragilen, ambulanten Bereich adressatenorientiert und in Folge effizient aufzubauen. Welche nachweisbaren Effekte sind hier zu erwarten? 1

Aber alle Verantwortlichen müssen derzeit lernen, dass Heimplätze leer stehen und bereits mittelfristig viel Geld kosten können. Lösungen auf den Umgang mit einer zu erwartenden wachsenden Anzahl pflegebedürftiger Menschen werden 2 immer weniger in teuren stationären Komplettlösungen gesucht. Die Bereitschaft der Politiker und Kostenträger wächst, nach sektorenübergreifenden Lösungen dem schon lange bekannten Wunsch der überwiegenden Anzahl der Bundesbürger folgend, zu Hause so lange wie möglich leben und sterben zu können, Konzepte zur frühzeitigen und niedrigschwelligen Unterstützung der Häuslichkeit zu fördern und zu beforschen. Nun gilt es aufzupassen, dass der Vorrang der Pflege und Betreuung zu Hause nicht vorschnell alleine der Notwendigkeit des Sparens untergeordnet wird und zu einer Überforderung pflegender Angehöriger und Gewalt führt. Konzepte müssen zunächst adressatenorientiert ausgerichtet sein und dann in Folge effektiv und effizient.

3 Ein zweiter ebenfalls hinlänglich bekannter Aspekt: In der Bundesrepublik Deutschland leisten wir uns ein teures Gesundheits- und Pflegesystem, weil es in vielfacher Hinsicht sektoral aufgegliedert ist und weil eine gesamtökonomische Perspektive an Lobbygruppen und Profiteuren in einzelnen Segmenten scheitert. Zudem geht es unter Professionen um Zuständigkeits- und damit um Machtansprüche, und wer wäre schon bereit, einen erworbenen Status und vorhandene Handlungsnischen freiwillig aufzugeben. Der Gedanke „integrierter Versorgung", des bausteinartigen Zusammenfügens professionsbezogener Einzelkompetenzen zu einem „Gesamtwerk", ausgerichtet an einer komplexen Problemlage, scheint mit Blick auf derzeitige Ausbildungs- und Berufskontexte schwer umsetzbar. Aber schließlich sollen doch alle Hilfemaßnahmen nicht primär dem Profit einer Berufsgruppe, sondern dem Adressaten dienen, und seine Lebenslage liegt quer zu Berufs- und Kostenträgerzuständigkeiten. Es bedarf Konzeptionen, die vom Adressaten aus denken und die Arbeit in Netzwerken fördern, ohne eine Profession zu bevorzugen. Professionsübergreifende Alltagsnähe und Subsidiarität müssen konzeptuelle Leitlinien sein, um präventiv wirksam sein zu können sowie Über- und Unterversorgung zu vermeiden. Der im Gesundheitswesen sich abzeichnende Trend, nach einer langen Zeit der Ausdifferenzierung der Berufsgruppen und des Wissens nun nach sachorientierten, professions- und sektorenübergreifenden mehrdimensionalen Lösungen Ausschau zu halten, entspricht dabei einem auch in unterschiedlichen Wirtschaftsbereichen beobachtbaren Streben. Die notwendigen Aktivitäten im Gesundheitswesen sind gesellschaftlich gesehen nicht singulär, sondern übertragbar.

4 Was gebraucht wird, sind Konzepte, die sowohl fachlich ausgewiesen und standardisiert sind als auch zugleich offen für den Einzelfall und die Anwendung unterschiedlicher Einzelmethoden. Menschliche Nähe und Professionalität, die sich durch Qualitätsmaßnahmen und Standardisierung auszeichnet, schließen sich nicht aus, im Gegenteil: sie bedingen einander. Diese Kriterien verspricht das Handlungskonzept Case Management zu erfüllen. Case Management wird hier verstanden als ein strikt adressatenorientiertes, methodisch offenes und zugleich weitestgehend standardisiertes Rahmenkonzept, dass überall dort zur Anwendung kommt bzw. kommen kann, wo zur Unterstützung in komplexen Hilfesituationen mehrere Leitungsanbieter beteiligt sind, deren Hilfeleistungen speziell

für den Einzelfall von einem Helfer ausfindig gemacht und koordiniert werden müssen (*Remmel-Faßbender* 2005; *Wendt* 2005). Als adressatenorientiertes Handlungskonzept ist es mit Blick auf die beteiligten Professionellen leitbildverändernd und agogisch, d. h. bewusstseinsverändernd ausgerichtet (*Greuèl/Mennemann* 2006).

Auf der Fachtagung der DGCC in Gelnhausen Anfang 2006 war die Arbeitsgruppe „Case Management in der Altenarbeit" in vielfältiger Hinsicht heterogen besetzt: Unterschiedliche Berufsgruppen – Pflegekräfte, Ärzte, Sozialpädagogen, Wissenschaftler unterschiedlicher Disziplinen – mit unterschiedlichem Ausbildungs- und Wissensstand im Case Management – von neugierig Interessierten bis hin zu anerkannten Case Manager-Ausbildern – als Vertreter unterschiedlicher Träger – Altenheimen, Hochschulen, Pflege- und Wohnberatungsstellen, Bildungseinrichtungen – diskutierten miteinander. Altenarbeit wird verwandt als Oberbegriff für offene Altenarbeit sowie für ambulante und (teil-)stationäre Altenhilfe (*Mennemann* 1999). Unstrittig ist mit Blick auf die Altenarbeit, dass die Attraktivität von Case Management für die ambulante, beraterische Altenarbeit früh erkannt wurde (*Wissert* 2005). In Deutschland wurde Case Management mit Blick auf die Altenarbeit bislang vor allem in Pflege- und Wohnberatungsstellen aufgegriffen und ausformuliert. Darüber hinaus wird Case Management als strukturbildendes Prinzip von Verbänden verwandt, um Teildienste aufeinander abzustimmen, adressatenorientiert alten Menschen Hilfe zu gewähren (*Mennemann* 2006). So sind neben der ambulanten Altenarbeit auch die teilstationäre und offene Altenarbeit als Einsatzgebiete für Case Management denkbar, zudem ambulante Wohngemeinschaften und Betreutes Wohnen. Bei näherer Betrachtung der genannten Handlungsbereiche wird schnell deutlich, dass nicht alle Aspekte und nicht stets der höchste Grad der Standardisierung von Case Management zum Einsatz kommen können, dies wäre nicht sinnvoll (*Mennemann* 2006). Vielmehr ist zu prüfen, welche Bestandteile des Case Managements jeweils strukturgebend angewandt werden können. In der Arbeitsgruppe in Gelnhausen wurde nun bemerkenswerter Weise, angestoßen durch zwei Teilnehmerinnen, kontrovers die Frage diskutiert, ob Case Management auch in stationären Einrichtungen greifen könne. Die Frage blieb unbeantwortet. Sie soll nach einem Einblick in das Case Management-bewährte Handlungsfeld der Pflege- und Wohnberatung, um das Handlungskonzept in seiner vollen Entfaltungs- und Wirkmöglichkeit anhand eines Praxisbeispiels darstellen zu können, als Ausblick in diesem Aufsatz wieder aufgenommen und mit ihr das Veränderungspotential von Case Management in Altenheimen entfaltet werden.

2 Einblicke – CM in der Pflege- und Wohnberatung

6 Nach § 92c SGB XI können die Länder bestimmen, dass die Pflege- und Krankenkassen zur wohnortnahen Beratung, Versorgung und Betreuung „Pflegestützpunkte" nach Möglichkeit flächendeckend einrichten. Federführend und hauptverantwortlich für die Einrichtung und Durchführung sind die Pflegekassen. Diese sollen unter Wahrung der bereits aufgebauten Infrastruktur mit den Kommunen kooperieren. Darüber hinaus kann der Pflegestützpunkt bei einer im Land zugelassenen und tätigen Pflegeeinrichtung errichtet werden, sofern dadurch Wettbewerb zwischen den Pflegeeinrichtungen nicht unzulässig beeinträchtigt wird. Bei der Einrichtung der Pflegestützpunkte, die finanziell durch öffentliche Gelder unterstützt werden, sind die bestehenden, bereits aufgebauten Beratungsstrukturen zu wahren.

7 Die Pflegestützpunkte sind in Ergänzung zu sehen zum Auftrag der Pflegeberatung nach § 7a SGB XI (Abs. 4), die den Pflegekassen obliegt und anderen Anbietern vor Ort übertragen werden kann (Abs. 1). Die Qualität der Pflegeberatung und die der Pflegestützpunkte enthält Spielräume der Interpretation und Durchführung. Der Arbeitsauftrag liegt federführend bei den Pflegekassen, die damit auch die prioritäre Definitionsmacht haben.

8 Der Wille des Gesetzgebers ist in den Kommentaren nachlesbar: adressatenorientiert mit Hilfe des Handlungskonzeptes Case Management sollen die Kostenträger und Dienstleistungsanbieter vor Ort über den Pflegestützpunkt miteinander kooperieren. Da die Gesetzesreform jedoch nicht durch den Bundesrat ging, konnten die Pflegekassen als einzige in die Pflicht genommen werden, Pflegestützpunkte einzurichten. Dieser kommt nun in den Verhandlungsgesprächen zur Einrichtung und Qualität von Pflegestützpunkten im Vergleich zu anderen Kostenträgern und Dienstleistungsanbietern eine Vorrangstellung zu. Die Länder haben eine moderierende Rolle mit Vetorecht, die sie sehr unterschiedlich wahrnehmen mit Blick auf die Vorgehensweise und die Erwartungshaltungen.

9 In einigen Ländern sind bereits Pflegestützpunkte eingerichtet worden. Es gibt unterschiedliche Trägermodelle und inhaltliche Ausrichtungen. Derzeit ist noch nicht zu erkennen, ob aus der Vielfalt von Pflege- und Wohnberatungsstellen bezüglich Aufgaben, Trägerschaft, angewandter Methoden, Finanzierung und ausübender Professionen nun auf der Grundlage definierter Standards qualitätssteigernd die notwendige Unterstützung pflegebedürftiger Menschen und ihrer Angehörigen flächendeckend vergleichbar sicher gestellt werden kann. Allerdings zeichnet sich ab, dass die Pflegekassen länderbezogen mit unterschiedlicher Qualität eine dominante Rolle wahrnehmen, die Inhalte von Pflege- und Wohnberatung zu definieren und die ausübenden Berufsgruppen festzulegen. Es wird kritisch zu beobachten sein, ob tatsächlich im Sinne des Gesetzgebers eine Quali-

tätssteigerung erreicht werden kann oder ob nun primär die Interessen eines Kostenträgers sich durchsetzen können – auch gegen die Interessen der Adressaten.

Nur wenige Pflege- und Wohnberatungsstellen (auch vor Einrichtung der Pflegestützpunkte) und nur wenige Pflegestützpunkte sind bislang zugehende, nach Case Management arbeitende Pflege- und Wohnberatungsstellen. Ein koordinierender, geregelter Zugriff auf die Netzwerkebene der Leistungsanbieter ist in aller Regel gar nicht vorhanden. Häufig geht es lediglich um die Übergabe und Weitervermittlung der Pflegebedürftigen und ihrer Angehörigen ohne inhaltliche, adressatenorientierte Koordination und Prozesssteuerung. 10

Die Trennung der Aufgaben in zwei Paragraphen – auf der einen Seite allgemeine Anlaufstelle (Auskunft und Beratung) zu sein und für die Koordination der Anbieter vor Ort zu sorgen durch die Pflegestützpunkte (§ 92c) und auf der anderen Seite der Pflegeberatung mit der Aufgabe, einen verbindlichen Versorgungsplan zu erarbeiten, der die geregelte Kostenübernahme durch die Pflegekassen beinhaltet (§ 7a) – führt zu den folgenden Gefahren: 11

- Schnittstellen werden nicht wie geplant abgebaut, sondern zwischen Pflegestützpunkten und „Pflegeberatung" der Pflegekassen verschärft aufgebaut. Zudem gibt es Schnittstellen zwischen den unterschiedlichen Pflegekassen, weil die Pflegeberatung mit individueller Versorgungsplanung i. d. R. von der neutralen Beratungsstelle an die vielen, unterschiedlichen, vor Ort i. d. R. gar nicht vorhandenen Pflegekasse übergehen.
- Die Pflegestützpunkte verkommen zu weitestgehend irrelevanten Einrichtungen, weil sie bzgl. der individuellen Versorgungsplanung nach einem Erstgespräch an die Pflegekassen weiterleiten müssen und Ihnen die Kompetenz des Netzwerkaufbaus, der zuvor bei den Kommunen lag, nicht zugesprochen wird.
- Die in einigen Regionen Deutschlands bislang bestehende fachliche Pflegeberatung im Sinne des Case Managements auf hohem Niveau wird abgebaut, weil die Pflegekassen zugehende Beratung mit autorisierter, adressatenorientierter Koordination der am Einzelfall beteiligten Einrichtungen gar nicht leisten können. Die Pflegeberatung im Sinne des Case Management wird zur „Pflegeberatung" der Pflegekassen im Sinne des § 7 SGB XI, deren Qualität im Sinne des Gesetzgebers erst zu überprüfen wäre bei den Pflegekassen.

Absurderweise besteht die Gefahr, dass zwar deutlich mehr Geld in das System der Pflegeberatung mit guter und sinnvoller Absicht hineingegeben wird, die Qualität aber vielerorts sinken kann. Strukturell ist die Steigerung der Qualität im Gesetz zwar angedacht, aber nicht garantiert. Sie hängt von den Gesprächen aller Beteiligten vor Ort und insbesondere von dem Verhalten der unterschiedlichen Pflegekassen maßgeblich ab. 12

Wenn ein Zugriff auf die Netzwerkebene gegeben ist, so kann sich dieser sehr unterschiedlich darstellen. In einem Modellprojekt, gefördert nach § 8 Abs. 3 13

SGB XI, Weiterentwicklung der Pflegeversicherung, wurden an sieben Standorten in Deutschland die Effekte erhoben, wenn Pflegebedürftigen ein persönliches Budget zur Verfügung gestellt wird, das sie für sich adäquat nutzen können (http://www.pflegebudget.de). Ihnen zur Seite sind Pflegeberater gestellt, die das vorhandene Hilfenetz anwaltschaftlich den Adressaten erschließen sollen.

14 Eine ganz andere Struktur und eine andere Qualität des Zugriffs auf die Netzwerkebene liegen vor, wenn eine Pflege- und Wohnberatungsstelle qua eigener Trägerstruktur koordinierend auf Angebote zugreifen und in enger Absprache mit der kommunalen Sozialplanung Einfluss auf die Altenhilfeplanung nehmen kann. Eine derartige Pflege- und Wohnberatungsstelle, die Case Management auf Einzelfall- und Systemebene implementiert hat, ist die „KAA – Pflege- und Wohnberatungsstelle" in Ahlen/Westfalen in Trägerschaft des Vereins „Alter und Soziales e. V." (*Ribbert-Elias u. a. 2005*; http://www.kaa-ahlen.de). Der aus einer Arbeitsgruppe der ortsansässigen Wohlfahrtsverbände und weiterer sozialer Einrichtungen im Altenhilfebereich hervorgegangene Verein wurde in Ahlen/Westfalen 1992 zur Trägerschaft des Bundesmodellprojektes „Koordinationsstelle Ambulanter Angebote (KAA)" gegründet.

15 Die KAA bestand zunächst aus zwei mobilen Ergotherapeuten, einem Pflegeberater, einer Verwaltungskraft und einem Projektleiter. Der Verein wird geschäftsführend geleitet von der kommunalen Sozialplanerin der Stadt Ahlen. Mitglieder sind alle ortsansässigen Wohlfahrtsverbände, privat-gewerbliche Anbieter in der Altenarbeit und weitere Träger in der Pflege und Altenarbeit. Die erfolgreiche Arbeit des Modellprojektes führte nach drei Jahren zum weiteren Aufbau einer vernetzten Anbieterstruktur. Drei anschließende Förderphasen mit insgesamt ca. 25 Bundes- und Landesmodellprojekten in Trägerschaft einzelner Vereinsmitglieder alle zum Aufbau eines Versorgungsnetzes für alte und pflegebedürftige sowie sterbende Menschen sorgten für eine Vernetzungsstruktur der Hilfeangebote, auf die die Pflege- und Wohnberatung koordinierend zurückgreifen kann. Bemerkenswert ist, dass die Projekte auch die offene Altenhilfe einschließen (*Woltering u. a. 2002*; http://www.senioren-ahlen.de). Eine Besonderheit in Ahlen ist zudem, dass die Modellprojekte überwiegend auch nach Ablauf der Förderphasen erhalten werden konnten. Die gewählte Trägerstruktur der Pflege- und Wohnberatungsstelle führte zu einer adressatenorientierten Planungs- und Vernetzungsstruktur mit dem Angebot, den pflegebedürftigen Menschen „Hilfe aus einer Hand" anbieten zu können.

16 Auf der Planungsebene führen die Entscheidungen der Vereinsmitglieder, die zugleich Geschäftsführer der Wohlfahrtsverbände vor Ort sind, in Absprache mit der Geschäftsführung des Vereins, der kommunalen Sozialplanung, zu einer aus den Verwaltungsstrukturen herausgenommenen und doch mit der Kommune abgestimmten flexiblen Vorgehensweise. Der Sozialdezernent oder der Bürgermeister ist zudem ständiges Vorstandsmitglied, während der erste und der zweite Vorsitzende gewählt werden. Auf der Anbieterebene, der Ebene des Marktes,

kommt es unter verschiedenen Angeboten zu klaren Abstimmungen mit Hilfe der durchgeführten Projektnetze (http://www.kaa-ahlen.de) und vielfältiger Gremienstrukturen. Alle ca. 25 Angebote, die im Rahmen von Modellförderungen eingerichtet wurden, wurden von der Sozialplanung und dem Leiter der „KAA – Pflege- und Wohnberatungsstelle" begleitet, um sie in das Netzwerk einzufügen. Zudem ist die Zusammenarbeit der Projekte bzw. Dienstleistungsangebote in Trägerschaft einzelner Vereinsmitglieder vertraglich über die Mitgliedschaft im Verein geregelt. Die Umsetzung eines integrierten Handlungsleitbildes des Vereins ist für alle Vereinsmitglieder verpflichtend. Gleiche Angebote, z. B. Pflegedienste, bleiben in Konkurrenz zueinander. Die Pflege- und Wohnberatungsstelle empfiehlt im Einzelfall nie einen spezifischen Pflegedienst, sondern gibt dem Adressaten Hinweise, selber einen Pflegedienst aussuchen zu können. So bleibt die Neutralität gewahrt, die notwendig ist, um im Netzwerk als Koordinator akzeptiert zu sein. Eine Befragung der vor Ort ansässigen Pflegedienste zur Zufriedenheit mit der KAA führte zur Einrichtung eines Arbeitskreises aller Pflegedienste, der von dem Pflege- und Wohnberater organisiert und moderiert wird. Zudem wirken Mitarbeiter der KAA in der Schlaganfallinitiative und der Alzheimer Gesellschaft vor Ort mit. Die Alzheimer Gesellschaft trägt das Demenzservicezentrum Münsterland. Der Vernetzungs- und Abstimmungsgrad der Einrichtungen vor Ort, von niedrigschwelligen, ehrenamtlichen Angeboten bis hin zu unterschiedlichen, professionell betriebenen Diensten ist hoch. Als wichtigster Zugang zur Pflege- und Wohnberatung hat sich die Zusammenarbeit mit dem Sozialdienst des Krankenhauses erwiesen. Dessen Träger ist ebenfalls Vereinsmitglied und derzeit stellt er den ersten Vorsitzenden. Auch die zwei vor Ort vertretenen Altenheime sind Vereinsmitglied.

Mit Blick auf den Adressaten bzw. die Einzelfallebene des Case Managements kann Beratung aus einer Hand angeboten werden. Der Pflege- und Wohnberater informiert und berät über psycho-soziale Aspekte bis hin zu Finanzierungs- und rechtlichen Fragen sowie in allen Angelegenheiten rund um die Bereiche Pflege und Wohnungsanpassung. Er verwendet zur Aufnahme einer komplexen Hilfesituation ein standardisiertes Assessmentinstrument, das aus der eigenen Praxis als pragmatisches Hilfeinstrument entwickelt und in ein Softwareprogramm umgesetzt wurde. Der Dokumentation des Beratungsverlaufs und des priorisierten Bedarfs schließt sich ein Hilfeplaninstrument an. Das Assessment ist alltagsnah und professionsübergreifend ausgerichtet, es dient dem Ausfindigmachen notwendiger, subsidiär gewährter Hilfeangebote zur Aufrechterhaltung der häuslichen Pflegesituation. Auch Heimauszüge konnten bereits betreut werden und sind möglich. Eine unregelmäßig durchgeführte Evaluation von Einzelfällen und der Systemebene sowie eine regelmäßig durchgeführte, fallübergreifende Jahresevaluation haben eine stetige Weiterentwicklung der Instrumente und Angebote zur Folge.

Das alltagsnahe, mehrdimensional ausgerichtete Angebot der Pflege- und Wohnberatung in Ahlen setzt vielfältige Kompetenzen des Pflege- und Wohnberaters voraus und widerspricht deutlich einer professionsbezogenen, einseitigen Zuschreibung von Pflege- und Wohnberatungsstellen, wie sie mitunter aus der Pflege heraus vielfach diskutiert wird (*Forum Sozialstation* 2005). Pflege- und Wohnberater benötigen keine Spezialkenntnisse im Bereich Pflege, diese bieten die Pflegedienste vor Ort an. Es bedarf nicht einer Angebotsdopplung zu Pflegediensten, vielmehr bringt der Aufbau von Netzwerken, die adressatenorientiert nach Case Management auf den Einzelfall ausgerichtet und koordiniert werden können, einen Qualitätssprung. Case Management ist ausdrücklich interprofessionell anwendbar. Es ist zu wünschen, dass die Frage nach einer vermeintlich besseren Profession in der Pflege- und Wohnberatung bald zugunsten einer notwendigen Vielfalt vor Ort je nach regionalem Zuschnitt und Gegebenheiten mit Blick auf die Anwendung des Handlungskonzepts Case Management weichen wird. Die Anwendung von Case Management setzt, wie es die nach der DGCC zertifizierte Weiterbildung ebenfalls erwartet, umfangreiche Kommunikationskenntnisse voraus: Selbsterfahrung, Moderations- und Beratungskompetenz. Case Manager müssen theorie- und struktursicher auf unterschiedlichen Ebenen agieren können. Die zertifizierte Weiterbildung der DGCC setzt nicht ohne Grund auf ein abgeschlossenes Hochschulstudium mit Praxiserfahrung auf. Vor diesem Hintergrund wird auch die Frage nach der ausreichenden Qualifikation von Sozialversicherungsfachangestellten zu betrachten sein, die von den Pflegekassen nun vermehrt mit der Aufgabe betraut werden, Pflegestützpunkte zu leiten. Kurzfristig sich anbietende, günstige Lösungen müssen nicht mittelfristig die effizientesten sein, wenn damit notwendige Leistungssegmente nicht abgedeckt werden können. Dann werden entweder notwendige Leistungen nicht erbracht, die das Gesamtsystem teuer machen, oder diese Leistungen müssen additiv hinzugefügt werden.

19   Nach einer Phase der Modellfinanzierung nach § 8 Abs. 3 SGB XI und im Anschluss primär leistungsbezogener Bezahlung durch die Kostenträger wird die KAA nun in einen Pflegestützpunkt in Kooperation mit der ortsansässigen IKK überführt. Während der Phase der Modellfinanzierung haben drei Forschungsprojekte am Beispiel des aufgebauten integrierten Versorgungsnetzes die Effektivität und Effizienz der Pflege- und Wohnberatung evaluiert (www.dkv.de). Die anschließende leistungsbezogene Finanzierung durch Kostenträger sicherte den größten Teil der Finanzierung (Ribbert-Elias, 2008). Die jetzige Finanzierungsgrundlage als Pflegestützpunkt führt zu räumlichen und konzeptionellen Änderungen. Die KAA ist untergebracht in den Räumlichkeiten der IKK und zudem arbeitet der Mitarbeiter zeitweise bei der AOK in einer Nachbarstadt. Es bleibt zu hoffen – die konzeptionellen Gespräche laufen noch –, dass die erreichte Qualität gehalten und weiter ausgebaut werden kann. Der Erhalt der erreichten Qualität ist abhängig von den Gesprächen mit den Pflegekassen. Die unter Punkt 5 aufgezeigten Gefahren widerspiegeln sich in dem derzeitigen Übergangsstadium der KAA.

20   Die Stärken des „Ahlener Systems" liegen in der wohlfahrtsverbandlichen sozialen Altenarbeit. Möglich, aber schwer ist es in Ahlen, niedergelassene Ärzte, die

nicht Vereinsmitglied sind, zu einer verbindlichen Zusammenarbeit im Netz zu bewegen. Die vielfach beanspruchte Sonderstellung von Ärzten macht vernetztes Arbeiten oftmals schwer.

Das „Ahlener System" ist ein Beispiel für eine Implementierung von Case Management auf Einzelfall- und Systemebene (Organisations- und Netzwerkebene). Zugleich wird deutlich, dass es sehr schwer ist, sektorenübergreifende Netzwerke in die regelhafte Versorgung zu bekommen. Die Netzwerkebene ist, auch das kann am „Ahlener System" deutlich gezeigt werden, ausschlaggebend für die Aktions- und Wirkmöglichkeiten einer Pflege- und Wohnberatungsstelle. Der Einsatz von Case Management entscheidet sich nicht auf der Einzelfall-, sondern auf der Gestaltung der Netzwerkebene. Hier bedarf es einer wohlüberlegten und begründeten Struktur, um Case Management adressatenorientiert umsetzen zu können. 21

3   CM im Altenheim

Altenheime sind notwendig im Wandel begriffen. Mit Beginn der Einführung des Pflegeversicherungsgesetzes hat sich die Bewohnerstruktur verändert: der Grad der Pflegebedürftigkeit hat zugenommen und die Verweildauer der Bewohner hat abgenommen. In den Altenheimen befinden sich in der Regel 60-80 % Bewohner mit gerontopsychiatrischem Hilfebedarf: vor allem Bewohner mit demenzieller Erkrankung sind äußerst betreuungsintensiv und benötigen personell und in der räumlichen und örtlichen Gestaltung der Heime ein Höchstmaß an Orientierung. Altenheime der ersten und zweiten Generation sind dafür nicht geeignet. Die vierte, vom KDA begleitete Altenheimgeneration, sieht örtlich und strukturell Hausgemeinschaften vor: Nach dem Canteau-Prinzip, der Wohnküche im Zentrum des Wohnhauses, sind die Hausgemeinschaften örtlich sowie in der Alltags- und Beziehungsgestaltung ausgerichtet. Menschen mit demenzieller Erkrankung sollen hier Sicherheit und Orientierung finden. Die vielerorts umgesetzte Beziehungspflege gewährleistet ebenfalls Orientierung mit Blick auf die begleitenden und pflegenden Personen. 22

Viele Altenheime haben Ihre Angebotspalette als Serviceeinrichtungen ausgebaut: Betreutes Wohnen und auch ambulante Pflegedienste in Trägerschaft des Altenheimträger sowie ggf. weitere komplementäre Angebote flankieren das Altenheim und stellen erste Zugangswege ins Heim dar. Trotz aller Bemühungen bleibt Altenheimen vielfach der Ruf von Hospitalisierung, Entmündigung und Entfremdung. Das Bild vom Leben alter Menschen in Heimen, die zu fremdbestimmten Zeiten aufstehen, gepflegt werden, essen gehen, an Veranstaltungen teilnehmen und zu Bett gehen, ist leider nach wie vor häufig Realität. 23

Es stellt sich die Frage, ob die Leit- und Strukturprinzipien von Case Management (DGCC 2009) hier zu einem Umdenken führen könnten. Macht es Sinn, 24 das Handlungskonzept, das dazu prädestiniert ist, den ambulanten Bereich zu stärken, zumindest in Teilen auch in Altenheimen anzuwenden? Nach meinem Wissen gibt es noch kein Altenheim, das dies versucht. Insofern bleiben die folgenden Ausführungen ein Gedankenexperiment, aber ein interessantes und im Wortsinn radikales, weil sich Einstellungen, Grundhaltungen, Handlungen und Strukturen verändern würden.

25 Case Management ist, so hatten wir festgestellt, ein agogisches, d. h. bewusstseins- und in Folge strukturenveränderndes Handlungskonzept. Die leitbildhafte Ausrichtung an Case Management hat zur Folge, von der Vorstellung abzurücken, ein Gemeinschaftsangebot einzurichten, dem sich alle Individuen mit mehr oder weniger Spielraum anpassen müssen. Stattdessen wird die Idee verfolgt, alle professionellen und ehrenamtlichen Angebote adressatenorientiert auf individuelle Bedarfslagen auszurichten, um dann zu schauen, wo Gemeinsamkeit entsteht. Im Zentrum der Bemühungen stehen nicht das Funktionieren einer Einrichtung, sondern der einzelne Bewohner und schließlich die Bewohnerschaft. Biographieorientiertes Arbeiten erhält so eine neue Funktion: nicht Beiwerk, sondern Ausgangspunkt der Unterstützung. Die subsidiäre Einbeziehung der Bewohner und der Angehörigen mit ihren Ressourcen sind Zielpunkt der Bemühungen. Die Dienste richten sich in Zeiten und Dienstleistungsangebot an den Bewohnern aus. Die Selbstständigkeit und Selbstverantwortlichkeit der Bewohner und ihrer Angehörigen müssen nicht an der Altenheimpforte abgegeben werden. In die Dienstleistungsangebote können bewohnerorientiert auch Angebote von außerhalb gezielt einbezogen werden. Das Altenheim ist ein Träger mit einigen Dienstleistungsangeboten, ein Pool an Professionalität und Angeboten, die ausgerichtet sind auf ihre Bewohner.

26 Möglicherweise kommen dem fachlich versierten Leser vor allem zwei – sich allerdings widersprechende – Einwänden. Erstens: das gibt es doch schon. Und zweitens: mit Blick auf die oben skizzierte Bewohnerschaft und die wirtschaftlichen und organisationsbedingten Engen ist eine derartige Adressatenorientierung gar nicht umsetzbar.

27 Zunächst zum ersten Argument: In der Tat, vor allem ambulant betreute Wohngemeinschaften folgen vergleichbaren Leitprinzipien. Auch der demenziell erkrankte alte Mensch bleibt Mieter und selbstbestimmt in seinem Handeln. Die Angehörigen bleiben mitverantwortlich und sind einbezogen in den Alltag, soweit es geht und sie es können und wollen. Das Personal verkörpert nicht den Träger, fühlt sich also nicht als Vertreter des Eigentümers, sondern kommt „von außen" als Dienstleister hinzu. In der Haltung und Beziehungsgestaltung macht dies einen großen Unterschied. Der Dienstleister kann auch wieder abbestellt werden und ein neuer gesucht werden. Stationäre Hausgemeinschaften kommen dem skizzierten Leitbild aufgrund des Versuches, kleine Gruppeneinheiten zu bilden, um den Bewohnern mehr Sicherheit, Orientierung und Zuwendung schenken zu können, nahe. Das Personal vertritt allerdings den Träger und sieht

sich in der Gestaltung einer „Komplettversorgung". Die Auswirkungen einer Haltungsänderung von der trägerbezogenen Komplettverantwortung und Alltagsgestaltung hin zu einer bewohnerorientierten Versorgung ist nicht zu unterschätzen. Ein an Case Management orientiertes Leitbild kann zunächst als Richtschnur dienen, als strukturbildende Idee. Ein einzelfallbezogenes Case Management wäre darüber hinaus in gesonderten, komplexen Problemlagen anwendbar.

An diese Ausführungen schließt sich eine Antwort auf den zweiten Einwand an, organisationsbedingte Aspekte und schwerpflegebedürftige Bewohner widersprächen einer radikalen Adressatenorientierung. Das skizzierte Leitbild ist eine Idee, ein Altenheim einstellungsbezogen und strukturell adressatenorientiert auszurichten. Der Grad der Verwirklichung wird verschieden sein. Adressatenorientiert müssen letztlich die Mitarbeiter arbeiten: ihre Einschätzung und ihre Ideen sind zentral. Eine Case Management-Implementierung im Altenheim würde mit dem Versuch beginnen, die Haltungen und Einstellungen der Mitarbeiter mit Blick auf die Bewohner beispielsweise in Rollenspielen zu erarbeiten und ggf. zu verändern (*Mennemann* 2006). Auf der Grundlage dieser Bewusstseinsveränderung und in Folge neuer Ideen und Perspektiven könnten strukturelle Veränderungen weiter erarbeitet werden. Die organisationsbedingten Grenzen kommen dann früh genug. Aber jede bewohnerorientierte Idee, jeder Zugewinn an Wertschätzung und Würde, jede Zuschreibung eines Subjekt-Charakters auch auf hilfebedürftige und demenzkranke alte Menschen ist ein Zugewinn an Humanität. Die Crux der Altenheime liegt in dem Eindruck, dass sie in dem Komplexangebot, dass sie zur Verfügung stellen, Subjektivität negieren und Formen der Selbstständigkeit unterlaufen. Und: ambulant betreute Wohngemeinschaften und – wenn auch mit Abstrichen – stationäre Hausgemeinschaften leben die Umsetzung eines Case Management-Leitbildes zumindest in Teilen bereits vor.

Trotz aller (berechtigten) Einwände gegen das hier exerzierte Gedankenspiel vermag Case Management eine adressatenorientierte Vision und ein bewusstseins- und strukturveränderndes Leitbild zu vermitteln.

4 Zusammenfassung

Case Management wird in der Altenarbeit vor allem im ambulanten Bereich angewandt. Seit ca. Anfang der 90er Jahre wird es in Pflege- und Wohnberatungsstellen implementiert und auf Einzelfallebene bis hin zu Softwarelösungen sowie auf der Systemebene weiterentwickelt. Die Aufgabenbereiche und angewandten Methoden sind allerdings sehr vielfältig. Es gibt kein einheitliches Profil einer Pflege- und Wohnberatungsstelle. Dies hat sich bislang leider auch nicht mit der Einführung von Pflegestützpunkten verändert. Nur einige Stellen arbeiten nach dem Handlungskonzept Case Management auf der Einzelfall- und der Systemebene. Die zu erwartenden Kompetenzen an einen Case Manager sind hoch (vgl.

Löcherbach 2005). Insbesondere die Systemebene ist strukturell schwer aufzubauen. Aber gerade von der Gestaltung des Netzwerkes der Dienstleister hängen die Möglichkeiten des Pflege- und Wohnberaters ab, Hilfeangebote auf den Einzelfall hin abzustimmen. Strukturell sind die Anbindung und der Zugriff des Pflege- und Wohnberaters auf ein Netzwerk genau zu überdenken: Adressatenorientierung setzt trägerbezogene Neutralität voraus. Mit Blick auf Case Management ist zu hoffen, dass die angefachte Diskussion um die angemessene oder „bessere" Profession in der Pflege- und Wohnberatung bald beendet ist. Allerdings wird auf Grundqualifikationen, Case Management auszuführen, geachtet werden müssen. Die nach der DGCC zertifizierte Weiterbildung kann hier als Grundlage dienen: kommunikative Grundkompetenzen stellen eine unverzichtbare Voraussetzung dar, Pflegeberatung im Sinne von Case Management durchführen zu können.

31 Aufgrund seiner Offenheit und flexiblen Anwendbarkeit ist das Potential von Case Management in der Altenarbeit noch lange nicht ausgeschöpft. Das konnten die Ausführungen zu ersten Ideen zu seiner Anwendung in der stationären Altenarbeit zeigen. Case Management macht allerdings nur dann Sinn, wenn es als bewusstseins- und strukturveränderndes Handlungskonzept begriffen wird. Veränderungen beginnen im Denken und in der Haltung der Helfer den alten Menschen gegenüber. Die Gefahr ist, dass Case Management als Label verwandt wirkungslos bleibt oder die Fachlichkeit Spardiktaten untergeordnet wird.

32 Über die ausgeführten Bereiche hinaus kann Case Management als strukturbildendes Prinzip beispielsweise für Wohlfahrtsverbände bereits in der offenen Altenarbeit greifen und zudem im Betreuten Wohnen und in ambulanten Wohngemeinschaften.

33 Zentral ist die konsequente Anwendung der Leitprinzipien von Case Management, hier insbesondere: Adressatenorientierung, Ressourcenorientierung, Subsidiarität. Es ist gut, dass das hohe Niveau von Case Management in seiner strukturverändernden Kraft auf der Einzelfall- und der Systemebene gewahrt bleibt. Vorschnelle „Verwässerungen", Niveausenkungen und Etikettenschwindel werden nicht die gewünschten Effekte in der Altenarbeit im kreativen Umgang mit den demographischen Veränderungen und Zufriedenheit der Adressaten zur Folge haben. Insofern ist zu wünschen, dass Anwendungsmöglichkeiten von Case Management vor dem Hintergrund des hohen Anspruches noch vielfach wie auf der Fachtagung der DGCC in Gelnhausen kontrovers und konstruktiv diskutiert werden. Vielleicht können die Ausführungen in diesem Aufsatz zu der einen oder anderen Diskussion und Weiterentwicklung zur Verbesserung der Lebenssituation alter Menschen anregen.

Literatur

Deutsche Gesellschaft für Care und Case Management e. V. (Hrsg.): Rahmenempfehlungen zum Handlungskonzept Case Management. Economica, Heidelberg u. a. 2009.
Forum Sozialstation: Themenheft Pflegeberatung. August 2005.
Greuèl M/Mennemann H: Soziale Arbeit in der Integrierten Versorgung. Ernst Reinhardt, München; Basel 2006.
Lehr U: Psychologie des Alterns. Quelle und Meyer, Wiesbaden, 8. überarb. Aufl. 1996.
Löcherbach P: Qualifizierung im Case Management. Bedarf und Angebote. In: Löcherbach P u. a.: Case Management. Fall- und Systemsteuerung in der Sozialen Arbeit. Ernst Reinhardt, München, 3. Aufl. 2005, S. 218-248.
Mennemann H: Case Management auf der Systemebene. In: Case Management 1/2006, S. 12-17.
Mennemann H (Hrsg.): Diplom-PädagogInnen in der sozialen Altenarbeit. Impulse aus einem Studienprojekt. Lit, Münster 1999.
Niederfranke A/Schmitz-Scherzer R/Filipp SH: Die Farben des Herbstes. Die vielen Gesichter des Alters heute. In: Fulkkolleg Altern. Studienbrief 1. TC Druck, Tübingen 1996, S. 4-44.
Remmel-Faßbender R: Case Management als Methodenkonzept der Sozialen Arbeit. Erfahrungen und Perspektiven. In: Löcherbach P u. a.: Case Management. Fall- und Systemsteuerung in der Sozialen Arbeit. Ernst Reinhardt, München, 3. Aufl. 2005, S. 67-88.
Ribbert-Elias J: Fallmanagement zur Verhinderung von Heimeinzügen im Kreis Warendorf? Ein Erfahrungsbericht. In: Case Management 2, 2008, S. 76-80.
Ribbert-Elias J/Mennemann H: Personen- und systembezogenes Management in der Unterstützung pflegebedürftiger Menschen und ihrer Angehörigen am Beispiel des „Ahlener Systems". In: Gerwin B/Lorenz-Krause R (Hrsg.): Pflege- und Krankheitsverläufe aktiv steuern und bewältigen. Unter Berücksichtigung des Corbin-Strauss-Pflegemodells. Lit, Münster 2005, S. 57-85.
Rohleder C: Senioren als Gestalter der Zukunft., Potenziale Älterer und ihre Erwartungen an die Gesellschaft. In: Stadtszenarien 10, 2005, S. 10-17.
Schirrmacher F: Das Methusalem-Komplott. Heyne, München 2005.
Schweppe C: Alter(n) im Strukturwandel der Moderne. In: Schweppe C (Hrsg.): Soziale Altenarbeit. Pädagogische Arbeitsansätze und die Gestaltung von Lebensentwürfen im Alter. Juventa, Weinheim 1996, S. 11-33.
Wendt WR: Case Management. Stand und Positionen in der Bundesrepublik. In: Löcherbach P u. a.: Case Management. Fall- und Systemsteuerung in der Sozialen Arbeit. Ernst Reinhardt, München, 3. Aufl. 2005, S. 14-40.
Wissert M: Case Management mit alten pflegebedürftigen Menschen. Lehren aus einem Modellversuch. In: Löcherbach P u. a.: Case Management. Fall- und Systemsteuerung in der Sozialen Arbeit. Ernst Reinhardt, München, 3. Aufl. 2005, S. 199-218.
Woltering U u. a.: Neue Medien und ältere Menschen – in der Stadt Ahlen sind SeniorInnen online statt allein. In: Institut für Sozialforschung und Sozialwirtschaft e. V. (Hrsg.): Auslaufmodell Pflegeheim? Die Zukunft der stationären Pflege und innovative Ansätze im BMG-Modellprogramm. Dokumentation der Fachtagung des ISO-Instituts 3. bis 5. Juni 2002. Saarbrücken 2002, 197-204.

Internetquellen (Stand April 2006)

http://www.kaa-ahlen.de
http://www.senioren-ahlen.de
http://www.dgcc.de
http://www.pflegebudget.de
http://www.cm-forschung.de

Beitrag 14

Case Management in der Jugendhilfe – der Versuch einer aktuellen Bestandsaufnahme

Ruth Remmel-Faßbender

		Rn.
1	Ausgangssituation	1 – 12
2	Struktur der Jugendhilfe	13 – 16
3	„Jugendhilfe im Wandel" oder „Eine Reform jagt die nächste"	17 – 24
4	Anforderungen an die Jugendhilfe	25 – 28
5	Case Management und Sozialraumorientierung	29 – 36
6	Case Management – der „Fall im Feld": Jugendamt Greven	37 – 46
7	Wirkungen von Case Management in der Jugendhilfe	47 – 53
8	Resümee und Ausblick	54 – 60

Literatur

Autor

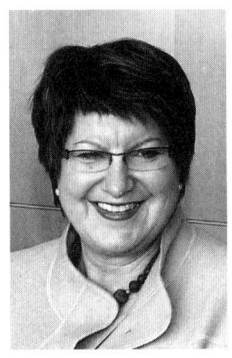

Prof. Ruth Remmel-Faßbender

Jahrgang 1954, Dipl. Päd., Dipl. Soz. Arb. (FH), Dipl. Rel. Päd.(FH), Prorektorin der Kath. Fachhochschule Mainz, Professorin für Interventionslehre im Fachbereich Soziale Arbeit, Vorstands- und Gründungsmitglied der Deutschen Gesellschaft für Care und Case Management (DGCC), Case Management Ausbilderin (DGCC), Supervisorin und Lehrsupervisorin (DGSv), Sozialtherapeutin. Schwerpunkte in Lehre, Forschung und Weiterbildung: personen- und steuerungsbezogene Einzelhilfekonzepte, Beratung, Case Management, Versorgungs- und Qualitätsmanagement.

Schlagwortübersicht

	Rn.		Rn.
Assessment	17, 39	Netzwerk	54, 56
Beratung	11, 45, 58	Organisationsentwicklung	44
Beziehungsarbeit	33	Planung	5, 14, 55
Budgetierung	19, 27	Ressourcenorientierung	59
Controlling	5, 28, 56	Screening	57
Empowerment	33	Sozialraum	21, 27 f., 39 f., 44, 46, 58
Hilfen zur Erziehung	5, 13 f., 17, 19, 27, 39, 55	Standards	28, 41, 58
		Supervision	45
Implementierung	15, 22, 45	Systemsteuerung	10, 34, 54
Jugendhilfe	1, 12 – 14, 18, 25, 38, 54, 60	Vernetzung	2, 31
Kompetenz	56	Weiterbildung	23, 45
Lebenslage	4	Zugang	57

1 Ausgangssituation

Die Praxis der Jugendhilfe befindet sich auf dem schwierigen Weg, soziale und erzieherische Probleme ganzheitlich zu begreifen und verbindlich miteinander zu organisieren. Dabei wird in den letzten Jahren dieser Weg mit vielen neuen Konzepten „gepflastert", diese werden aber nicht immer nachhaltig „ausgeleuchtet", sprich: konsequent in ihren Wirkungen ausgewertet. **1**

Case Management als Konzept in der Jugendhilfe wird verstärkt seit Einführung des SGB VIII diskutiert. Hier bietet sich ein Verfahren für Einzel- und Familienhilfemaßnahmen an, das sowohl die anderen Dienste für den konkreten, individuellen Unterstützungsbedarf heranzieht, als auch die Betroffenen selbst stärker in den Prozess einbezieht. Das Handlungskonzept als Verbindung eines personenzentrierten Hilfeansatzes, der besonders in der Sozialen Arbeit als Weiterführung der klassischen Einzel(fall-)hilfe verstanden wird, und der Vernetzung erforderlicher Unterstützungsmaßnahmen gilt geradezu als prädestiniert für die fachlichen Anforderungen einer systematischen Hilfeplangestaltung nach § 36 SGB VIII.[1] **2**

Viele Jahre im Allgemeinen Sozialdienst (ASD) und einer Erziehungsberatungsstelle eines Jugendamtes prägten meine Erfahrung, dass die oft zahlreich beteiligten Dienste bei komplexen Problemkonstellationen häufig nicht zum Wohle der KlientInnen verknüpft waren, oft nichts voneinander wussten oder im ungünstigen Fall gegeneinander arbeiteten. Erste Auseinandersetzungen mit dem Handlungskonzept Case Management und die „Erfolge" in den USA mit mehrfach be- **3**

---

[1] Neuffer (1998, 2002) und Kleve u.a (2003) haben Case Management im Besonderen für die Prozessgestaltung in Jugendämtern an konkreten Fallbeispielen ausgearbeitet.

Ausgangssituation

lasteten Menschen stimmten optimistisch, für komplexe Lösungen eine zielgerichtete, systematische, interdisziplinäre Unterstützung in der Verantwortung *einer* Fachkraft zu installieren. Die Beachtung der Subjektstellung der KlientInnen, ihre aktive Beteiligung an Entscheidungen zu flexiblen, passgenauen, bedarfsgerechten und an ihrer Lebenswelt orientierten Hilfsmaßnahmen schafft ideale Voraussetzungen für die Verzahnung mit bisherigen methodischen Arbeitsweisen. Systemische und sozialräumliche Perspektiven sind dabei grundlegend.

4 Für Jugendhilfe und Case Management ist gleichermaßen handlungsleitend, Menschen in schwierigen Lebenslagen bei der Bewältigung alltagsorientiert, durch Aktivierung eigener persönlicher Potentiale und Ressourcenerschließung in ihren formellen und informellen Netzwerken zu unterstützen.

5 Zudem „schweben" die Anforderungen nach Effektivitäts- und Effizienzsteigerung seit gut 20 Jahren über allen Sozialverwaltungen und freien Trägern. Der Bereich „Hilfen zur Erziehung" nach § 27 ff. SGB VIII ist bekanntlich kostenintensiv, und hier wurden bereits Anfang der 1990er Jahre Steuerungs- und Controllingmaßnahmen installiert. Die Attraktivität von Case Management liegt – auch sozialpolitisch – in dem Versprechen, eine zielwirksame Arbeitsweise anzubieten, „… in der die einzelnen Vorgänge transparent, jeweils für sich handhabbar und zu kontrollieren, zu bewerten und abrechenbar sind." (*Wendt* 1999, 28). Es „verbindet *Organisation* und *Verfahren* (Methode) enger miteinander als bisher" (*Wendt* 1999, 8). In der Verknüpfung von personenbezogener Einzelfall- oder Familienberatung und der systematisierten Lenkung und Planung dieser Dienstleistung unter betriebswirtschaftlichen Aspekten wird die Chance der Problembewältigung für mehrfach beeinträchtigte Menschen und für mögliche Einsparpotentiale der Kommunen gleichermaßen gesehen.

6 Obwohl die komplexe Struktur der Jugendhilfe mit ihren fachlichen Anforderungen optimale Voraussetzungen bietet und einige Modellstädte und -regionen mit der konzeptionellen Verknüpfung Case Management und Sozialraumorientierung arbeiten, tut sie sich mit Case Management nach wie vor schwer.

7 Case Management ist in der Praxis der Jugendhilfe daher auch ganz unterschiedlich entwickelt.

8 Nach Veröffentlichungen (*Neuffer* 1998, 2002; *Kleve* u. a. 2003; *Ritscher* 2005; *Müller* 2006), die direkten Bezug zu Jugend- und Sozialdiensten nehmen, entstand ein Bild, als sei Case Management in der Jugendhilfe ein viel diskutiertes Handlungskonzept. Die erlebte Realität nach vielen Besuchen in Jugendämtern und stationären Einrichtungen und der Erfahrung in der Praxisbegleitung von MitarbeiterInnen (z. B. Inhouse-Schulungen in Jugendämtern) sieht aber anders aus. Wer sich aktuell einen Überblick verschaffen will, wie der Stand von Case Management in Bereichen der Jugendhilfe ist und was im Einzelfall darunter zu

finden ist, steht vor einer Vielzahl von Definitionen und methodisch unterschiedlichen Konzepten. Case Management oder an Case Management angelehnte Umstrukturierungen in verschiedenen Jugendämtern haben sich in der Praxis kaum vergleichbar entwickelt. Die Palette reicht vom Eye Catcher Modell (Kategorisierung in *Löcherbach* 2003), also der Bezeichnung der Arbeitsweise „wir arbeiten nach Case Management" ohne konzeptionelle und institutionelle Voraussetzungen auf der Organisationsebene, bis hin zu einer zentral am Case Management orientierten Umstrukturierung (vgl. Abschn. 6), ohne es immer ausdrücklich so zu benennen. Sozialraumorientierte und systemische Beratungskonzepte sind oft in ihren strukturierten Abläufen und in der inhaltlichen Zielrichtung kaum von Case Management zu unterscheiden.

Die Frage der Abgrenzung zu diesen Konzepten und des nun wirklich *Neuen* des Case Management wird in der Praxis nachgefragt:

- Was bedeutet genau das Steuern von Hilfen?
- Was ist der Unterschied zu sozialraumorientierten Konzepten?
- Welche Erfordernisse gibt es auf der Organisationsebene?
- Müssen alle KlientInnen nun nach diesem Konzept unterstützt werden oder gibt es für ihre Aufnahme in ein Case Management eigene Indikationen?
- Verändert sich meine Rolle als SozialarbeiterIn im ASD, wird mein Entscheidungsspielraum größer? Kann ich als Case ManagerIn auch über finanzielle Mittel entscheiden?
- Gibt es dann zwei Klassen von Sozialprofessionellen, und was ist der Unterschied zu der jetzigen Aufgabenverteilung?
- Stehen die ökonomischen Gesichtspunkte bei standardisierten Verfahren so zentral im Vordergrund, dass für individuelle Lösungen und Beratung keine Zeit mehr bleibt?
- Sind neue Kooperationsformen mit freien Trägern erforderlich, verlieren diese ihre Autonomie?

Wenngleich schon die Definition und Umsetzung von Case Management in Sozialer Arbeit, Pflege, Gesundheit und Beschäftigungsförderung nicht einheitlich ist, so gibt es auch in Jugend- und Sozialverwaltungen Modelle, die sich eher auf die Fallsteuerung und/oder auf die übergreifende Systemsteuerung beziehen.

Ein gemeinsames Verständnis besteht aber in der klaren Abgrenzung von einer einseitig individualisierenden und psychologisierenden Beratung, die soziale und strukturelle Faktoren (sowohl bei Problemdefinition als auch Lösungspfaden) weitgehend außer Acht lässt. Generell für erforderlich gehalten wird auch die Steuerung der Kooperation mit den beteiligten Trägern zur Erbringung und Sicherstellung der erforderlichen Dienstleistungen. Steuerung im Case Management bedeutet: eine strategische Gesamtausrichtung, standardisierte Organisationsabläufe, eine systematische Schnittstellendefinition, das Einführen verbindlicher Verfahrensanweisungen und die Sicherung von Kommunikations- und Entscheidungsstrukturen.

12 Um das Verhältnis von Case Management und Jugendhilfe zu klären, Schnittmengen und Abgrenzungen zu diskutieren sowie Antworten auf die Frage zu finden, warum und ob sich „Jugendhilfe im Rückstand" (*Wendt* 2005) befindet, ist es notwendig, sich über differenzierte Aufgaben, Entwicklungen und Intentionen zu verständigen.

2 Struktur der Jugendhilfe

13 Unter dem Begriff *Jugendhilfe* werden allgemein alle ambulanten und stationären Dienstleistungen, die Kindern, Jugendlichen und Eltern unterstützend in entwicklungsbezogenen oder erzieherischen Angelegenheiten zur Verfügung stehen, zusammengefasst. Die Kinder- und Jugendhilfe stellt einen sehr großen und traditionellen Teilbereich Sozialer Arbeit dar. Das Wohl von Kindern, Jugendlichen und ihrer Familien steht nach dem SGB VIII im Zentrum der Hilfen. Die Hinzuziehung spezialisierter Hilfsangebote, die Angebotskoordination und Kooperation verschiedener Dienste ist aufgrund häufig mehrdimensionaler Belastungssituationen (besonders im Bereich Hilfen zur Erziehung) geboten.

14 Die Aufgaben der Jugendhilfe sind im SGB VIII als öffentliche Angelegenheit definiert. Zur Sicherstellung dieses staatlichen Auftrags wird neben der öffentlichen Verwaltung (Jugendämtern) eine Vielzahl anderer Einrichtungen (freier und privater Träger) benötigt, um die Entwicklung von Kindern und Jugendlichen durch präventive Angebote zu unterstützen oder bei Gefährdung des Kindeswohls „Hilfen zur Erziehung" zu gewährleisten. Im Rahmen des *Subsidiaritätsprinzips* können bestimmte Aufgaben an nichtstaatliche Organisationen delegiert werden. Die Planung dieser Angebote bleibt aber in behördlicher Verantwortung. Die Tätigkeit ist gekennzeichnet durch häufige Kriseninterventionen. Trotz stärkerer präventiver Ausrichtung der Jugendämter und der Tatsache, dass aufgrund gesellschaftlicher Veränderungen (u. a. familiäre Krisen, Trennung/Scheidung, Arbeitslosigkeit, Bildungsbenachteiligung, Zunahme von Armut, migrationsbedingten Schwierigkeiten) potentiell jeder zum Adressaten von Hilfe werden kann, stellen Familien mit hohen Mehrfachbelastungen weiterhin eine große Gruppe der Unterstützungsbedürftigen dar. Die tradierten Strukturen und Normen haben bekanntlich ihre Funktion der Orientierung eingebüßt und die Risiken des Scheiterns haben sich für Menschen mit weniger Ressourcen noch vermehrt. Es ist anstrengend, über viele Jahre mit diesen Menschen aus teils unterprivilegierten, in vieler Hinsicht mangelhaft ausgestatteten Lebensverhältnissen zu arbeiten. In der Regel ist der Allgemeine Sozialdienst (ASD) eines Jugendamtes mit seiner gewachsenen Tendenz zur „Allzuständigkeit" der Ansprechpartner für diese Menschen. Nicht selten findet dieser (Erst-) Kontakt auch in einer kon-

trollierenden Funktion (bei Schutz oder Gefährdung des Kindeswohls) im sogenannten Zwangskontext² statt.

Mit der entlastenden Erwartung, „der ASD wird es richten", werden von anderen Institutionen immer noch Familien an die Jugendämter „vermittelt". Eine diffuse, interne Aufgabenteilung kann zur unreflektierten Übernahme dieses Handlungsdrucks führen. Wir haben eine starke Ausdifferenzierung von spezialisierten Diensten, wir haben trotz Verschiebung von stationären zu ambulanten Maßnahmen weiterhin einen hohen Bedarf an Kinder- und Jugendhilfemaßnahmen, den gleichzeitigen Abbau präventiver Maßnahmen und weniger Geld für soziale Aufgaben. Dies führt zu chronischer Überlastung durch zu hohe Fallzahlen, ständigem Zeitdruck, halbherziger Umsetzung neuer Handlungskonzepte und ermöglicht keine strategische Gesamtplanung im Sinne einer strukturierten Hilfe von der umfassenden Einschätzung des Hilfebedarfs, über die gemeinsame Zielfindung, die Implementierung und Abstimmung der erforderlichen Hilfen bis hin zur systematischen Evaluation. Diese hohe Komplexität prägt die Jugendhilfe auch nach vielen, oft gegenläufigen Veränderungsprozessen der letzten Jahre und dies erschwert die konsequente Übernahme innovativer Konzepte.

Viele professionelle Akteure der Jugendhilfe (u. a. aus den Bereichen Psychologie, Medizin, Recht, Verwaltung) *bearbeiten* den *Fall* nach ihrer eigenen, binnenorientierten Organisations- oder Fachlogik. Die gesetzlich festgelegte Gesamtverantwortung (§ 36 SGB VIII) für die Steuerung von Erziehungshilfen kann selbst in Jugendämtern verloren gehen, wenn, wie noch vielerorts üblich, nach dem Hilfeplangespräch alles weitere an Institutionen intern oder extern ohne systematische, verbindliche Rückbindung delegiert wird.

3 „Jugendhilfe im Wandel" oder „Eine Reform jagt die nächste"

Der Bereich sozialer Dienstleistungen befindet sich seit mindestens 20 Jahren in einem ständigen Umstrukturierungsprozess. Die Forderung nach administrativer und ökonomischer Steuerung in den öffentlichen Verwaltungen erfolgte zu Beginn der 1990er Jahre aufgrund der „Neuen Steuerungsmodelle" der Kommunalen Gemeinschaftsstelle (KGSt). Produktbeschreibungen, dezentrale Ressourcenverwaltung, Kunden- und Outputorientierung sowie Verflachung von Hierarchien sind die Schlagworte für die Überprüfung von Ertrag und dafür erforderlichen

---

2 Das „doppelte Mandat" (Beratung und Kontrolle) gehört konstitutiv zu vielen Bereichen Sozialer Arbeit, und es gibt gute fachliche, berufsethisch reflektierte, motivierende Konzepte mit dieser schwierigen Situation professionell und erfolgreich umzugehen. Case Management im Pflichtkontext ist dann nicht nur im SGB II (Fallmanagement), sondern ggf. auch im Zugangskontext (Herstellung von Mitwirkungsbereitschaft) in Bereichen der Jugendhilfe von Bedeutung.

Aufwand. Das Qualitätsmanagement hält Einzug in den Bereich der sozialen Dienstleistungen. Aus dem politischen Kontext von „New Public Management" (Reduzierung der staatlichen Verantwortung für bislang gesetzlich verankerte Wohlfahrtsleistungen) und „aktivierender Staat" (Leistungen werden erbracht nach dem Prinzip *Fördern und Fordern*) resultieren weitere Reformbewegungen. Als Reaktion darauf wurden neue fachliche Konzepte entwickelt. Mit ihnen wurde viel im Sinne der Optimierung von Hilfen erreicht. Es gibt z. B. zwischenzeitlich eine Menge qualifizierter fallbezogener Arbeitshilfen zur Gestaltung der Hilfeplanverfahren in den Bundesländern. Besonders der Bereich sozialpädagogischer Diagnostik und zielgruppenspezifischer Assessmentverfahren hat sich methodisch sehr weiterentwickelt, und eine stärkere Zielorientierung ist insgesamt festzustellen. Über die Notwendigkeit der Flexibilisierung von Hilfen zur Erziehung und die dazu erforderliche Kooperation aller Jugendhilfeträger gab es zahllose Veröffentlichungen im letzten Jahrzehnt.

18 Für die tägliche Praxis der Jugendhilfe hat dies aber hinsichtlich ganzheitlich orientierter Hilfestrukturen keine wirklich durchgreifenden Veränderungen mit sich gebracht. Damit ist gemeint, dass die institutionellen und organisatorischen Rahmenbedingungen für Hilfeprozesse noch nicht genügend im Sinne eines geforderten, bedarfsgerechten Vesorgungskontinuums geschaffen wurden. Öffentliche und freie Träger agieren oft noch isoliert voneinander, was dann zu punktuellen, unkoordinierten Hilfen einzelner Akteure führt.

19 Die Erfahrungen zeigen, dass eine verkürzte Sichtweise dieser Reformen den Blick vielerorts auf den Wandel in den Organisationen hinsichtlich administrativer Veränderungen gelenkt hat, auf den Abbau von Hierarchien, Dezentralisierung, Finanzierungsfragen (Budgetierung) und bessere Planbarkeit der internen Abläufe durch betriebswirtschaftliche Verfahren. Zu wenig wird aber untersucht, wie diese Veränderungen sich auf das professionelle Handeln qualitativ auswirken. Kurz gesagt, es gibt wenig gesicherte Erkenntnisse, ob denjenigen eine angemessene Hilfe zukommt, denen die Jugendämter Hilfebedürftigkeit attestieren.[3]

20 Die bisher gewohnte Arbeit kann auch unter *neuen Vorzeichen* fortgeführt werden. Zum Beispiel hat sich der mit dem Kinder- und Jugendhilfegesetz beabsichtigte Perspektivenwandel, dass KlientInnen aktiv als „ExpertInnen" ihrer Angelegenheiten an der Hilfeplanung zu beteiligen sind, Hilfen *mit* ihnen zu erschließen sind, nur mühsam durchgesetzt (vgl. dazu ausführlich *Schrapper u. a.* 2003). Die Gestaltung wirklicher Beteiligungsformen zur gemeinsamen Klärung des Hilfebedarfs, zur Zielfindung und Entscheidung über Maßnahmen stellt immer noch eine große, fachliche Herausforderung dar.

---

3 Eine Ausnahme bildet ein in kommunalen Jugendämtern des Landes Nordrhein-Westfalen durchgeführtes Forschungsprojektes für den Bereich Hilfen zur Erziehung, das eine empirische Standortbestimmung des Handlungskonzepts Case Management in fachlicher und ökonomischer Hinsicht vorgenommen hat (Löcherbach u. a. 2009), siehe Kapitel 7.

Reformprozesse kennzeichnen auch aktuell die Jugendhilfedebatte. Besonders die Fokussierung auf den *Sozialraum*, in einigen Kommunen auch verknüpft mit dem Konzept Case Management (vgl. Kap. 5), prägt die konzeptionellen Überlegungen der letzten Jahre.

Was macht aber die immer wieder diagnostizierte, besondere Widerständigkeit bei der Implementierung neuer Konzepte, auch des Case Management (abgesehen von grundlegenden Hemmnissen in öffentlichen Verwaltungsstrukturen wie Reis (2005) sie für Umstrukturierungen der Sozialhilfe in Nordrhein-Westfalen beschrieben hat), in der Jugendhilfe aus? Um hier nicht vorschnell „Unterstellungen" und Vorurteilen zu erliegen, sei an dieser Stelle der Hinweis erlaubt, dass viele Reformprozesse angestoßen wurden, z. B. weil es „en vogue" ist mit neuen Schlagworten wie Lebensweltorientierung und Regionalisierung zu arbeiten, ohne die notwendigen, konsequenten Umstrukturierungen auf der Organisations- und regionalen Vernetzungsebene anzugehen.

Wenn die systemsteuernden Grundlagen fehlen, verhindern unkoordinierte Arbeitsabläufe sowie Konkurrenz um fachlichen Einfluss und Finanzen das Einlassen auf innovative Entwicklungen. Es verwundert dann nicht, dass das Personal sich als Ressource „verheizt" fühlt und gerade auch ehemals sehr energievolle, qualifizierte Fachkräfte der Jugendhilfe resignieren. In den Case Management-Weiterbildungen hören wir Äußerungen wie „Das kennen wir doch alles schon" oder erleben fatalistische Haltungen im Sinne von „Das überstehen wir auch noch".

Zusammengefasst lässt sich festhalten, dass Sozialverwaltungen einerseits von ihrem Aufbau her eher starre Organisationsstrukturen sind, die quer stehen zur Flexibilität, die der Prozessbezug des Case Management erfordert, und anderseits viele inkonsequent und halbherzig durchgeführte Umstrukturierungsprozesse zu der beobachteten Zurückhaltung führen.

4 Anforderungen an die Jugendhilfe

Die sozialraumorientierten, systemischen oder Case Management-Konzepte kommen der Anforderung des Gesetzes, Hilfen mit den Betroffenen lebensweltbezogen und flexibel zu entwickeln, Mitwirkungsbereitschaft und Mitwirkungsfähigkeit als gemeinsamen Prozess zu verstehen, nach. Der Gesetzgeber fordert zudem verstärkt wirtschaftliche Kriterien. Zu den Regelungen der §§ 77 ff SGB VIII sind ab dem 01.10.2005 Änderungen des Kinder- und Jugendhilfeentwicklungsgesetzes (KICK) anzuwenden, die wachsende Ansprüche an die Qualität und Wirtschaftlichkeit einer Leistung stellen. Das KICK zielt zur Verbesserung des Schutzes von Kindern und Jugendlichen und bei Gefahren für ihr Wohl u. a. auf Verbesserung der Wirtschaftlichkeit durch die Stärkung der Steuerungsverantwortung des Jugendamtes. Wirksamkeitskriterien und eine Orientierung an Qualitätsstandards, um kontinuierliche Verfahren zur Beurteilung und Aufrechterhaltung qualitativ hochwertiger und effektiver Leistungen zu erschaffen, werden gefordert.

26 Die Sicherstellung des Auftrags nach dem KJHG hat immer schon die Kooperation von Jugendämtern und einer Vielzahl von Einrichtungen zur Sicherung des „Wohl des Kindes" und der Unterstützung der Eltern (§ 1, Abs. 2) notwendig gemacht. Diese geschah im Regelfall sporadisch oder nach dem Prinzip der freien Kapazitäten und wird nun im Sinne eines abgestimmten, bedarfsgerechten Angebots einzelfallübergreifend organisiert.

Verbindlich abgestimmte Kooperationsmodelle aller, mit jungen Menschen arbeitenden Institutionen (Jobcenter U 25, Jugendamt, freie Träger der Jugendhilfe, Jugendmigrationsdienste usw.) verlangt auch das SGB II (Hartz IV). Besonders hinsichtlich der Schnittstelle von SGB II und Jugendhilfe gab es Lücken, die sich nachteilig auf die Unterstützung Jugendlicher auswirkten, die jetzt aber erkannt sind und durch Modelle der Zusammenarbeit in einigen Städten geschlossen werden.

27 Mittlerweile werden in vielen Bereichen der Sozialen Arbeit wie Jugendhilfe oder Wohnungslosenhilfe, Konzepten der „Sozialen Stadt" sowie der Agentur für Arbeit Arbeitsprinzipien und Haltungen der Sozialraumorientierung thematisiert, die aus der Gemeinwesenarbeit (*Hinte u. a.* 1999, 2003) weiterentwickelt wurden. Eine konsequente Einführung der Sozialraumorientierung und eine Veränderung der bislang gängigen Finanzierungsformen (eine zunehmende Abkehr von der Einzelfallförderung wie beispielsweise Entgeltsätze bzw. Fallpauschalen hin zu einem dem Sozialraum zur Verfügung stehenden Budget)[4] sind in einigen Städten (z. B. Hannover, Stuttgart, Ulm) mit erheblichen Umstrukturierungen bereits seit Mitte der 1990er Jahre umgesetzt. Die Orientierung am Sozialraum führt zu einem Perspektivenwechsel vom personalisierten Fallbezug zum sozialräumlichen Feldbezug und prägt neben dem persönlichen Erleben auch die Erfahrung von Umwelt. Menschen werden in ihrer sozialräumlichen Einheit (Stadtteil) mit ihren Problemen gesehen und aktiviert und man versucht, Unterstützung am Willen der Betroffenen und der Wohnbevölkerung auszurichten (*Hinte* 1999, 2003).

28 Zusammengefasst kennzeichnen folgende fachliche Prinzipien die konkrete Umsetzung in Städten und Kreisen, die sich zum Sozialraum hin geöffnet haben:
- Lebenswelt- und KlientInnenorientierung, d. h. die Lebenssituation und den Lebensraum der Betroffenen zum Ausgangspunkt der Hilfen machen

---

4 Hinte (2003) betont in diesem Zusammenhang, dass ein Sozialraumbudget nicht von der erforderlichen Bereitstellung finanzieller Mittel für notwendige, individuelle Hilfen zur Erziehung entbindet. Vgl. zum Thema Budgetierung und Case Management auch Neuffer (2002, 44f.).

- Konzentration auf die Nutzung individueller und sozialräumlicher sowie materieller Nutzen des Quartiers
- Ein entwicklungsförderndes soziales Umfeld im Gemeinwesen für Kinder, Jugendliche und Eltern mit einbeziehen oder schaffen
- Niedrigschwellige Angebote
- Familiäre Ressourcen- und Kompetenzorientierung – Aktivierung statt Fürsorge
- Flexiblere maßgeschneiderte Hilfen – von der Angebots- zur Nachfrageorientierung
- Gebot der Kooperation
- Steuerung der Hilfen mit dem Ziel hoher Effektivität (wirkungsvolle Leistung nach fachlichen Standards) im angemessenen Verhältnis zur (Kosten-) Effizienz
- Einbindung in Qualitätsmanagement- und Controlling-Verfahren

In der Sozialraumorientierung ist der Perspektivenwechsel bereits erfolgt, auf den das Case Management in der Ausgestaltung des Verfahrens aufbauen kann.

5 Case Management und Sozialraumorientierung

Die Prinzipien der sozialraumorientierten Jugendhilfe und des Case Management- Konzeptes sind in der Grundausrichtung identisch. Müller kommt nach der konkreten Gegenüberstellung einzelfallbezogener Prämissen – der konsequenten Beteiligung von NutzerInnen, der Aktivierung der Selbsthilfepotentiale, der Nutzung von Ressourcen im Quartier, dem Praktizieren von Zielgruppen- und bereichsübergreifenden Arbeitsweisen, der Kooperation und Abstimmung professioneller Dienste sowie der Dienstleistungsorientierung – zu dem Ergebnis, dass sie in den Konzepten des Case Management und der Sozialraumorientierung gleich verstanden werden (*Müller* 2006, 15).

Was sind die Unterschiede, was die Gemeinsamkeiten?

Case Management strebt, wie bereits ausgeführt, für komplexe, vielschichtige Problemlagen die konsequente Einbeziehung der KlientInnen (eine planvolle, zielgerichtete, ausdifferenzierte Anwendung in einem Regelkreis von der Zugangssteuerung bis zur Evaluation) und die planmäßige Vernetzung zur Erbringung passgenauer Hilfen durch eine systematische, gesteuerte Ablauforganisation an. Eine zentrale Prämisse, von den Ursprüngen an, ist die lebensweltbezogene und sozialräumliche Orientierung.

In der Orientierung vom „Fall zum Feld" (*Hinte* 1999) liegt kein fachlicher Widerspruch (*Remmel-Faßbender* 2005; *Wendt* 2005; Müller 2006). Die Notwendigkeit personenbezogener Hilfen wird damit nicht in Frage gestellt. Vielmehr betont Lüttringhaus (2005) in der Ausdifferenzierung ihres sozialraumorientierten

Weiterbildungskonzeptes (das sie u. a. mit den Fachkräften der Jugendämter Berlin, Bergisch-Gladbach und Köln umsetzt)[5] ausdrücklich die Orientierung an der „Kernlogik" des Case Management. Das ressourcenorientierte Vorgehen für Interventionen auf der Subjekt- und Sozialraumebene richtet sie an den Verfahrensschritten des Case Management aus.

33 Fazit: Beide Konzepte bauen auf eine starke Beteiligung von KlientInnen (Selbstverantwortlichkeit und Partizipation im Sinne des Empowerment) und eine funktionale und vernetzte Infrastruktur aller Jugendhilfeträger zur Bewältigung der anstehenden Aufgaben. Beide fördern handlungsübergreifende und interdisziplinäre Sichtweisen. Beide stellen sich quer zu den Säulen im Leistungskatalog des SGB VIII. Beide haben ein anderes Rollenverständnis als das einseitig auf Beziehungsarbeit gerichtete, herkömmliche Verständnis. Es handelt sich also um sehr kompatible Sichtweisen.

34 Ein Unterschied besteht darin, dass sozialraumorientierte Konzepte weiter in das Umfeld reichen, um die Lebensbedingungen der Menschen zu verbessern. Es geht ursprünglich um eine *fallunspezifische* Arbeit. Case Management bleibt in der Ausgestaltung, auch in der Systemsteuerung, letztlich am *Fall* (oder einer Fallgruppe) orientiert.

35 Sowohl Case Management als auch Sozialraumorientierung haben je eine sozialpolitische Orientierung (aktivierendes Fordern und Fördern, z. B. als Voraussetzung der Leistungsgewährung) und eine methodische Orientierung (motivierendes Fördern und Fordern, das orientiert ist an den vorhandenen Fähigkeiten der Person). Diese dürfen nicht zum Nachteil der KlientInnen im Sinne eines unangemessenen *Überforderns* gegeneinander ausgespielt werden.

36 Das setzt eine sorgfältige Analyse des Handlungskonzepts, der sozialpolitischen und gesellschaftlichen Definitionsprozesse, der Arbeitsaufträge, der fachlichen Legitimation ausgehandelter Ziele und Interventionen, der eigenen Rolle sowie der doppelten Verpflichtung an KlientInnen und Institution voraus.

6 Case Management – der „Fall im Feld": Jugendamt Greven

37 Die Stadt Greven im Münsterland hat 35 000 Einwohner und ein eigenes Jugendamt.

38 Die Prinzipien von Sozialraumorientierung und Case Management im Sinne einer optimierten Hilfe wurden mit der erforderlichen Neustrukturierung der Ko-

---

5 Die Konzeptionen der genannten Kommunen sind in der Regel direkt bei deren Sozialverwaltungen zu beziehen. Einen Überblick über die Entwicklung in verschiedenen Städten ist in „Berliner Sozialverwaltung" (2003) zu finden. Die Städte Dresden und Rostock arbeiten in der Jugendhilfestruktur ausdrücklich nach dem Case Management Konzept.

operation mit freien Jugendhilfeträgern zusammengeführt. Exemplarisch für andere Städte wird das seit 2001[6] verbindlich praktizierte Verfahren einer sozialräumlich vernetzten Jugendhilfe dargestellt.

Ziel ist die Sicherstellung und Entwicklung flexibler passgenauer Hilfen in gemeinsamer Verantwortung der öffentlichen und freien Träger im Sozialraum. Jugendamt, freie Träger und Familien werden als Kooperationspartner gesehen, mit denen gemeinsam ein Problemverständnis, aber auch die Perspektiven einer Lösung erarbeitet werden. Das dargestellte Verfahren wird bei „Hilfen zur Erziehung" § 27 ff KJHG, angeboten. Der Verfahrensablauf, der den Schritten des Case Management entspricht und mit einem ausführlichen Assessment beginnt, wird der Familie nach Antragstellung mitgeteilt. Das Team des ASD berät dann zunächst über die grundsätzliche Entscheidung zum Hilfebedarf und Vorstellungen einer Hilfeart. Besteht der Hilfeanspruch, erfolgt eine schriftliche Benachrichtigung aller freien Träger mit der dargestellten, anonymisierten Problemkonstellation. Ein Fachgremium aus freien Trägern und ASD-MitarbeiterInnen berät unter Moderation der Fachdienstleitung des Jugendamtes einen Lösungsvorschlag, der dem Kind oder Jugendlichen bzw. den Eltern vorgestellt wird. Die freien Träger beraten sowohl über konkrete Hilfeideen als auch über freie Kapazitäten, Kooperationsmöglichkeiten (Kombinationen von Hilfen unterschiedlicher Träger) oder neu zu entwickelnde Hilfen. Zeitnah werden den Familien die Angebote zur Entscheidung vorgestellt. Der gesamte, professionell gestaltete Hilfeplanprozess ist für die Familie zu jedem Zeitpunkt transparent. Sie werden durch dialogische und systemische Arbeitsweisen wertschätzend zur Mitarbeit motiviert und zur Selbsthilfe aktiviert.

Über das Fachgremium werden darüber hinaus Bedarfe ermittelt und auf den Weg gebracht. Das Jugendamt hat insbesondere die Aufgabe, planend, steuernd und beratend die ergänzenden oder zu entwickelnden Angebote freier Träger zu koordinieren. Niedrigschwellige Angebote wurden als Ergänzung bestehender Hilfen im Sozialraum entwickelt, die den Kindern, Jugendlichen und Familien leichter zugänglich sind. Neben Chancen für die AdressatInnen hinsichtlich optimaler Hilfen, einer hohen Partizipation, einer kontinuierlichen Ansprechperson, der stärkeren Berücksichtigung des Wunsch- und Wahlrechts gibt es auch für die freien Träger mehr Sicherheit an wirtschaftlicher Auslastung, auch durch Erweiterung zeitnaher Angebote. Für die öffentlichen Träger werden die Bedarfe im Sozialraum ersichtlicher, so dass neue Angebote relativ schnell konzipiert werden können (*Tenhaken* 2005, 45 ff, 2009).

Zusammenarbeit unterschiedlicher Träger setzt das Aushandeln fachlicher Standards voraus. Erst die handlungs- und arbeitsfeldbezogene Erarbeitung von Qualitätsstandards der beteiligten Organisationen und Fachverbände führt zu einer

---

[6] Eine mehrjährige Entwicklung in verschiedenen Arbeitsgemeinschaften mit freien Trägern und dem Landesjugendamt Westfalen-Lippe sowie viele Qualifizierungsmaßnahmen der MitarbeiterInnen gingen voraus.

Qualifizierung der Praxis. Gemeinsame Angebotsstrukturen entwickeln, setzt Verständigung mit den Handlungspartnern über die Sinnhaftigkeit des Konzeptes voraus.

42 Tenhaken (2009) verschweigt aber aus Sicht des öffentlichen Trägers nicht die Probleme, die sich nach mehreren Jahren auftun:
- „Die notwendige Kooperation der freien Träger wird durch bestehende Konkurrenzen belastet.
- Angebote der freien Träger unterscheiden sich fachlich wenig.
- Träger haften häufig an den versäulten Hilfeformen des KJHG.
- Familien sind mit der Entscheidung für oder gegen ein Angebot eines bestimmten Trägers überfordert.
- Träger wehren sich gegen „Vorstellungsgespräche" bei den AdressatInnen der Hilfe.
- Die Fallauslastung bei den Trägern kann durch diese Form der Fallverteilung wenig beeinflusst werden, was zu einer personellen Planungsunsicherheit führt."

43 Da es hier aufgrund jahrzehntelanger „Traditionen" und Abhängigkeiten, Verunsicherungen und Existenzängsten zwangsläufig zu Spannungen und Schwierigkeiten in der Umsetzung kommt, ist die Begleitung durch einen externen Spezialisten angebracht.

44 Das vorgestellte Verfahren ist in dieser Form sicher nur mit dem begrenzen Trägerangebot einer Kleinstadt möglich. Aber auf dem Weg, für die Versorgungskontinuität auch die unterschiedlichsten Träger im Sozialraum mit einzubeziehen, befinden sich immer mehr Kommunen. Großstädte wie Berlin, Dresden, Köln, Stuttgart, die Kreise Heilbronn, Bergisch-Gladbach und St. Wendel gehen in ihrer sozialraumorientierten Fallsteuerung analoge Wege.[7] Der Prozess kann aber nur gelingen, wenn er von einer Organisationsentwicklung begleitet wird.

45 Personalentwicklung und Qualifizierung (Weiterbildung, Supervision, kollegiale Beratung, Manuale, konkrete Anweisungen, Handbücher) der MitarbeiterInnen sind dabei notwendige Investitionen. Die Neuorganisation ist sonst weder organisationsintern tragfähig, noch können nachhaltige Auswirkungen auf die fachliche Arbeit erzielt werden. Eine Reduktion der Ausgaben, die mit der Implementierung von Case Management intendiert ist, wird sonst durch neue, innerorganisatorische Probleme verhindert (*Lüttringhaus* 2003; *Reis* 2005).

46 Man kann Case Management natürlich auch ohne konsequente Sozialraumorientierung und Sozialraumorientierung (im Sinne der klassischen Gemeinwesenarbeit) ohne Case Management durchführen. Den „Fall im Feld" als Handlungs-

---

[7] Einige Bundesländer, z. B. Nordrhein-Westfalen und Sachsen, fördern durch Leitlinien die Umsetzung des Hilfeplanprozesses nach Case Management-Schritten. Einen guten Überblick über systemische, sozialraumorientierte und Case Management-Konzepte in der Praxis der Jugendhilfe bietet Ritscher (Hrsg.) (2005).

prinzip zu betrachten, erschließt sich aber plausibel aus den aufgezeigten Zielen der beiden Konzepte: „die richtige Hilfe zur richtigen Zeit, ortsnah und flexibel, differenziert am Einzelfall orientiert, integriert in den Sozialraum" (*Tenhaken* 2009). Die Stadt Greven hat im nachfolgend dargestellten Forschungsprojekt teilgenommen, so dass es möglich war, Wirkungen von Case Management in der Jugendhilfe empirisch auszuwerten und in die Weiterentwicklung des Konzepts einfließen zu lassen.

7 Wirkungen von Case Management in der Jugendhilfe

Im Forschungsprojekt CM4Ju „Computergestütztes Case Management in der Kinder- und Jugendhilfe" (gefördert vom Bundesministerium für Bildung und Forschung über eine Laufzeit von drei Jahren) wurden in Kooperation mit dem Landschaftsverband Rheinland Köln acht Jugendämter (4 mit hohem, 4 mit niedrigen Case Management-Implementierungsgrad) untersucht und u. a. 175 Fälle ausgewertet (*Löcherbach et al* 2009). Ein Blick auf die Ergebnisse zeigt, dass Case Management-Strukturen effektivere und effizientere Hilfen begünstigen. Der beschriebene Unterschied zwischen Experimental- und Vergleichsgruppe ist darauf zurückzuführen, dass mit Case Management im Hilfeverlauf signifikant erfolgreicher Defizite beim jungen Menschen reduziert werden, die Zufriedenheit in Bezug auf die Zusammenarbeit mit dem Jugendamt, auf die Hilfewahl und auf die Hilfedurchführung ebenfalls in der Case Management-Gruppe höher war. Die durchschnittlichen Kosten in den Case Management-Jugendämtern sind mit einem Betrag von ca. 6000 € niedriger ausgefallen als in der Vergleichsgruppe. Von zentraler Bedeutung ist, dass dieser Kostenunterschied nicht dadurch erklärt werden kann, dass in den Experimentalgruppenjugendämtern ein größerer Anteil niederschwelliger Hilfen anzutreffen ist, also bspw. mehr ambulante als stationäre Hilfen. Im Gegenteil: Die „Hilfeintensität" ist in beiden Gruppen vergleichbar. Werden die im Hinblick auf Case Management positiven Ergebnisse zur Effektivität miteinbezogen, ist es ferner auch nicht verwunderlich, dass die Gruppe der Case Management-Jugendämter auch bei den relativen Nutzen-Kosten-Differenzen besser abschneidet. D. h. die Hilfen sind nicht nur tendenziell effektiver, sondern auch effizienter. Einen weiteren Hinweis auf eine höhere Effizienz gibt unter anderem die tendenziell geringere Häufigkeit von Anschlusshilfen (verbunden mit geringeren Folgekosten).

Die mit Hilfe der Netzwerkanalyse ermittelten Kennzahlen für die professionellen Netzwerke der JugendamtsmitarbeiterInnen, zeigen für die Jugendämter mit hoher Case Management-Ausprägung quantitativ und qualitativ höhere Effekte. Case Management verändert das organisatorische System im Jugendamt in positiver Weise: Es kommt auf breiter Ebene zu quantitativ und qualitativ besseren

Vernetzungsstrukturen sowie zu einer höheren Mitarbeiterzufriedenheit.

49 Aufgrund der im Zuge der Evaluation gemachten Erfahrungen kann empfohlen werden, für eine erfolgreiche Einzelfallsteuerung von Hilfeprozessen computergestützte Verfahren einzusetzen, die unterstützend in die alltäglichen Arbeitsprozesse integriert sind und eine standardisierte und strukturierte Bearbeitung des Falleingangs und Assessments, der Hilfe- bzw. Unterstützungsplanung sowie des Monitorings ermöglichen. Idealerweise sollte dies mit einer adäquaten wirkungsorientierten Evaluation verknüpft sein.

50 Die Umsetzung von Case Management, so das Resümee, ist in den Jugendämtern insgesamt noch ausbaufähig. Auf Grundlage der vorliegenden Untersuchungsergebnisse kann empfohlen werden, diesen Weg noch weiter einzuschlagen, da sich Case Management-Strukturen als effektiv erwiesen haben. Erfreulicherweise haben alle untersuchten Jugendämter bereits Strukturen etabliert, die für das Case Management in Teilbereichen zwar notwendig, für eine vollständige Implementierung aber nicht hinreichend waren.

51 In struktureller Hinsicht besteht das größte Optimierungspotenzial auf den Ebenen der Systemsteuerung im Netzwerk und innerhalb der Organisation, wobei es auf der letztgenannten Steuerungsebene am größten ist. Nicht nur die Hilfen selbst, sondern auch das Versorgungssystem muss adäquat gesteuert werden.

52 Darüber hinaus ist anzuraten, dass die formale Case Management-Qualifikation der Fachkräfte in den Jugendämtern durch geeignete qualifizierte Fort- und Weiterbildungsmaßnahmen weiter ausgebaut wird

53 Auch wenn aufgrund des gewählten Designs unter wissenschaftlicher Perspektive keine streng kausalen Aussagen möglich sind, können doch klare korrelative Zusammenhänge aufgezeigt werden: Je mehr im Jugendamt tatsächlich realisierten CM-Strukturen und Prozessabläufen vorhanden sind, umso höhere Wirkungen werden erzielt. Die Forschungsergebnisse in diesem Buch zeigen, dass die Steigerung der KlientInnenzufriedenheit durchaus einhergeht mit deutlichen Kosteneinsparungen für die Kommune – vorausgesetzt, die Rahmenbedingungen für das Case Management stimmen.

8 Resümee und Ausblick

54 Case Management, in seiner Kernstruktur als standardisierter, zielorientierter Unterstützungsprozess von Kindern, Jugendlichen und Familien, ist einerseits an der konkreten, individuellen Situation orientiert, andererseits geht es darüber hinaus in eine verbindliche Angebotssteuerung öffentlicher und freier Träger. Und das nicht nur sporadisch, sondern als verpflichtender Bestandteil zur Optimierung der erforderlichen Maßnahmen. Dabei definiert Case Management den Unterstützungsprozess in der überwiegend noch einzelfall- und familienbezogenen

Struktur der Jugendhilfe nicht nur punktuell für einen bestimmten erzieherischen Bedarf, sondern bezieht in einer komplexen Situation ganzheitlich verschiedene Dimensionen, auch anderer Fachgebiete und informelle Netzwerkpartner, zur Lösung mit ein. Das grenzt Case Management ab von anderen strukturierten (z. B. systemischen) Beratungskonzepten, die ressourcenorientiert mit dem *Netzwerkkonzept* (*Bulliger/Nowak*) zur Stärkung und Verselbstständigung von Menschen arbeiten, das Netzwerkmanagement auf der Ebene der Systemsteuerung jedoch nicht als eigene, professionelle Aufgabe begreifen.

Die Entscheidung eines Jugendamtes für Case Management ist letztlich auch eine Entscheidung für eine Verwaltungsreform. Die Einführung als Gesamtkonzept ist mit erheblichen Umstrukturierungen organisationsintern und extern verbunden und erfordert ein interdisziplinäres und organisationsüberschreitendes (Um-)-Denken. Durch die Integration der Dienste will Case Management dazu beitragen, die Hilfe zügig, angemessen und damit wirtschaftlich zu erbringen. Case Management bei „Hilfen zur Erziehung" ist organisatorisch in den Jugendämtern anzusiedeln. Die ASD-MitarbeiterIn kann aufgrund der Legitimation nach § 36 SGB VIII die „Lotsenfunktion" zur Koordination der erforderlichen Hilfen wahrnehmen, wobei Assessment, Planung, Rückbindung aller Beteiligten, Re-Assessment und die Dokumentation als Pfad festgelegt sein müssen. Die Dokumentationspflicht in allen Phasen macht die Leistung transparent und ermöglicht eine Rechenschaftslegung. 55

Um dieser anspruchsvollen Aufgabe gerecht zu werden und flexibel handeln zu können, müsste Case ManagerInnen mit Steuerungsverantwortung auch Budgetveranwortung und vermehrte Entscheidungskompetenzen zugestanden werden. Benötigt werden sowohl Beratungskompetenzen zur Gestaltung des Prozesses als auch Fähigkeiten der Moderation und des Konfliktmanagements zur Netzwerkgestaltung und je nach Ausgestaltung des Auftrags auch betriebswirtschaftliche Kenntnisse. Es gibt Modelle, die diese Funktionen von der direkten Fallarbeit abkoppeln und den Controlling-Prozess einer *übergeordneten* Case ManagerIn in Stabsfunktion übertragen. 56

Die Rolle von Case ManagerInnen kann somit unterschiedlich ausgestaltet sein und hängt u. a. auch von der internen Entscheidung ab, ob Case Management für alle Klienten (als standardisierte Einzelfallbegleitung) anzubieten ist oder nur für Menschen mit komplexen Problemlagen, an deren Lösung mehrere Personen und Einrichtungen beteiligt sind. Dies wird derzeit kontrovers diskutiert. Betrachtet man allerdings den *Zugang* bereits als ein Element der Steuerung und sieht man die Herstellung einer integrierten Hilfe und eines Versorgungskontinuums als wesentliches Ziel, so ist es hinsichtlich der recht unterschiedlich strukturierten Klientengruppen sinnvoll, Screening-Kriterien für Menschen mit besonders komplexem Unterstützungsbedarf zu entwickeln. Bei *einfacher* strukturierten Problemlagen wird dann eine andere Hilfe angeboten. 57

58 Der fachliche Diskurs wird in der Praxis immer noch durch den ökonomischen Aspekt stark beeinflusst. Case Management wird im Gegensatz zur Sozialraumorientierung eher unterstellt, dass das standardisierte Verfahren die Kosteneinsparung so in den Vordergrund stellt, dass für individuelle Lösungen und Beratung kaum mehr Zeit bleibt und auch „Freiheiten" in der Ausgestaltung von Beratung verloren gehen. Es kann aus fachlicher Sicht nicht um ein Entweder – Oder, nicht um eine andere Wertigkeit von direkter qualifizierter Fallarbeit und steuernden Aufgaben gehen. Es geht, und das zeigt beispielsweise die Studie (*Löcherbach et al* 2009), immer um beide Dimensionen: eine fachlich optimale Ausgestaltung und wirtschaftlich gestaltete Erbringung der Hilfen. Den immerwährenden Spagat zwischen der Erfüllung der fachlichen und ökonomischen Anforderungen, zwischen persönlicher Unterstützung und Optimierung der Dienstleistung beansprucht das Verfahren Case Management in seiner Verbindung von fall- und systembezogener Steuerung und unter der Sicherstellung fachlicher und berufsethischer Standards auszuführen.

59 Alle Schlagworte wie Ressourcenorientierung, Adressatenorientierung, Aktivierung bleiben letztlich beschönigende Vokabeln, Leerformeln ohne Wirkung für KlientInnen und Fachkräfte, wenn sie nicht in methodisch lehr- und lernbare Konzepte „ausbuchstabiert" werden.[8]

60 Hier besteht für Case Management als Handlungskonzept noch Entwicklungsbedarf, denn trotz des Vorrangs präventiver Angebote bleibt im Bereich der Jugendhilfe der hohe Anteil von Menschen mit teils gravierenden Mehrfachbelastungen und der relativ hohe Anteil an Pflichtklientel eine Realität und die „methodische Bewältigung von Fallkomplexität" (*Gissel-Palkovich* 2006, 27) eine dauernde Herausforderung.

Literatur

Berliner Senatsverwaltung für Bildung, Jugend und Sport: Sozialraumorientierung in der Jugendhilfe: 2. fachpolitischer Diskurs. Berlin 2003: URL: http://www.senbjs.berlin.de.
Bulliger H/Nowak J: Soziale Netzwerkarbeit – eine Einführung. Lambertus, Freiburg 1998.
Gissel-Palkovich G: Case Management – ein Handlungskonzept Sozialer Arbeit? In: Sozialmagazin, 31, 2, 2006, S. 25-36.
Hermsen T: Case Management in der Kinder- und Jugendhilfe auf dem wissenschaftlichen Prüfstand. In: Theorie und Praxis der Sozialen Arbeit, 4, 2005, S. 46-47.
Hinte W/Litges G/Springer W (Hrsg.): Soziale Dienste: Vom Fall zum Feld. Soziale Räume statt Verwaltungsbezirke. Ed. Sigma, Berlin 1999.
Hinte W: Sozialraumorientierte Arbeit: methodische Grundlagen und organisatorische Konsequenzen. In: Berliner Senatsverwaltung für Bildung, Jugend und Sport: Sozialraumorientierung in der Jugendhilfe. 2.fachpolitischer Diskurs. Berlin 2003: URL: http://www.senbjs.berlin.de.

---

8 Vgl. zu Kompetenzen in der Einzelfallsteuerung Remmel-Faßbender (2006) und Netzwerksteuerung Mennemann (2006).

Kleve H/Haye B/Hampe-Grosser A/Müller M: Systemisches Case Management. Falleinschätzung und Hilfeplanung in der Sozialen Arbeit mit Einzelnen und Familien – methodische Anregungen. Kersting-IBS, Aachen 2003.
Klug W: Case Management und Motivationsprobleme bei Klienten. In: Sozialmagazin, 30, 1, 2005, S. 42-50.
Löcherbach P: Einsatz der Methode Case Management in Deutschland: Übersicht zur Praxis im Sozial- und Gesundheitswesen. In: Porz F (u. a.) (Hrsg.): Neue Wege in der Nachsorge und Palliativversorgung. betaInstitutsverlag, Augsburg 2003, S. 20-33.
Löcherbach P/Mennemann H/Hermsen T (Hrsg.): Case Management in der Jugendhilfe. Reinhardt, München 2009.
Lüttringhaus M: Sozialraumbezogene Arbeit in der Jugendhilfe: Kennen ist noch nicht Können. Eckpunkte eines personenbezogenen Fortbildungskonzeptes. In: Berliner Senatsverwaltung für Bildung, Jugend und Sport: Sozialraumorientierung in der Jugendhilfe. 2.fachpolitischer Diskurs. Berlin 2003: URL: http://www.senbjs.berlin.de.
Modellprogramm Fortentwicklung des Hilfeplanverfahrens (Hrsg.): Hilfeplanung als Kontraktmanagement. Erster Zwischenbericht. Steinmeier, Nördlingen 2003.
Mennemann H: Case Management auf der Systemebene – Aufbau von Netzwerken. In: Case Management, 1/2006, S. 12.
Müller M: Case Management in verschiedenen Arbeitsfeldern sozialer Dienstleistung. Ein kursorischer Überblick. In: Sozialmagazin, 31, 2, 2006, S. 10-17.
Neuffer M: Fallarbeit in einer Hand. Case Management in Sozialen Diensten. In: Sozialmagazin, 23, 7/8, 1998, S. 7-8.
Neuffer M: Case Management. Soziale Arbeit mit Einzelnen und Familien. Juventa, Weinheim und München 2002.
Remmel-Faßbender R: Case Management als Methodenkonzept der Sozialen Arbeit. Erfahrungen und Perspektiven. In: Löcherbach P/Klug W/Remmel-Faßbender R/Wendt, WR (Hrsg.): Case Management: Fall- und Systemsteuerung in Theorie und Praxis. Reinhardt, München, 4. Aufl. 2009, S. 67-87.
Remmel-Faßbender R: Handlungskompetenzen im Case Management Anforderung an Weiterbildungen. In: Case Management, 1/2006, S. 5-11
Remmel-Faßbender R: Case Management – ein Konzept zwischen fachlichen Ansprüchen Sozialer Arbeit und ökonomischer Erwartungen!? In: Spatscheck u. a.: Soziale Arbeit und Ökonomisierung – Was tun?! Schriftenreihe der Alice-Salomon-Fachhochschule Berlin, Berlin 2008.
Reis C: Welche Wirkungen hat Fallmanagement? Einige Überlegungen zur Implementation von Case Management im Rahmen des SGB II. In: Case Management, 1/2005, S. 10-18.
Ritscher W (Hrsg.): Systemische Kinder- und Jugendhilfe. Anregungen für die Praxis. Carl Auer, Heidelberg 2005.
Tenhaken B: Ein netzwerk- und sozialraumorientiertes Verfahren der Einleitung von Hilfen zur Erziehung beim Jugendamt der Stadt Greven. In: Ritscher W (Hrsg.): Systemische Kinder- und Jugendhilfe. Anregungen für die Praxis. Carl Auer, Heidelberg 2005, S. 45-60.
Tenhaken B: Case Management – Integration: Beispiel Jugendamt Greven. In: Löcherbach P u. a. (Hrsg.): Case Management in der Jugendhilfe. Reinhardt, München 2009, S. 100-123.
Wendt WR: Case Management im Sozial- und Gesundheitswesen. Eine Einführung. Lambertus, Freiburg i.Br. 1999.
Wendt WR: Case Management: Stand und Positionen in der Bundesrepublik. In: Löcherbach P/Klug W/Remmel-Faßbender R/Wendt, WR (Hrsg.): Case Management: Fall- und Systemsteuerung in Theorie und Praxis. Reinhardt, München, 3. Aufl. 2005, S. 14-39.

Beitrag 15

Forschung zu Case Management: Stand und Perspektiven

Martin Schmid/Martina Schu

		Rn.
1	Fragestellungen und Forschungsdesigns	1–9
2	Forschungsergebnisse	10–18
3	Perspektiven	19–22

Literatur

Autoren

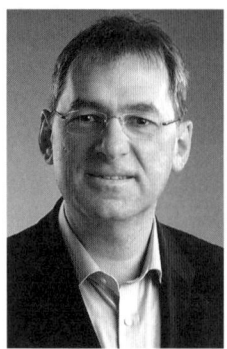

Prof. Dr. Martin Schmid

Diplom-Soziologe; Jahrgang 1962, Studium der Soziologie in Saarbrücken und Frankfurt am Main, danach wissenschaftlicher Mitarbeiter im Institut für Sozialarbeit und Sozialpädagogik (ISS) und am Institut für Suchtforschung der Fachhochschule Frankfurt am Main. Professor für Soziologie sozialer Probleme, Soziologie des Lebenslaufs und quantitative Sozialforschung an der Katholischen Fachhochschule Mainz. Seit mehreren Jahren empirische Forschungsprojekte zu Case Management; Case Management Ausbilder (DGCC).

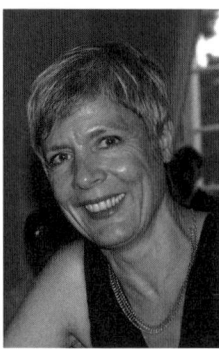

Martina Schu

Diplom-Pädagogin; Jahrgang 1961, Geschäftsführerin der Gesellschaft für Forschung und Beratung im Gesundheits- und Sozialbereich – FOGS GmbH Köln, Arbeitsschwerpunkte: wissenschaftliche Begleitung/Evaluation von Modellprojekten im Gesundheits- und Sozialbereich, darunter diverse Case Management-Erprobungsvorhaben; Versorgungsforschung; Beratung von privaten, freigemeinnützigen und öffentliche Trägern; Vorstandsmitglied der DGCC und Case Management Ausbilderin (DGCC).

Schlagwortübersicht

	Rn.		Rn.
Altenhilfe	21	Leistungssteuerung	17
Assessment	17	Nachsorge	13
Beratung	12	Netzwerk	13, 20, 22
Beschäftigungsförderung	17, 21	Organisationsentwicklung	20
Controlling	20	Outcome	5
Forschungsarbeiten	13	Qualifikation	17, 22
Implementierung	4, 7 f., 20	Reviews	6 f., 10, 19
Krankenhaus	10, 18		

1 Fragestellungen und Forschungsdesigns

Über Case Management wird im Gesundheitswesen und in der Sozialen Arbeit in Deutschland seit über 15 Jahren diskutiert. Die Attraktivität dieses Handlungsansatzes ist im Verlauf dieser Zeit – wie auch die Beiträge in diesem Band zeigen – kontinuierlich angestiegen. Bestand die Diskussion zunächst vor allem in der Rezeption amerikanischer und britischer Konzepte und Forschungsergebnisse zu Case Management, so liegen inzwischen auch zahlreiche Veröffentlichungen und Forschungsberichte aus Deutschland vor. Viele Projekte zu Case Management waren oder sind Modellprojekte, die mit einer Evaluation verbunden sind. Gleichwohl ist der Forschungsstand zu Case Management unübersichtlich, uneinheitlich und letztlich unbefriedigend. Der folgende Beitrag zeigt Gründe für diese Situation auf, fasst ausgewählte Forschungsergebnisse zu Case Management zusammen und skizziert Perspektiven für die weitere Forschung zu Case Management.

Ein Problem der Forschung zu Case Management liegt in dem Gegenstand, den es zu erforschen gilt. Es mangelt an einer konsistenten Auslegung, was jeweils unter Case Management zu verstehen ist, und Studien zu Case Management beziehen sich demzufolge z. B. einmal auf ein eher therapeutisches Case Management und ein anderes Mal auf ein reines Broker-Modell und dann wiederum auf Ansätze, die in erster Linie auf der Ebene der Versorgungssysteme und nicht am Einzelfall ansetzen. Je inflationärer und unklarer das Label Case Management benutzt wird, umso schwieriger sind dann auch entsprechende Forschungsergebnisse zu interpretieren. In der englischsprachigen Literatur wird zwischen Standard Case Management, Intensive Case Management, Clinical Case Management, Broker Case Management, Assertive Community Treatment und anderen mehr oder weniger intensiven Formen des Case Managements unterschieden. Eine zweite Schwierigkeit liegt darin begründet, dass Case Management in unterschiedlichen Handlungsfeldern wie z. B. dem Gesundheitssystem, der Arbeitsvermittlung und der Altenhilfe angewandt wird und diese Handlungsfelder jeweils ihre eigenen Konzepte, ein eigenes professionelles Selbstverständnis und auch eigene Traditionen mitbringen. Z.T. schlägt sich dies auch in unterschiedlichen Begrifflichkeiten nieder, so finden sich Case Management bzw. Kerngedanken des Konzepts in Deutschland u. a. in Fallmanagement (SGB II), Reha-Management (Unfallversicherung), Lotsenfunktionen (Unterstützung von Rheumakranken) oder personenzentrierter Versorgung (Psychiatrie). Drittens setzt Forschung zu Case Management – wie auch bei anderen Interventionen im Sozial- und Gesundheitssystem – auf sehr unterschiedlichen Ebenen an und versucht sehr unterschiedliche Fragestellungen zu beantworten.

3   Gerade Modellprojekte gehen oft der Frage nach, wie sich Case Management in den verschiedenen Handlungsfeldern implementieren lässt, welche KlientInnen bzw. PatientInnen mit diesem Ansatz erreicht werden können und wie die Umsetzung der Methode gelingt. Andere Fragestellungen beziehen sich auf die Kosten, auf die Auswirkungen auf Hilfesysteme im sozialen Nahraum oder auf die Zufriedenheit der unterschiedlichen KundInnen. Wiederum auf einer anderen Ebene liegt die Frage nach den Effekten des Ansatzes, also die Frage, ob, wie und bei wem Case Management wirkt. All diese unterschiedlichen Fragen sind interessant und Themen von Evaluationsstudien.

4   So wichtig etwa Erkenntnisse aus Implementierungsstudien hinsichtlich der erforderlichen Rahmenbedingungen auf der Ebene der Organisation für eine geeignete Implementierung sind, so lassen sich dennoch damit keine Aussagen hinsichtlich der Wirkungen auf Klienten-, Kosten- oder Systemebene treffen. Einzelfallstudien gehen detailliert einzelnen Fällen im Verlauf nach und liefern vertiefende Einblicke in den Handlungsansatz, können damit aber keine Allgemeingültigkeit beanspruchen. Generell stellen Wirkungsanalysen die Fragen, die bei allen Interventionen am meisten interessieren, doch sind sie auch am schwierigsten zu beantworten.

5   Um eine Intervention auf ihre Wirkung zu untersuchen, wird ein Studiendesign benötigt, das Hypothesen zu den erwarteten Wirkungen formuliert, diese Wirkungen in messbare oder beobachtbare Variablen operationalisiert, mindestens zwei Messzeitpunkte (vor und nach der Intervention) und zudem eine Kontrollgruppe vorsieht, die die Intervention nicht erhält. Die Kontrollgruppe darf keine relevanten Unterschiede zur Experimentalgruppe aufzeigen. Die Vergleichbarkeit wird aus methodischer Sicht am klarsten durch ein randomisiertes Design umgesetzt, also durch die zufällige Zuweisung der KlientInnen auf Experimental- und Vergleichsgruppen. Nur in solchen randomisierten Kontrollgruppenstudien (randomised controlled Trial – RCT) können Unterschiede in den Outcome-Kriterien auf die Intervention zurückgeführt und damit tatsächlich als Wirkungen der Intervention verstanden werden. Ersatzweise können statt randomisierter Gruppen in quasi-experimentellen Designs auch anders entstandene Gruppen (z. B. Regionen mit und Regionen ohne Case Management) miteinander verglichen werden, wenn die Verteilung relevanter Faktoren zwischen den Gruppen kontrolliert wird (*Bortz/Döring* 2002, 551 f). Wenn die Rahmenbedingungen

oder die Ressourcen ein Kontrollgruppendesign nicht zulassen, können zumindest im Vorher-Nachher-Vergleich einer Verlaufsstudie Veränderungen systematisch beobachtet werden. Obgleich die Ergebnisse von Verlaufsstudien durchaus relevante Aussagen zulassen können, sind die beobachteten Veränderungen nicht valide auf die Intervention, z. B. auf Case Management, zurückzuführen.

Die höchste Aussagekraft und damit der größte Nutzen erwächst aus Metaanalysen und systematischen Reviews. Hier werden mehrere Einzelstudien – abgestuft nach methodischen Kriterien – zusammengefasst und studienübergreifende Wirksamkeitskennzahlen berechnet. Mit Kostenanalysen werden nach betriebswirtschaftlichen Methoden die Kosten einer Intervention ermittelt, während Kosten-Nutzen-Analysen die Effizienz einer Intervention und somit das Verhältnis von eingesetzten Ressourcen und Effekten messen.

Fasst man diese Betrachtungen mit Blick auf die Forschungssituation zu Case Management zusammen, so lassen sich in einer groben Systematik (mindestens) sieben verschiedene Ansätze der Evaluation unterscheiden.

Tab. 1: Übersicht über verschiedene Forschungsdesigns zu Case Management

Design	Typische Fragestellung	Methoden
Implementierungsstudie	Welche Voraussetzungen müssen geschaffen werden, um Case Management einführen zu können? Welche Prozesse fördern eine gute Umsetzung?	qualitative und quantitative Methoden
Einzelfallstudie	Wie hat Case Management bei bestimmten KlientInnen funktioniert?	überwiegend qualitative Methoden Fallanalyse
Verlaufsstudien	Welche Veränderungen zeigen sich im Verlauf des Case Managements?	Prä-Post-Design standardisierte Intervention qualitative und quantitative Methoden
Randomisierte Kontrollgruppenstudien/ quasi-experimentelle Studien	Wirkt Case Management (in der Studie)? Wie effektiv ist Case Management (in der Studie)?	Randomisierung Kontrollgruppen Prä-Post-Design standardisierte Intervention überwiegend quantitativ-statistische Methoden
Reviews und Metaanalysen	Wirkt Case Management im Vergleich mehrerer Studien? Wie effektiv ist Case Management im Vergleich mehrerer Studien?	Literaturanalyse Ranking nach methodischen Kriterien statistische Verfahren
Kosten-Nutzen-Analyse	Was kostet Case Management? Wie effizient ist Case Management?	betriebswirtschaftliche Berechnungen Für den Nutzen: s. o.

Mit dieser Übersicht ist keine Bewertung über die verschiedenen Studiendesigns verbunden. Vielmehr geht es darum, Studien und Forschungsergebnisse vor dem

Hintergrund ihrer jeweiligen Fragestellung und Methodik zu verstehen. So können z. B. von einer Implementierungsstudie keine Antworten auf Wirkungsfragen erwartet werden und umgekehrt sind von einer randomisierten Kontrollgruppenstudie nicht zwangsläufig Handlungsanweisungen für die Einführung von Case Management in der Regelversorgung zu erhoffen. Wer Forschungsergebnisse interpretieren will, muss allerdings einschätzen können, inwieweit Fragestellungen, Forschungsdesign und Methoden zueinander passen.

9 Im Gesundheitssystem werden seit Jahren im Rahmen der Forschung nach evidenzbasierten Methoden randomisierte Kontrollgruppenstudien und entsprechende Metaanalysen durchgeführt. Die Evaluation in der Sozialen Arbeit steht hingegen eher in der Tradition formativer oder qualitativ-hermeneutischer Forschungsansätze und hat lange Zeit die Notwendigkeit und Machbarkeit von quantitativen Wirkungsanalysen verneint. Die Diskussion über Evidenzbasierung und entsprechende Evaluationsdesigns ist in diesem Hilfesystem erst seit kurzem angekommen (*Wendt* 2005) und wird immer noch kontrovers geführt (vgl. z. B. *Sommerfeld, Hüttemann* 2007). Das Fehlen derartiger Studien in der Sozialen Arbeit hängt aber auch damit zusammen, dass sie sehr aufwendig und folglich auch teuer sind. Und schließlich ist eine Randomisierung in vielen Bereichen kaum machbar. Demnach kann es nicht verwundern, dass die meisten kontrollierten Studien zu Case Management im Bereich des Gesundheitssystems bzw. an den Schnittstellen von Gesundheits- und Sozialbereich stattfinden. Ergänzend dazu werden inzwischen auch nicht randomisierte Kontrollgruppendesigns durchgeführt, die zwar Selektionseffekte nicht ausschließen, diese aber zumindest ex-post überprüfen und teilweise auch ausgleichen können.

2 Forschungsergebnisse

10 Vor allem in der englischsprachigen Literatur gibt es zahlreiche kontrollierte Studien, die meist im Gesundheitssystem oder an der Schnittstelle zwischen Gesundheitssystem und psychosozialer Hilfen entstanden sind. Inzwischen liegen auch mehrere systematische Reviews und Metaanalysen solcher Studien zu Case Management aus dem Bereich der psychiatrischen Versorgung vor, die sich allerdings in ihren Ergebnissen widersprechen. In einem Review verschiedener randomisierter Kontrollgruppenstudien für die renommierte Cochrane Collaboration berichten Marshall u. a. (1998) von einer verstärkten Nutzung der psychiatrischen Versorgung, vermehrten Krankenhausaufenthalten, insgesamt gestiegenen Kosten und ausbleibenden Verbesserungen auf der Symptomebene. Sie schlussfolgern dementsprechend: „In summary, therefore, case management is an intervention of questionable value, to the extent that it is doubtful whether it should be offered by community psychiatric services". Eine andere Metaanalyse, die neben randomisierten Studien auch quasi-experimentelle Studien berücksichtigt, kommt zu einem anderen Urteil: „Case management brings about small to mo-

derate improvements in the effectiveness of mental health services" (*Ziguras/Stuart* 2000, 1.418) . Diese kleinen bis mittleren Effekte sollten, so die Autoren der Metaanalyse, weder unter- noch überschätzt werden. Weitere Reviews beschreiben verschiedene Vorteile von Case Management und berichten z. B. über eine Reduktion der Anzahl von Krankenhausaufenthalten und der Krankenhausaufenthaltsdauer, einer verringerten Zahl von Behandlungsabbrüchen sowie von Verbesserungen bei sozialen Variablen und verschiedenen Krankheitssymptomen (*Gensichen et al.* 2004; *Vanderplasschen* 2004; *Rosen/Teeson* 2001). Vor allem intensive Case Management-Konzepte mit einem interdisziplinären Team und einer niedrigen Fallzahl weisen in den kontrollierten Studien gegenüber Standardprogrammen Vorteile auf (*Ziguras/Stuart* 2000, 1418). Zudem ist die Zufriedenheit der PatientInnen in Case Management-Programmen höher als bei anderen Behandlungs- bzw. Betreuungsformen. Die Differenzen zum Cochrane-Review dürften insbesondere den unterschiedlichen Auswahlkriterien für die in die Metaanalyse einbezogenen Studien sowie den Unterschieden zwischen den jeweils analysierten Varianten von Case Management geschuldet sein (*Ziguras./Stuart/Jackson* 2002, 17 – 21). Ein Cochrane-Review zu Case Management mit der Zielgruppe Menschen mit Abhängigkeitsstörungen kommt wiederum zu einem gemischten Ergebnis: „There is current evidence supporting that case management can enhance linkage with other services. However, evidence that case management reduces drug use or produce other beneficial outcome is not conclusive" (*Hesse et al.* 2007).

Inzwischen wird Case Management auch in Deutschland im Rahmen randomisierter Kontrollgruppenstudien untersucht. Auch hierbei handelt es sich teilweise um Interventionen an der Schnittstelle zum Gesundheitssystem. So wurden im Projekt „Hausärztliche Begleitung von PatientInnen mit Depression durch Case Management" die Möglichkeiten erprobt, depressive Menschen intensiv in Arztpraxen zu betreuen (*Gensichen* 2004, *Gensichen u. a.* 2009), wobei den Arzthelferinnen eine besondere Bedeutung zukam. Zwölf Monate nach Behandlungsbeginn fanden sich in der Interventionsgruppe (case management) weniger stark ausgeprägte Symptome als in der Kontrollgruppe (usual care). Außerdem war die Bereitschaft, an der Behandlung mitzuwirken („treatment adherence") in der Interventionsgruppe größer als in der Kontrollgruppe

Im Rahmen der Heroinstudie wurden 1.032 Heroinabhängige in einem vierarmigen Design durch Randomisierung auf zwei verschiedene Medikamentengruppen – Methadon und Heroin – und auf zwei verschiedene psychosoziale Interventionsgruppen – Case Management in einer Kombination mit Motivational Interviewing (*Schu/Schmid* 2006) und ein psychoedukatives Gruppenprogramm in Kombination mit ambulanter Drogenberatung – verteilt. In Bezug auf die Hauptzielkriterien der Studie – gesundheitliche Verbesserung und Reduktion des illegalen Drogenkonsums – zeigten sich keine Unterschiede zwischen den beiden psychosozialen Behandlungsgruppen. Allerdings fanden sich signifikante Unterschiede innerhalb der Case Management-Gruppe. Die KlientInnen profitierten umso mehr vom Case Management, je strukturierter und vollständiger dies umgesetzt wurde. Insbesondere der gemeinsamen Hilfeplanung kam dabei eine Schlüsselstellung zu: Wurde Hilfeplanung durchgeführt, profitierten die KlientInnen signifikant stärker von der Betreuung als ohne Hilfeplanung (*Kuhn et al. 2008, Schmid et al. 2007*). Insgesamt zeigten sich in der Heroinstudie jedoch, wie in diversen anderen Einführungsprojekten von Case Management, trotz Manualisierung, umfangreichen Schulungen und einem begleitenden Coaching große Schwankungen hinsichtlich der Umsetzung von Case Management und der Umsetzungsqualität. Neben personenbezogenen Ursachen lag dies vor allem in zentrumsbezogenen Unterschieden begründet, darunter z. B. Anleitung und Controlling durch die Leitungskräfte.

13 Aus dem Gesundheitssystem liegen neben den erwähnten randomisierten Kontrollgruppenstudien auch die meisten sonstigen Forschungsarbeiten zu Case Management bzw. Teilelementen des Ansatzes vor. So wurde z. B. Case Management für Frauen mit Brustkrebs im Rahmen des Netzwerkes „mammanetz" angeboten. Aus diesem Projekt wurden inzwischen erste Ergebnisse einer Machbarkeitsstudie veröffentlicht (*betainstitut* 2005). In Augsburg wurde Case Management als Nachsorgeprogramm für Früh- und Neugeborene mit vielversprechenden Ergebnissen modellhaft umgesetzt (*Pfaff/Wiedemann/Mamberer* 2003; *Porz/Podeswik/Erhard* 2005). Mit weiteren Studien sollen Effektivität und Effizienz solcher Nachsorgeprogramme und deren Übertragbarkeit in einer prospektiven randomisierten Studie überprüft werden. Mit mehreren Modellprojekten wurde die Einführung von Case Management in der psychiatrischen Versorgung erprobt (*Schleuning u. a.* 2000). Nach vielfachen Erprobungen führen Krankenhäuser nun zunehmend Case Management ein (*Ewers/Schaeffer* 2000; *Bostelaar/Pape* 2004). *Froese und Wenzel* (2003) ermittelten mit einer retrospektiven Studie für die Berufsgenossenschaften signifikante Kostensenkungen (u. a. weniger Arbeitsausfälle und geringere Rentenleistungen) bei Arbeitsunfällen nach Einführung eines Reha-Managements.

14 Mit mehreren Modellprojekten und Studien wurden in den letzten Jahren verschiedene Formen personenbezogener Budgets untersucht, in die auch mehr oder weniger explizit Case Management-Ansätze integriert waren. So wurde zwischen 2003 und 2008 in einem multizentrischen Modellprojekt die Einführung eines persönlichen Pflegebudgets mit integriertem Case Management erprobt (*Klie et al.* 2008). Unterstützt durch Case Manager sollten Pflegebedürftigen individuelle Versorgungsarrangements ermöglicht werden, indem sie die pflegstufenabhängigen Beträge frei auf pflegerische und hauswirtschaftliche Leitungen und (legale) Anbieter verteilen konnten. Das ursprünglich angestrebte randomisierte Kontrollgruppendesign mit einer Stichprobe von 1.600 Beteiligten konnte angesichts großer Implementierungsschwierigkeiten und einem von starken Interessensgruppen geprägten Umfeld nicht umgesetzt werden. Der umfangreiche Abschlussbericht geht unterschiedlichen Fragestellungen rund um das persönliche Budget nach. Speziell zum Thema Case Management konnte mit qualitativen

Fallanalysen gezeigt werden, wie es Case Managern gelingt, komplexe Lebenssituationen und Bedürfnisse Pflegebedürftiger besser zu erschließen und im Vergleich zum üblichen Sachleistungsbezug effektivere und flexiblere Unterstützungsarrangements aufzubauen.

Im Forschungsprojekt „Computergestütztes Case Management in der Kinder- und Jugendhilfe" (*Arnold/Hermsen/Löcherbach* 2009) wurde in einer umfangreichen Verlaufsstudie Case Management im Rahmen der Hilfen zur Erziehung (§§ 27-35 SGB VIII) in mehreren Jugendämtern in Nordrhein-Westfalen evaluiert. Zunächst wurden die beteiligten acht Jugendämter aufgrund einer Strukturanalyse in Jugendämter mit einem hohen Anteil Case Management („Experimentalgruppe") und solche mit einem eher niedrigen Anteil Case Management („Kontrollgruppe") eingeteilt. Dann wurden im Pre-Post-Design Daten zu insgesamt 175 Hilfeverläufen erhoben. Dabei zeigten sich in der Experimentalgruppe erfolgreichere Hilfeverläufe. Vor allem gelang es mit Case Management offensichtlich deutlich besser, im Hilfeverlauf Defizite bei jungen Menschen abzubauen. Auch die Zufriedenheit mit den Hilfen war in der Case Management-Gruppe höher. Mit einer Netzwerkanalyse konnte darüber hinaus gezeigt werden, dass in den Jugendämtern mit einem höheren Case Management-Anteil die Netzwerke in quantitativer Hinsicht größer und in qualitativer Hinsicht (z. B. in Bezug auf Informationsaustausch, Vermittlung und Unterstützung) leistungsfähiger sind.

In der Sucht- und Drogenhilfe wurde Case Management schon vor der oben skizzierten Heroinstudie mehrfach erprobt, so z. B. bundesweit zwischen 1995 und 2000 im „Kooperationsmodell Nachgehende Sozialarbeit" für chronisch mehrfachbeeinträchtigte Abhängige (*Oliva u. a.* 2001), in München für die Betreuung hochproblematisch drogenkonsumierender Jugendlicher und ihrer Familien (*Schlanstedt/Schu* 2002) und in Bonn in der Versorgung schwerst alkoholabhängiger PatientInnen (*Banger* 2004). Diese Implementations- und Verlaufsstudien berichten über die Möglichkeit und die notwendigen Rahmenbedingungen einer Einführung von Case Management. Zentrale Ergebnisse wurden durch die Heroinstudie bestätigt, sowohl was Effekte für die Klientel angeht als auch bzgl. der Hinweise zu notwendigen Rahmenbedingungen für eine gelingende Einführung des Ansatzes.

Auch im Bereich der Arbeits- und Beschäftigungsförderung wurde Case Management in mehreren Studien eingesetzt und untersucht. So hat sich Case Management als hilfreich bei der Erhaltung von Beschäftigungsverhältnissen für behinderte Menschen gezeigt (*Brader/Faßmann/Wübbecke* 2003). Im Rahmen des Projektes „Sozialagenturen" des nordrhein-westfälischen Sozialministeriums wurde die Verbesserung der Zusammenarbeit von Arbeits- und Sozialämtern durch Case Management erprobt (*MASQT* 2002) und in modellhaften „Job-Centern" des nordrhein-westfälischen Ministeriums für Wirtschaft und Arbeit konnte die Vermittlung durch Fallmanagement verbessert werden (*MWA* 2003). Dabei zeigte sich die Notwendigkeit, Prozesselemente eines zielorientierten Assessments, einer koordinierenden Hilfeplanung und einer einzelfallbezogenen Leistungssteuerung dieser Angebote miteinander zu verknüpfen (*MWA* 2005). Auch die Erprobung von Case Management im Rahmen des SGB XII verwies auf positive Effekte für die Klientel, allerdings zeigten sich hier auch erhebliche konzeptionelle, organisatorische und personelle Herausforderungen (*Reis/Schu* 2009). Da die Leistungsketten im SGB XII, wie in fast allen übrigen Handlungsfeldern, unterschiedlich organisiert sind, kommt – neben der Qualifikation der Fachkräfte – der Organisationsstruktur des Case Managements und damit der Systemebene eine entscheidende Bedeutung zu (*Reis* 2005; *Löcherbach/Schu* 2009).

18   Ähnlich wie im Bereich des Arbeitslosen- und des Sozialrechts trifft auch für die Altenhilfe zu, dass diesem Segment ein verzweigtes Netz von Hilfen aus unterschiedlichen Leistungsbereichen, Institutionen und Kostenträgern zugeordnet ist und es an einer gezielten Struktur der Steuerung und des Zusammenwirkens der Hilfeangebote für mehrere Bedürfnislagen vor Ort mangelt. Auch hierzu gibt es inzwischen Erfahrungen aus Modellversuchen, die auf Vermeidung stationärer Unterbringungen nach akuten Krankenhausbehandlungen, weniger Drehtüreffekte und besseres subjektives Wohlbefinden im Zusammenhang mit Case Management hinweisen (*Wissert* 2005).

3   Perspektiven

19   Trotz vieler Studien und Projekte zeichnet sich ein komplexes und in Teilen auch widersprüchliches Bild ab. Die Fragen, ob Case Management wirkt und ob Case Management besser wirkt als andere Methoden, lassen sich zum jetzigen Zeitpunkt empirisch nicht eindeutig beantworten. Studien, Metaanalysen und Reviews aus den USA mit dem Schwerpunkt psychiatrische Versorgung, die ihrem methodischen Ansatz nach geeignet wären, Wirksamkeit hinreichend zu analysieren, kommen zu unterschiedlichen Ergebnissen, geben aber durchaus Hinweise auf eine höhere Effektivität und Effizienz gegenüber anderen Behandlungsmethoden. Aus Deutschland liegen inzwischen erste methodisch aufwendige Studien mit Kontrollgruppen vor, die unterschiedliche Hinweise auf Effekte und Wirkungsweisen von Case Management enthalten. Insgesamt verfolgen die Forschungsaktivitäten zu Case Management in Deutschland kaum vergleichbare Case-Management-Ansätze und sehr unterschiedliche Forschungsfragen und arbeiten mit entsprechend unterschiedlichen Forschungsdesigns. Ein Schwerpunkt liegt auf der Betrachtung klientenbezogener Ergebnisse, während die Systemebene häufig wenig Beachtung findet. Die Studien variieren bzgl. des Zeitraums zwischen einem und fünf Jahren, was die vergleichende Betrachtung der Ergebnisse nicht einfach gestaltet. Schließlich fehlt es gänzlich an Katamnesen und damit einer Betrachtung von Langzeitwirkungen. Dieses Manko hat damit zu tun, dass Case Management-Ideen häufig in Settings aufgegriffen werden, die wenig forschungsfreundlich sind. Hier werden dann z. B. Annahmen und Studienziele ver-

öffentlicht, aber es wird keine Evaluation durchgeführt oder aber über deren Ergebnisse nicht berichtet.

Aus unterschiedlichen Implementierungsstudien ist bekannt, wie wichtig eine sorgfältige Einführung von Case Management ist, zu der Qualifizierungsmaßnahmen und fortlaufendes Controlling gehören. Die Einführung der neuen Methode wird zudem nur dann positive Effekte zeitigen, wenn sie auf allen Ebenen der Organisation verankert wird. Methodenkenntnis und Engagement der Leitungskräfte sind eine häufig unterschätzte, aber unverzichtbare Bedingung. Bei der Einführung von Case Management muss i. d. R. der Entscheidungs- und Gestaltungsspielraum der involvierten Fachkräfte deutlich ausgedehnt werden und die „Fallverantwortung" im Case Management muss sich organisationsintern in entsprechenden Entscheidungskompetenzen niederschlagen. Zur Sicherung der notwendigen Handlungs- und Entscheidungskompetenzen sowie zur Anpassung der Organisationsstrukturen sind deshalb häufig Prozesse der Organisationsentwicklung notwendig (*Schu/Reis* 2006; *Löcherbach/Schu* 2009). Und schließlich erfordert die Umsetzung von Case Management in einer Versorgungsregion die (Weiter-)Entwicklung von abteilungs- und institutionenübergreifenden Abstimmungs- und Kooperationsprozessen, also die Organisation von regionalen Netzwerken. [20]

Solange Ergebnisse von kontrollierten Studien noch nicht in ausreichendem Maße zur Verfügung stehen, ist man hinsichtlich der Wirkungen auf weniger valide Verlaufsstudien angewiesen. Mehrere solcher Verlaufsstudien in den Bereichen Gesundheit, Suchthilfe, Jugendhilfe, Altenhilfe und Beschäftigungsförderung berichten von positiven Effekten durch Case Management auf der Klientenebene und teilweise auch von reduzierten Kosten. [21]

Die Forschung zu Case Management und die Evaluation entsprechender Projekte sollten perspektivisch (noch) stärker darauf ausgerichtet sein, die tatsächlichen Wirkungen der Einführung von Fall- oder Case Management und der Neuorganisation von Leistungsprozessen zu untersuchen und festzustellen, ob und in welchem Umfang die gesetzten Ziele erreicht werden konnten. Zurzeit wird die Attraktivität von Case Management zwar durch beeindruckende Einzelfälle und Detailergebnisse gestützt, nicht aber durch valide Wirkungsanalysen mit einem entsprechenden methodischen Aufbau. Dafür ist es erforderlich, dass die Forschung auch in der Sozialen Arbeit zunehmend anspruchsvolle Forschungsdesigns erarbeitet, mit denen sich Fragen nach Wirkungen auch beantworten lassen. Dies gilt gleichermaßen für die Klientenebene wie auch für die Systemebene. Eine weitere Voraussetzung hierfür ist, sich auf eine grobe Typologie verschiedener Case Management-Varianten zu verständigen, die dann auch in der Forschung voneinander unterschieden und miteinander verglichen werden können. In weiteren Schritten ist dann zu überprüfen, welche die ausschlaggebenden Erfolgs- oder Misserfolgsbedingungen sind, wobei insbesondere die Strukturen der Organisation, die Prozesse im Case Management, die Qualifikation der Fachkräfte und die regionale Netzwerkorganisation zu betrachten sind. [22]

Literatur

Arnold J/Hermsen T/Löcherbach P: „Praxistest bestanden!" – Case Management in der Kinder- und Jugendhilfe. In: Löcherbach P/Mennemann H/Hermsen T (Hrsg.): Case Management in der Jugendhilfe. München: Reinhardt, S. 124-153.
Banger M: Case Management in der Suchtkrankenversorgung. Referat auf der Tagung der Fachgruppe Psychiatrie des Verband der Krankenhausdirektoren Deutschlands e. V. – Fachgruppe Psychiatrie – VKD am 20. -22.10.2004 in Neustadt/Holstein.
betainstitut: Case Management in der sektorenübergreifenden Versorgung für Frauen mit Brustkrebs. Kurzfassung des Studienendberichts zum Projekt mammanetz. Augsburg 2005.
Bortz J/Döring N: Forschungsmethoden und Evaluation für Human- und Sozialwissenschaftler. 3. überarb. Auflage. Springer, Heidelberg 2002.
Bostelaar RA/Pape R: Mit Case-Management Prozesse optimieren und die Patientenzufriedenheit steigern. Vortrag auf der 7. ENDA Conference am 5.-7. Oktober 2005 in Wien: Pflege in der Zukunft – Nursing in the Future.
Brader D/Faßmann H/Wübbeke C: Case-Management zur Erhaltung von Arbeits- und Ausbildungsverhältnissen behinderter Menschen (CMB). Zweiter Sachstandsbericht einer Modellinitiative der Bundesarbeitsgemeinschaft für Rehabilitation. Forschungsbericht, Nürnberg: Institut für empirische Soziologie an der Friedrich-Alexander-Universität Erlangen-Nürnberg 2003.
Ewers M/Schaeffer D (Hrsg.): Case Management in Theorie und Praxis. Huber, Bern 2000.
Froese E/Wenzel G: Kosten- und Qualitätseffekte des dialogischen Reha-Managements. Die BG 5/2003, S. 203-207.
Gensichen J et al.: Hausärztliche Begleitung von Patienten mit Depression durch Case Management – Ein BMBF-Projekt. Zeitschrift für Allgemeinmedizin, 80, 2004, S. 507-511.
Gensichen J/von Korff M/Peitz M/Muth C/Beyer M/Güthlin C/Torge M/Petersen JJ/Rosemann T/König J/Gerlach FM: Case management for depression by health care assistants in small primary care practices – a cluster randomized trial. Ann Intern Med 2009;151(6), S. 369-80.
Hesse M/Vanderplasschen W/Rapp R/Broekaert E/Fridell M: Case management for persons with substance use disorders. Cochrane Database of Systematic Reviews 2007, Issue 4.
Kuhn S/Schu M/Vogt I/Schmid M/Simmedinger R/Schlanstedt G/Farnbacher G/Verthein U/Haasen C: Spezialstudie zur Binnenevaluation der psychosozialen Begleitung. In: Das bundesdeutsche Modellprojekt zur heroingestützen Behandlung Opiatabhängiger. Bd.3: Psychosoziale Interventionen, Kosten und Nutzen der Behandlung, Transfer in die Versorgung. Nomos, Baden-Baden 2008, S. 15-129.
Löcherbach P/Schu M: Personal- und Organisationsentwicklung. In: W.R. Wendt & P. Löcherbach (Hrsg.) Standards und Fachlichkeit im Case Management, Heidelberg 2009. S. 205 – 236.
Marshall M/Gray A/Lockwood A/Green R: Case management for people with severe mental disorders. The Cochrane Database of Systematic Reviews 1998, Issue 2.
MASQT – Ministerium für Arbeit und Soziales: Qualifikation und Technologie des Landes Nordrhein-Westfalen . Sozialagenturen – Hilfen aus einer Hand. MASQT, Düsseldorf 2002.
MWA – Ministerium für Wirtschaft und Arbeit des Landes Nordrhein-Westfalen: Job Center. Organisation und Methodik. MWA, Düsseldorf 2003.
MWA – Ministerium für Wirtschaft und Arbeit des Landes Nordrhein-Westfalen: Sozialagenturen – Hilfen aus einer Hand. Unveröffentlichter Abschlussbericht. MWA, Düsseldorf 2005.
Oliva H/Görgen W/Schlanstedt G/Schu M/Sommer L: Case Management in der Suchtkranken- und Drogenhilfe. Abschlussbericht zum Kooperationsmodell nachgehende Sozialarbeit – Modellbestandteil Case Management. Band 139 der Schriftenreihe des Bundesministeriums für Gesundheit. Nomos, Baden-Baden 2001.
Pfaff A/Wiedemann T/Mamberer F: Sozialwissenschaftliche und gesundheitsökonomische Evaluation der Nachsorgeleistungen des „Vereins zur Familiennachsorge Bunter Kreis e. V." Kurzfassung des Endberichts. Augsburg 2003.
Porz F/Podeswik A/Erhard H: Case Management in der Sozialpädiatrie. Das Augsburger Modell. In: Löcherbach P/Klug W/Remmel-Faßbender R/Wendt, WR (Hrsg.): Case Manage-

ment. Fall- und Systemsteuerung in der Sozialen Arbeit. Reinhardt, München, Basel 2005, S. 88-108.

Reis C: Case Management als zentrales Element einer dienstleistungsorientierten Sozialhilfe. In: Löcherbach P/Klug W/Remmel-Faßbender R/Wendt, WR (Hrsg.): Case Management. Fall- und Systemsteuerung in der Sozialen Arbeit. Reinhardt, München, Basel 2005a, S. 181-198.

Reis C/Schu M (2009) „Aktivierung in der Sozialhilfe" – Ergebnisse eines Pilotprojektes zur Implementation von Fallmanagement im SGB XII. In: Brinkmann V (Hrsg.). Case Management. Organisationsentwicklung und Change Management in Gesundheits- und Sozialunternehmen. 2. Auflage. Gabler, Wiesbaden 2009, S. 97-119

Rosen A/Teeson M: Does case management work? The evidence and the abuse of evidence-based medicine. Australien and New Zealand Journal of Psychiatry, 35, 2001, S. 731-746.

Schlanstedt G/Schu M: EasyContact. Abschlussbericht der Evaluation. Unveröffentlichtes Manuskript, FOGS, Köln 2002.

Schleuning G/Welschehold M/Stockdreher P/Jordan A/Danner R/Ackenheil M: Psychiatrisches Case Management. Sektorbezogene Untersuchung einer Gruppe von psychisch schwer und chronisch Kranken unter den Bedingungen einer koordinierten Betreuung und Behandlung im außerstationären Bereich. Band 133 der Schriftenreihe des Bundesministeriums für Gesundheit. Nomos, Baden-Baden 2000.

Schmid M/Kuhn S/Schu M/Vogt I/Simmedinger R/Schlanstedt G: Psychosoziale Interventionen in der Heroinstudie: Implementierung, Durchführung und Wirkung. In: Sozialmagazin 3/2007, S. 16-20.

Schu M/Reis C: Aktivierung in der Sozialhilfe – Eine Bestandsaufnahme ein Jahr nach Inkrafttreten des SGB XII. In: Brinkmann V (Hrsg.): Case Management – Organisationsentwicklung und Change Management in Gesundheits- und Sozialunternehmen. Gabler ‚Wiesbaden 2006.

Schu M/Schmid M: Motivational Case Management (MOCA): Paradigmenwechsel in der Drogenhilfe? Verhaltenstherapie & Psychosoziale Praxis, 38, 2006, S. 77-94.

Sommerfeld P/Hüttemann M (Hg.): Evidenzbasierte soziale Arbeit: Nutzung von Forschung in der Praxis. Baltmannsweiler. Volume 17: Schneider Verl. Hohengehren; 2007.

Vanderplasschen W/Rapp RC/Wolf JR/Broekaert E: The Development and Implementation of Case Management for Substance Use Disdorders in North America and Europe. Psychiatric Services, 55, 2004, S. 913-922.

Wendt WR: Maßgaben für eine gute Praxis. Die Evidenzbasierung Sozialer Arbeit. Blätter der Wohlfahrtspflege 5/2005, S. 168-173.

Wissert M: Case Management mit alten pflegebedürftigen Menschen. Lehren aus einem Modellversuch. In: Löcherbach P/Klug W/Remmel-Faßbender R/Wendt, WR (Hrsg.): Case Management. Fall- und Systemsteuerung in der Sozialen Arbeit. Reinhardt, München, Basel 2005, S. 199-217.

Ziguras SJ/Stuart GW: A Meta-Analysis of the Effectiveness of Mental Health Case Management over 20 Years. Psychiatric Services, 51, 2000, S. 1410-1421.

Ziguras SJ/Stuart GW/Jackson: Assessing the evidence on casemanagement. British Journal of Psychiatry, 181, 2002, S. 17-21.

Beitrag 16

Standards gesucht, Qualität gefragt

Peter Löcherbach

		Rn.
1	Einführung	1 – 7
2	**CM-Qualität und Qualifikation**	8 – 21
3	**Standards**	22 – 45
3.1	Aktueller Stand zu Praxisstandards	27 – 30
3.2	Aktueller Stand zu Ausbildungsstandards	31 – 45
3.2.1	Ausbildungsmöglichkeiten in Deutschland, Österreich und der Schweiz	39 – 45
4	Ausblick	46

Literatur

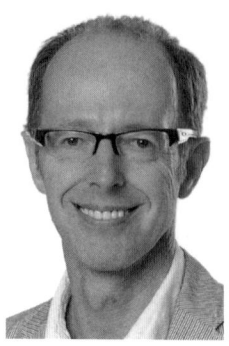

Prof. Dr. Peter Löcherbach

Jahrgang 1957, Dr. phil., seit 1994 Professor für Sozialarbeitswissenschaft an der Katholischen Fachhochschule Mainz, Fachbereich Soziale Arbeit, 2001–2008 Rektor der KFH, Stv. Vorsitzender der Deutschen Gesellschaft für Care und Case Management (DGCC), Case Management Ausbilder (DGCC). Aktuelle Forschungsschwerpunkte: Case Management und Qualitätsentwicklung in der Kinder- und Jugendhilfe. Arbeitsschwerpunkte: Care und Case Management, Sozialarbeitswissenschaft.

Schlagwortübersicht

	Rn.		Rn.
Ausbildung	7, 31, 33, 39	Qualitätsentwicklung	45
Beratung	19	Qualitätssicherung	10, 40
Budgetverantwortung	16	Qualitätszirkel	40
Care Management	14, 16, 19, 33	Sozialplanung	19
ECTS	40 f., 45	Sozialraum	18
ETCS	40	Standards	7, 21 f., 25 f., 30 f., 45
Ethik	33	Systemsteuerung	13 f., 18 f.
Fallführung	14, 17, 19	Vernetzung	8
Netzwerk	17	Weiterbildung	14, 17, 32, 35, 37–39, 41, 43
Planung	18		
Qualifikation	8, 12, 14, 30, 36		

1 Einführung

Eine kleine Anekdote zu Beginn soll mit einem Augenzwinkern auf die Notwendigkeit von Standards und Qualität im Case Management (CM) hinweisen. Eine Kursteilnehmerin in der Weiterbildung berichtet aus ihrer Praxis: **1**

„Das Telefon stand – nach dreitägiger Abwesenheit nur natürlich – nicht still. Was dazu führte, dass Gespräche bei unserer Zentrale aufliefen. Die Kollegin informierte mich, Frau X würde mich anrufen. Sie brauche eine Beratung, da sie verwirrt sei. Frau X rief nicht an, Frau X kam zum Rathaus: ohne vorher zu telefonieren.

Sie brachte eine Frau mit, die auf alle meine Fragen schwieg. Ob sie taubstumm war, war nicht festzustellen. Frau X dagegen erzählte, sie sei im Krankenhaus gewesen. Wir klärten, in welchem und mit welcher Diagnose. Nur mit Mühe war eine persönliche Inaugenscheinnahme des Befundes zu verhindern. Auch Fragen der Pflegebedürftigkeit wurden ausgiebig besprochen. Es bestand kein Bedarf. Frau X war „nur durcheinander", die Begleiterin, weder Angehörige noch Freundin, lebt „halt so bei ihr". Auch nach halbstündigem Gespräch war nicht herauszufinden, auf welche Weise die kommunale Senioren- und Pflegeberatung denn nun helfen könnte. Auch das Sozialamt war nicht gefragt, wirtschaftliche Hilfen brauche sie nicht, sie wäre sehr vermögend (der Pelz war also echt ...).

Endlich, endlich kam die Aufklärung: „Was muss ich machen, damit die Bretter abgeholt werden?" Die Auflösung: Frau X wollte Sperrmüll abholen lassen. Wir (meine Kollegin von der Telefonzentrale und ich) lernen hieraus: nicht jede altersverwirrte Seniorin, die ins Rathaus kommt, braucht eine umfassende Senioren- und/oder Pflegeberatung. Übrigens: die Begleiterin sprach nicht, da sie (die polnische Haushaltshilfe) der deutschen Sprache nicht mächtig ist ..."

Die Teilnehmerin folgert für ihr Verständnis von Case Management richtig: Nicht jede Klientin, die Hilfe sucht, benötigt das „volle Programm". Die Kunst   **2**

Einführung

besteht darin, im Engagement ein „zu wenig" oder „zu viel" von einem „gerade richtig" unterscheiden zu können, um im Verlauf der Eingangsphase CM-Fallkonstellationen zu identifizieren. Case ManagerInnen sollen ja passgenaue Hilfen, d. h. auf die Bedarfe des Einzelfalls zugeschnittene Hilfen, vermitteln.

3   CM wird in der Praxis vielfältig und sehr unterschiedlich angewendet. Häufig, und das ist zu kritisieren, wird unter dem Begriff Case Management etwas angeboten, das diese Bezeichnung nicht verdient. Das Konzept wird nicht umgesetzt und mitunter ihm entgegen gehandelt. Hier ist die Rede von CM als Eye-Catcher oder von sogenannten Türschild-Case Managern (vgl. *Löcherbach* 2003). Selbstverständlich muss nicht immer ein komplettes CM implementiert sein, um Verbesserungen in der Praxis zu erzielen, aber Nutzer wie Auftraggeber benötigen doch klare Hinweise darauf, ob Anwender wirklich etwas von CM verstehen und es realisieren können. Ein weiteres Beispiel aus dem Anwendungsfeld der Beschäftigungsförderung illustriert die Problematik. In einem Forum zum Thema Arbeitsmarktreform (http://forum.zdf.de/foren/) äußert ein Teilnehmer:

„Ich habe mich einmal gefragt, was für eine Ausbildung von wem die „neuen Fallmanager" wohl bekommen! Wer DARF ÜBERHAUPT jemanden ZU einem Fallmanager ausbilden; was für eine Ausbildung muss dieser „Ausbilder" der Fallmanager nachweisen können? Wo muss dieser Ausbilder seine Prüfung zum Ausbilder der Fallmanager abgelegt haben? Wo sind diese ganzen Ausbildungen der Ausbilder der Fallmanager gesetzlich geregelt? ...Wo sind hierfür Richtlinien und Gesetze von wem verabschiedet worden? Sind diese Richtlinien oder Gesetze bundeseinheitlich oder herrscht hier die reine WILLKÜR?"

4   Diesem verständlichen Ruf nach Orientierung und Klärung ist aus fachlicher Sicht unbedingt zu folgen, stellt er doch die Frage nach Qualität und Standards des Verfahrens.

5   Zunächst sei noch einmal zusammenfassend das Neue des Case Managements kurz skizziert: Case Management ist ein Handlungsansatz, der sich verschiedener methodischer Schritte bedient. Nicht die Einzelschritte des CM-Regelkreises an sich sind neu, da eine systematische Vorgehensweise im sozialprofessionellen Handeln erwartet werden kann. Es ist vielmehr die Verknüpfungsleistung von Administration (Ablaufplanung und -durchführung), Methodik (Care Counselling und Koordination von Dienstleistungen) und Organisation (Ressourcennutzung und Prozesssteuerung). Diese ist eng gekoppelt an die Zieldimension des CM: Optimierung der Versorgung für den Einzelfall und für die Gesamtklientel im Zuständigkeitsbereich der Akteure. Versorgungsoptimierung, die über den Einzelfall hinausgeht, die fall- und einrichtungsübergreifend zu geschehen hat, markiert den Übergang vom Case Management zum Care Management.

6   Case Manager organisieren, arrangieren, vernetzen – und für diese Funktionen benötigen sie Qualifikationen und Kompetenzen; es müssen Verfahrensanwei-

sungen zur Verfügung stehen, die prozedurale Fairness (*Wendt* 1997, 70 f) für die Nutzer gewährleisten.

Fragen von Qualität und Standards sind auf zwei Ebenen zu beantworten:

1. Welche Qualifikation und Kompetenzen sollten CM haben?
2. Welche Standards sind für die Praxis und Ausbildung[1] eines CM zu formulieren und durchzusetzen und können den Qualitätsdimensionen Struktur-, Prozess- und Ergebnisqualität zugeordnet werden.

2 CM-Qualität und Qualifikation

Der Handlungsansatz CM, das ist das Besondere, ist hoch anschlussfähig an viele Konzepte, Konzeptionen und Ansätze: Er dockt z. B. an das klassische Case Work der Sozialarbeit an, hat Nähen und Überschneidungen zu Managementansätzen des Qualitäts-, des Prozess-, des Beschwerdemanagements usw. Ein erster Blick auf die Theorie des CM mit Ablaufschemata und Prozessschritten bestätigt dem erfahrenen Praktiker diese hohe Anschlussfähigkeit an seine Praxis und verführt mitunter zu der Annahme, CM könne damit leicht angewendet werden. Erst ein differenzierter Blick auf die Unterschiede von Fall- und Systemmanagement (*Löcherbach* 2005) oder auf die CM- Leitprinzipien (*DGCC* 2009, 13) offenbart die Herausforderung: Es ist präzise und konkret auszumachen, wie durch den Handlungsansatz des CM eine „effektive und effiziente", d. h. passgenaue Hilfe für den Einzelfall und eine strukturbildende Vernetzung im (Sozial-)Raum zur Optimierung der Versorgung geschehen soll.

Derzeit wird viel experimentiert – das ist für die Weiterentwicklung auch wichtig und gut so. Entscheidend für die Zukunft wird aber sein, ob es gelingt, für die Ausgestaltung des CM Standards der Durchführung zu etablieren und die Qualität des CM – und hier besonders der Case Manager/innen – zu sichern bzw. zu verbessern (organisieren, arrangieren, vernetzen).

Case-Management-Agenturen haben die vom Klienten benötigte Dienstleistung in einer hohen Qualität effizient und effektiv zu gewährleisten und damit nicht nur den eigenen Prozess qualitativ zu sichern, sondern auch die Dienste, an die vermittelt wird. Damit unterliegen sie einem zweistufigen Qualitätsmanagementprozess: der eigenen Qualitätssicherung des CM und der Qualitätssicherung für die Dienste, die in den Hilfeprozess eingeschaltet sind. Hierfür werden Instrumente benötigt, die diese Aufgaben überprüfbar durchführen können. Als Beispiele für konkrete Qualitätsanforderungen seien genannt:

---

[1] Auch wenn von Ausbildung die Rede ist: Case Manager ist kein Ausbildungsberuf; in der Regel erfolgt die Qualifizierung zum Case Manager durch eine berufsübergreifende Weiterbildung.

- Ermöglichung der Zugänglichkeit der Dienstleistungen
- definierter Zeitrahmen, innerhalb dessen die Dienstleistungen bereitgestellt werden
- Verlässlichkeit bei der Leistungserbringung
- Menschlichkeit des Leistungserbringers
- Zweckmäßigkeit der Leistung
- positive Ergebnisse der bereitgestellten Hilfsangebote

11   Daher ist dafür zu sorgen, dass allgemeingültige Standards für alle am Case Management-Prozess beteiligten Praktiker verbindlich formuliert werden.

12   Case Manager benötigen Qualifikationen, die sie in die Lage versetzen, den eigenen CM-Prozess zu gestalten, also die Arbeit mit den Klienten und deren konkrete Fallkonstellationen zu managen und gleichzeitig mit unterschiedlichen Dienstleistern zu kooperieren. Für letztere benötigen sie eine interprofessionelle Kompetenz und eine Netzwerkkompetenz. Qualifikation und Kompetenz sind allerdings nicht identisch:

„Eine Qualifikation besteht in der Verfügung über ein bestimmtes Wissen und Können, das für die eine oder andere Aufgabenstellung gebraucht wird. Für sie ist 'qualifiziert', wer das erforderliche Wissen liefert und das nötige Können einübt – zum Beispiel in einer Weiterbildungsmaßnahme […] Kompetenz dagegen verschränkt die Befähigung mit der Zuständigkeit. Eine kompetente Person besitzt nicht nur die nötige Handlungsfähigkeit und Handlungsbereitschaft für die Erledigung von bestimmten Aufgaben, sondern auch die Zuständigkeit, sie zu übernehmen und über sie zu bestimmen." (Wendt 2004, 2)

13   Unter Einbeziehung der unterschiedlichen Anwendungspraxen sind zu unterscheiden:

- CM als Eye-Catcher oder Türschild-Case Manager, also eine Anwendung von CM nur dem Namen nach
- CM als Ergänzung, bei der einzelne Elemente aus dem CM-Spektrum eingesetzt werden
- Fallarbeit nach CM, in der nach dem CM-Kreislauf vorgegangen wird, ohne die Anforderungen der Systemebene hinreichend zu berücksichtigen
- Case Management, das eine weitgehend vollständige Implementierung von Fall- und Systemsteuerung in der Organisation und im Netzwerk beinhaltet
- Care Management, das sich in Ergänzung zum CM mit der Umsetzung von Versorgungsprogrammen befasst

(ausführlich: *Löcherbach* 2003).

14   Es ergeben sich unterschiedliche Anforderungen an Qualifikation und Kompetenz, je nach Modell:

Tab. 1: Qualifikation und Kompetenz

	Eye-Catcher	CM als Ergänzung	Fallarbeit nach CM	Case Management	Care Management
Qualifikation (Wissen und Können)	unklar – (glaubt man zu besitzen)	Berufliche Qualifikation CM-Kenntnisse durch Literatur-/Selbststudium Seminare oder Weiterbildung	Berufliche Qualifikation Weiterbildung	Berufliche Qualifikation Zertifizierte CM-Weiterbildung	Berufliche Qualifikation Zertifizierte Weiterbildung ggf. Zusatz-/Master-Studium
Kompetenz (Können und Zuständigkeit)	wird sich selbst zugeschrieben	Berufserfahrung zuständig im Arbeitsfeld, selbstständige oder durch Organisation vorgegebene Nutzung von CM-Elementen	Kompetent in der Fallsteuerung bei spezifischer Zuständigkeit	Kompetent in Fall- und Systemsteuerung (Zuständigkeit und Verfügung CM)	Kompetent in Systemsteuerung (Analyse, Steuerung, Gestaltung von Versorgungssystemen)

Ein Unterschied, der in der Praxis immer noch und immer wieder zur Diskussionen Anlass gibt, kann damit deutlich markiert werden: Bei der Fallarbeit nach Case Management wird zwar nach CM-Prinzipien und -methoden verfahren – häufig ist hier aber nur eine reduzierte oder spezifische Zuständigkeit gegeben, d. h. die Anwender sind zwar autorisiert, im Einzelfall nach CM vorzugehen, verfügen aber nicht über die (fachliche) Autorität bezüglich des Einsatzes von CM oder sind nur für Teilbereiche der Fallführung zuständig. Dies ist im Fallmanagement nach SGB II und III häufig gegeben oder beim Einsatz von Case Managern im Krankenhaus, wenn ein CM hauptsächlich mit Controlling oder Codierungsfragen besetzt ist.

Neben der sogenannten Fallsteuerung ist im CM die Systemsteuerung von zentraler Bedeutung (vgl. *Mennemann* 2005; *Reis* 2005) und führt zu Unterschieden in der Reichweite:

Tab. 2: Steuerungsebene und Funktion von CM

	Fallarbeit nach CM	Case Management	Care Management
Ebene der Steuerung	CM ausgehend von der Einzelfallebene (von hier aus Zugriff auf Systemebene)	CM ausgehend von der Systemebene: Organisation (Platzierung des CM im regionalen System)	CM ausgehend von der Systemebene: Träger/Politik (Platzierung des CM im Versorgungssystem)

Tab. 2: *(Fortsetzung)*

	Fallarbeit nach CM	Case Management	Care Management
Orientierung	Adressaten	Adressaten/Organisation/Gemeinwesen	Akteure des Versorgungssystems
Funktion	• zuständig für bestimmten Arbeitsbereich • ggf. mit Budgetverantwortung • eingeschränkte Autorisierung im Netzwerk	• zuständig für Einsatz von CM • Implementierung von CM • Autorisierung im Netzwerk	• zuständig für Steuerung von Leistungen und Ressourcen • Finanzierungsrahmen • Steuerung von Programmen

17 CM funktioniert als System, abgestimmt auf die Belange des Einzelfalles. Nur wenn die verschiedenen Dienstleister gewillt und in der Lage sind, ihre Versorgungsangebote als Teilleistung im Rahmen einer Gesamtbehandlung zu begreifen, kann optimale Hilfe gelingen. Voraussetzung dafür ist eine Implementierung von CM im und als Netzwerk, in dem der Case Manager autorisiert ist, die Fallsteuerung verantwortlich zu übernehmen. Koordination und Kooperation, mithin Netzwerkarbeit, sind daher nicht als additive Leistung zur bestehenden Fallarbeit zu begreifen, sondern verlangen einen eigenen, zentralen Aufgabenschwerpunkt, der in der Weiterbildung gelehrt und erprobt werden muss.

18 Mit Blick auf die Praxis können so unterschiedliche Aufgabenbereiche differenziert werden, wobei der Begriff der „Steuerung" noch einer Erläuterung bedarf: Mit Steuerung ist nicht gemeint, dass ein CM oder eine CM-Agentur Prozesse dirigistisch lenkt. Steuerung allgemein kann definiert werden als die nicht zufällige, sondern geplante und kontrollierte Veränderung des Ablaufes von Vorgängen oder Prozessen und reicht bis hin zur Lenkung von Systemen oder Organisationen. Im CM ist Steuerung nur in (Rück-)Koppelung mit den Systembeteiligten denkbar und nur als Ergebnis eines kooperativen Prozesses durchführbar. Ein Case Manager übernimmt die Verantwortung für die Steuerungsaufgabe und ist vom Nutzer und Netzwerk dahingehend autorisiert. Er ist zuständig und trägt die Fallverantwortung, im Regelfall mit Zustimmung aller Beteiligten. Dies wird ggf. unterstützt durch Gesetze (z. B. Stellung der ASD-Mitarbeiter im Hilfeplanverfahren nach § 36 SGB VIII) oder (Leistungs- bzw. Kooperations-) Vereinbarungen. Hier zeigt sich die Besonderheit im CM mit dieser Steuerungsanforderung: Keine selbstherrliche Durchsetzung des Serviceplanes, sondern eine kooperative und vor allen Dingen transparente, nachvollziehbare und fachlich kontrollierte Planung ist geboten. Eine optimale Versorgung gelingt nicht, wenn der Nutzer die Maßnahmen „übergestülpt" bekommt oder Dienstleister „gezwungen" werden mitzuarbeiten. Das Spektrum der Möglichkeiten und Fallstricke ist groß: So muss beispielsweise der Case Manager auf der Ebene der Systemsteuerung den Anbietern im regionalen Raum bzw. Sozialraum deutlich machen, dass

sich „Kooperation in Konkurrenz" im Zuge einer Leistungs- und Angebotssteuerung für die beteiligten Träger lohnt.

In der folgenden Tabellen werden daher Beratungs- und Begleitungsaufgaben nicht speziell dem CM zugeordnet, da diese ganz allgemein zum Leistungsspektrum vieler Dienstleistungsberufe gehören. Die Fallsteuerung im Einzelfall sowie die Systemsteuerung auf der Ebene der Organisation(en) gehören zum Case Management, die Systemsteuerung auf der Versorgungsebene ist Aufgabe des Care Managements. 19

Tab. 3: Aufgaben und Steuerung im Care und Case Management

	Begleitung	Fallsteuerung • Einzelfall	Systemsteuerung • Organisation	Systemsteuerung • Versorgung
Modell	Beratung	Case Management		Care Management
Aufgaben	Information Beratung Begleitung Vermittlung Unterstützung	Organisieren Arrangieren Vernetzen im CM-Regelkreis: Intake Beratung Assessment Serviceplanung Leitungssteuerung Monitoring Evaluation	Prozesssteuerung Netzwerkmanagement Fallgruppenspezifische Bedarfsplanung Prozedurentwicklung Regionale Angebotssteuerung	Programmimplementation und -finanzierung Planungsunterstützung bei Sozialplanung Altenhilfeplanung Jugendhilfeplanung Gesundheitsplanung usw.

Zusammengefasst stellt Case Management ein interprofessionelles Arbeiten in Netzwerken zur optimalen Gestaltung der Versorgung für den Einzelfall dar. Case Manager sollen und müssen über Kompetenzen verfügen, die gestellten Aufgaben erfüllen zu können, und sind daher theorie- und praxisnah auszubilden. Der CM-Prozess umfasst nicht nur die Steuerung von Fallsituationen, sondern auch von Systemen. Aufbau und Pflege von Netzwerken ist sogar Voraussetzung für eine fallbezogene Steuerung. 20

Sowohl für die durchführenden Fachkräfte (die Case Manager) als auch für den Handlungsansatz können Qualitätskriterien benannt werden. Diese sind, im Sinne von wirksamen Leitlinien und Umsetzungspraktiken, in Richtung Standards zu entwickeln bzw. durchzusetzen. Theorie- und praxisrelevant meint, dass sowohl den theoretischen Anforderungen (vgl. CM-Essentials, z. B. Indikationen für ein CM: *DGCC* 2009) als auch der praktischen Durchführung (konkrete Verfahrensanwendung nach CM) zu genügen ist. Wo das eine fehlt oder zu kurz kommt, da ist das andere lücken- oder stümperhaft. Auf jeden Fall sollte dann nicht von CM die Rede sein. CM, und das ist für die Praxis hochrelevant, ist ein Handlungsansatz mit einem offenen Methodenset, d. h. es stellt den methodischen Rahmen dar, der gefüllt werden muss. 21

3 Standards

22 Die Konzepte, die Reichweite, die Tätigkeiten und die hierfür erforderlichen Qualifikationen sind im CM sehr unterschiedlich und im Hinblick auf dessen Anwendung kritisch zu prüfen. Daher bleibt die zentrale Frage: Wie kann der Nutzer oder Auftraggeber sicher sein, von einem Case Manager begleitet zu werden, der dies alles kann und der wirklich auch nach dem Case Management-Ansatz vorgeht? Welche (Kontroll-) Möglichkeiten sind zu schaffen, dass ein sogenanntes Case Management nach fachlich anerkannten Kriterien durchgeführt wird und sich nicht nur so nennt?

23 Als Lösung bieten sich hier verbindliche Standards an, die die Definition von Rolle und Funktionen von CM, die Beschreibung der Leistungen, der Durchführung usw. als Antwort auf die Vielfalt in der Praxis beinhalten.

24 Im humandienstlichen Bereich sind Qualitätsstandards fachlich anerkannte Kriterien, die beschreibbar, beobachtbar und überprüfbar sein müssen. Sie werden zum Maßstab, um eine gewünschte Ausprägung festzulegen:

- Was in einer bestimmten Situation von den Fachkräften zu leisten ist und wie es zu leisten ist. Sie konkretisieren die Zielgrößen der Dienstleistung, die durch das Handeln möglichst weitgehend erreicht werden sollen
- Im Case Management sollten daher Definition von Rolle und Funktionen des CM, die Leistung und deren Durchführung festgelegt sein.

25 Standards sind idealiter das Ergebnis eines Prozesses, an dem Mitarbeiter, Nutzer, Träger, Fachgremien bzw. -gesellschaften und Berufsverbände beteiligt sind. CM-Standards müssen von daher

- Versorgungsstandards: Rolle und Funktionen in den einzelnen Phasen
- Leistungsstandards: Qualität, Zertifizierung, Zusammenarbeit, Recht, Ethik, Anwaltschaft, Ressourcennutzung, Forschung und
- Ausbildungsstandards: Curriculare Anforderung, Zulassungsvoraussetzungen, Zertifizierungsverfahren zur Anerkennung von Case Managern, Ausbildern, Ausbildungsinstituten und Qualitätssicherungsmaßnahmen

umfassen.

26 Standards erfüllen normative (als Leitlinien) und konkret handlungsleitende (instrumentelle) Funktionen und umfassen neben den eigentlichen Standards immer auch Aussagen zu Zielen, Konzepten und Philosophie des Bereiches, auf den sich die Standards beziehen. Ein zentrales Ziel der Standardentwicklung im CM besteht darin, die Chance prozeduraler Fairness bei der Erbringung von (Human-)Dienstleistungen zu erhöhen.

3.1 Aktueller Stand zu Praxisstandards

In der Praxis sind in vielen Ländern Standards für das CM verabschiedet (z. B. *CMSA – Amerika* 2002 u. 2010 oder *CMSA-Australien* 2001-2010) und etabliert. In Deutschland hat die Deutschen Gesellschaft für Care und Case Management (*DGCC* 2009) Rahmenempfehlungen mit Leitprinzipien und Qualitätsstandarddefinitionen verabschiedet, das Netzwerk Case Management Schweiz veröffentlichte Definitionen und Standards (*Netzwerk* 2006) und die Österreichische Fachgesellschaft ein Grundlagenpapier zum CM (*ÖGCC* 2009). Beachtung gefunden haben die „Empfehlungen zu Qualitätsstandards für das Fallmanagement" des Deutschen Vereins für öffentliche und private Fürsorge (*DV* 2004), die wesentliche Elemente von Standards enthalten. Besonders interessant ist, dass die Empfehlungen auch Ausführungen über die bereit zu stellenden Ressourcen der Organisation enthalten. Hier wird die Klammer von Handeln und Organisation sinnvoll geschlossen: Bestimmte fachliche Standards auf der Handlungsebene können nur realisiert werden, wenn sie organisatorisch vorbereitet sind – nicht nur durch organisatorische Vorgaben, sondern auch durch organisatorische Unterstützung (materiell/immateriell), die vorgehalten werden müssen. Diese Praxisstandards des Deutschen Vereins werden derzeit überarbeitet und ergänzt, so etwa in der Fortschreibung zu den Prozessschritten (Assessment, Eingliederungsvereinbarung, Angebotssteuerung), zielgruppenspezifischen Besonderheiten (wie weibliche Zielgruppen, Personen mit Migrationshintergrund, Personen an der Schnittstelle zwischen SGB II und XII) und zum Datenschutz.

Im Kontext Fall- und Case Management haben der Deutsche Verein zum Thema „Anforderungen an das Fallmanagement im SGB II" (*DV* 2009) und z. B. der Bundesverband der Berufsbetreuer (*Roder* 2009) weitere Empfehlungen zum CM veröffentlicht. Grundsätzlich sind Empfehlungen als Vorbereitungen für Standards zu werten.

Teile von Standards können auch Leistungs- und Stellenbeschreibungen sein. Für den Bereich CM gibt es mittlerweile eine Vielzahl von Leistungsbeschreibungen und auch spezielle Stellenbeschreibungen, z. B. für „Pflege-Case-Manager/in" (*Thomas* 2003, 933).

Folgt man der derzeitigen Diskussion, zeigt sich, dass zwischen Praxisstandards und Ausbildungsstandards ein relevanter Zusammenhang besteht: Standards für die Praxis setzen neben konzeptionellen und sächlichen Ressourcen bestimmte personelle voraus. Die hierfür notwendige Qualifikation und Kompetenz muss auf der Basis einer spezifischen Berufsausbildung erworben werden. Zusatzausbildungen in diesem Bereich sind daraufhin zu überprüfen, ob die notwendigen Kompetenzen auch tatsächlich vermittelt werden können, insbesondere, ob sie die geforderten Wissensinhalte im Rahmen von praxisorientierten Trainingseinheiten vertiefen können.

3.2 Aktueller Stand zu Ausbildungsstandards

31 Bereits 2003 wurden für die CM-Ausbildung die ersten Standards von der Deutschen Gesellschaft für Sozialarbeit und den Berufsverbänden aus Sozialarbeit und Pflege verabschiedet (*Richtlinien* 2005, 248-260). Diese Standards sind praxiswirksam und werden ständig verbessert. Durch die Gründung der DGCC im Juni 2005 wurde es möglich, diese Standards nun in der zuständigen Fachgesellschaft zu verorten. Die Standards umfassen notwendige Ausführungen zur Aus- und Weiterbildung von Case Managern, CM-Ausbildern und Ausbildungsinstitutionen (Internet: www.dgcc.de).

32 Die Vielfältigkeit der Praxis muss nun zu passenden Entsprechungen bzw. Differenzierungen im Aus- und Weiterbildungssektor führen. Nicht jeder, der an CM-Prozessen beteiligt ist, muss eine umfassende CM-Weiterbildung absolvieren. So ist auch denkbar, dass in einer Arztpraxis nach CM-Prinzipien gearbeitet wird und die Patientenbegleitung optimiert wird: Die Arzthelferin übernimmt bestimmte Aufgaben in der Patientenvermittlung, -anleitung und Steuerung von Abläufen, sie benötigt aber keine komplette CM Ausbildung, wie es die Richtlinien vorsehen.

33 Aus diesen Überlegungen heraus sind Inhalte von möglichen CM-Ausbildungen anzupassen:

Tab. 4: Ausbildungsinhalte in CM-Weiterbildungen

	CM als Ergänzung	Fallarbeit nach CM	Case Management	Care Management
Ausbildungsinhalte	Grundkenntnisse in CM-Theorie und CM-Praxis Elemente aus Methodenset CM	CM-Theorie im Kontext des Arbeitsfeldes Praktische Übungen Elemente aus Methodenset CM	CM-Theorie CM-Ethik CM-Praxis, CM-Methodenset CM-Implementation Interprofessionelle Kompetenz Netzwerkarbeit ...	CM-Theorie Epidemiologie Versorgungsforschung Bedarfs- und Angebotsplanung Programmentwicklung und -steuerung
Ausbildung	Seminare Selbststudium Weiterbildung mit CM-Anteilen	Weiterbildung mit hohem CM-Anteil, z. B. Pflegeberaterausbildung	Weiterbildung „zertifizierter CM" (DGCC)	eventuell Master-Studiengänge

34 In der Anerkennungskommission und der Fachgruppe Aus- und Weiterbildung der DGCC werden die aktuellen Entwicklungen (z. B. Anforderungen aufgrund neuer Gesetzeslagen im SGB XI, Pflegeberater) aufgegriffen und konzeptuell und strategisch bearbeitet. (Internet: www.dgcc.de).

35 Für zertifizierte Case Manager sind spezifische Aus- bzw. Weiterbildungsziele und -inhalte formuliert. Der Bezug auf Wendt ist hier noch einmal wichtig:

"Case Manager und Case Managerinnen sollen kompetent sein für das Case Management. Also nicht einfach qualifiziert sein für die eine oder andere Anwendung, sondern zuständig und fähig, unter verschiedenen und sich ändernden Rahmenbedingungen ein Case Management zu realisieren. Deshalb wenden wir uns gegen ein verkürztes Verständnis von Case Management. Weitergebildet werden soll berufsübergreifend; das macht nur Sinn, wenn auch das Ergebnis der Weiterbildung ein berufsübergreifendes ist und auf eine Kompetenz zielt, die nicht auf eine und keine andere Berufstätigkeit abgestellt ist. Wer nur für einen gerade gemeldeten Bedarf qualifiziert wird, mag zu einem darauf abgestellten Handeln angeleitet werden; der Qualifizierte ist dann ein nicht über die Zufälligkeit gegenwärtigen Bedarfs hinaus kompetenter Case Manager" (Wendt 2004, 1 f).

Case Manager sollen unter verschiedenen und sich ändernden Rahmenbedingungen ein CM realisieren können und müssen daher berufsübergreifend weiter gebildet sein, um eine Verkürzung des CM-Verständnisses zu vermeiden. Sie erwerben mithin eine Qualifikation (Wissen und Können) und eine Kompetenz (Zuständigkeit, Legitimierung zur Wahrnehmung der Aufgabe, Fähigkeit zur Disposition über den Einsatz) für das Case Management (vgl. oben Tabelle 1). 36

Eine CM-Weiterbildung hat nicht das Ziel, zusätzlich qualifizierte, mithin bessere Pflegemanager oder Sozialarbeiter oder Krankenpfleger oder Mediziner oder (Verwaltungs-) Fachwirte hervorzubringen, sondern kompetente Case Manager, die auf ihre sozial- oder gesundheitsberufliche Grundqualifikation bauen und alternativ in verschiedenen Anwendungsfeldern wirken können (*Wendt* 2004, 6). 37

Daher wird in den anerkannten CM-Weiterbildungen nicht für einen bestimmten (Anwendungs-) Zweck ausgebildet, sondern für viele Bereiche, in denen CM zum Einsatz kommt. In den Basismodulen der Weiterbildungen werden CM-Theorien, Modelle, Haltung, Orientierung, Ethik und das allgemeine CM-Methodenset vermittelt. Der spezifische Anwendungsbezug (ob in Pflege, Sozialarbeit oder Beschäftigungsförderung) ist Gegenstand der Aufbaumodule. Wird das allgemeine CM nicht vermittelt, fehlt Case Managern der kritische Blick für Verkürzungen von CM oder die Verfügbarkeit über den Einsatz von CM. 38

3.2.1 Ausbildungsmöglichkeiten in Deutschland, Österreich und der Schweiz

Deutschland

In Deutschland gibt es eine Vielzahl von Seminaren und interne Weiterbildungen, die mit CM firmieren, wo aber der Anteil an CM-Theorie unklar und das Verständnis von CM sehr unterschiedlich ist. Begriffe wie „Systemischer Business Coach & Casemanager", „Clinical Case Manager", „IHK-Zertifikat-Case Manager" illustrieren das weite Spektrum. Weiterbildungen mit klaren Anteilen von CM und Standards finden sich beispielsweise bei den Pflegeberater/innen (*GKV-* 39

Spitzenverband 2008) oder im „Certified Disability Management Professional-Modell" (CDMP-Modell- Nidmar), das die Berufsgenossenschaften empfehlen (im Internet http://www.dguv.de/disability-manager/ausbild/index.jsp).

40 Zertifikatsweiterbildungen, die den Standards der DGCC entsprechen, bieten über 60 anerkannte Institute mit rund 150 CM-Ausbildern an (Internet: www.dgcc.de). Mittlerweile dürfte es über 1500 nach den Richtlinien ausgebildete Case Manager geben. Die Ausbildungsinstitute sind zur Qualitätssicherung, etwa in Form von Qualitätszirkeln, verpflichtet. Diese Weiterbildungen finden in Form von klassischen Weiterbildungen an Instituten, Weiterbildungsstudien an Fachhochschulen oder demnächst auch in Master-Studiengängen statt. Es gibt auch erste Modellberechnungen für die DGCC zertifizierte Weiterbildung: Insgesamt können 14 ETCS Punkte erworben werden. Dabei wurde der Vorgabe Rechnung getragen, dass trotz aller Bestrebungen zu fließenden Übergängen, beide Bereiche (Studium und Weiterbildung) bildungspolitisch unterschiedlich geregelt sind und eine unterschiedliche Funktion im Rahmen des Berufsbildungssystems und damit eine unterschiedliche Gewichtung hinsichtlich der Inhalte und Module in der Bewertung mit ECTS Punkten erfolgen muss.

Schweiz

41 In der Schweiz sind die Aktivitäten des Netzwerkes Schweiz (mit über 200 Mitgliedern) hervorzuheben, die Verfahrens- und Ausbildungsstandards verabschiedet haben (*Netzwerk* 2008). Strukturierte Case Management Weiterbildungen finden sich an vielen Hochschulen der Schweiz und werden als modulares System angeboten : Neben Basiskursen zum CM gibt es Aufbaukurse zum CAS Case Management (Certificate of Advanced Studies CAS: 15 ECTS Kreditpunkte bzw. 450 Lernstunden) und Verknüpfungen mit Diploma of Advanced Studies (DAS) und Master of Advanced Studies (MAS)-Programmen (Internet: www.netzwerk-cm.ch/index.php?id=106&F=2).

42 Während zahlreiche Kurzveranstaltungen zum CM von verschiedenen Dienstleistern angeboten werden, bieten die umfangreicheren Ausbildungen nur die Hochschulen in der Schweiz an .

Österreich

43 In Österreich, wurde inzwischen die Österreichische Gesellschaft für Care und Case Management gegründet., die derzeit an der Entwicklung von Richtlinien für Qualifizierungsprogramme mit dem Abschluss „Zertifizierte/r Case Manager/in (ÖGCC)" arbeitet, dem Pondon zum deutschen Case Manager (DGCC). Es finden sich Case Management Weiterbildungsangebote an den Hochschulen (Linz, Graz, St. Pölten) oder auch an Akademien (z. B. PGA; Internet: www.pga.at/kurseveranstaltungen/case-und-care-management.html).

Insgesamt lässt sich eine quantitative und vor allen Dingen qualitative Zunahme an allgemeinen Weiterbildungsangeboten zu Case Management verzeichnen. Diese haben häufig einführenden, grundinformierenden bzw. sensibilisierenden Charakter und werden von unterschiedlichen Bildungseinrichtungen angeboten. Eine Tendenz zur Akademisierung von CM-Weiterbildungen ist zu beobachten und wird die Diskussion beleben.

Zusammenfassend ist zu den Ausbildungsstandards zu bemerken: Die Entwicklungen zeigen, dass verantwortlichen Akteure die Aufgabe, einheitliche Standards in Deutschland, Schweiz, Österreich zu etablieren, durch die Bildung entsprechender Kommissionen der Fachgesellschaften, verstanden haben. Neben den wichtigen Fragen der einheitlichen Zugangsberechtigung für die Zertifikatsweiterbildungen, dem Aufbau und den Inhalten, sind auch Standards und Richtlinien für zertifizierte Ausbilder/innen und Anerkennung von Institutionen zu verabschieden. Die Qualität in der Ausbildung wird erhöht, wenn es ein transparentes, transnationales Anerkennungssystem (D, A, CH) für die CM-Weiterbildungen gibt. Der Austausch thematisiert schließlich auch Evaluationsmöglichkeiten und Qualitätsentwicklung von Weiterbildungen und öffnet die Diskussion für Fragen von Blended-Learning-Modulen (wie sie von einigen Instituten angeboten werden) oder der Unterstützung im Verfahren zur Überführung in das ECTS-Punktesystem. Für ein gestuftes Zulassungsmodell bietet sich der europäische Qualifikationsrahmen (EQR) mit nationalem Qualifikationsrahmen an. Er verfolgt das Ziel, ein harmonisiertes europäisches Zertifizierungsverfahren zu entwickeln, welches Qualifikationsnachweise im Baukastensystem über mehrere Stufen ermöglicht und auch internationale Vergleiche von erworbenen Kompetenzen zulässt.

4 Ausblick

In der Praxis finden sich nach wie vor Angebote im Stile von „Eye-Catcher CM" aber auch volle Implementierungen eines Fall- und Systemmanagements – mit der Tendenz zu einer stärker strukturierten Umsetzung. Die Qualität ist nach wie vor sehr unterschiedlich, die Standardentwicklung nimmt kontinuierlich Fahrt auf. Die Fort- und Weiterbildung ist im deutschsprachigen Raum mittlerweile in zentralen Bereichen standardisiert und befindet sich in einem kontinuierlichen Qualitätsentwicklungsprozess. Eine Zunahme spezieller CM-Forschungen ist in Deutschland zu verzeichnen, wobei nicht nur Implementations- und Verlaufsstudien zu nennen sind, sondern mittlerweile auch Effektivitätsstudien durchgeführt werden. Eine Profilierung und Professionalisierung des CM ist durch Gründung der Case Management Fachgesellschaften in Deutschland, Schweiz und Österreich erfolgt. Tagungen zur „best practice", die Ausschreibung eines Innovationspreises (http://dgcc.de/innovationspreis/index.html) sowie die Fachzeitschrift „Case Management" sind Belege für die Innovationskraft dieses Handlungsansatzes: Qualitäts- und Standarddebatte eingeschlossen.

Literatur

CMSA-America: CMSA's Standard of Practice for Case Management 1995. Dt. Übersetzung. In Wendt WR: Case Management im Sozial- und Gesundheitswesen. Freiburg i. Br.: Lambertus 1997, S. 152-164.

CMSA-America: CMSA's Standard of Practice for Case Management 2010. http://www.cmsa.org/portals/0/pdf/memberonly/StandardsOfPractice.pdf [01.08.2010]

CMSA-Australien: National Standards of Practice for Case Management 2001-2009. http://infostore.saiglobal.com/store/Details.aspx?ProductID=1091772 [01.08.2010]

DGCC – Deutsche Gesellschaft für Care und Case Management (Hrsg.): Rahmenempfehlungen zum Handlungskonzept Case Management. Economica, Heidelberg 2009.

DV – Deutscher Verein: Empfehlungen zu Qualitätsstandards für das Fallmanagement 2004. http://www.deutscher-verein.de/05-empfehlungen/pdf/20040301.pdf [01.08.2010].

DV – Deutscher Verein: Anforderungen an das Fallmanagement im SGB II. http://www.deutscher-verein.de/05-empfehlungen/empfehlungen_archiv/2009/pdf/DV%2001-09.pdf [01.08.2010]

GKV – Spitzenverband: Empfehlungen des GKV-Spitzenverbandes nach § 7a Abs. 3 Satz 3 SGB XI zur Anzahl und Qualifikation der Pflegeberaterinnen und Pflegeberater vom 29. August 2008 http://www.gkv-spitzenverband.de/upload/2008_-_08-29_Empfehlungen_%C2%A7_7a_Abs_3_2351.pdf [01.08.2010]

Löcherbach P: Einsatz der Methode Case Management in Deutschland: Übersicht zur Praxis im Sozial- und Gesundheitswesen. In: Neue Wege in der Nachsorge und Palliativversorgung – Kongressbericht zur sozialpädiatrischen Fachtagung. Hsrg. von F Porz u. a. beta Institutsverlag, Augsburg 2003, S. 20-33.

Löcherbach P: Qualifizierung im Bereich Case Management – Bedarf und Angebote. In: Löcherbach P/Klug W/Remmel-Faßbender R/Wendt WR (Hrsg.): Case Management. Fall- und Systemsteuerung in der Sozialen Arbeit Reinhardt, München, Basel 2005, S. 218-248.

Mennemann H: Case Management auf der Systemebene – Aufbau von Netzwerken.- Aufgaben/Modelle, Abgrenzung Fallmanagement, Kompetenzerwerb in Aus- und Weiterbildung. Vortrag vor der Fachgruppe CM der DGS, 01. Februar 2005 in Mainz. Unveröffentlichtes Manuskript 2005.

Netzwerk Case Management Schweiz: Definitionen und Standards CM 2006. http://www.netzwerk-cm.ch/index.php?id=92&F=2 [01.08.2010]

ÖGCC – Österreichische Gesellschaft für Care und Case Management: Grundlagenpapier 2009. http://www.oegcc.at/ [01.08.2010]

Roder A: Betreuungsmanagement. Ein Konzept auf Grundlage des Case Managements. bdbaspkete Heft 79/09.

Richtlinien – Standards und Richtlinien für die Weiterbildung Case Management im Sozial- und Gesundheitswesen und in der Beschäftigungsförderung (DGS/DBSH/DBfK). In: Löcherbach P/Klug W/Remmel-Faßbender R/Wendt WR (Hrsg.): Case Management. Fall- und Systemsteuerung in der Sozialen Arbeit. Reinhardt, München, Basel: 2005, S. 248-260.

Reis C: Case Management als zentrales Element einer dienstleistungsorientierten Sozialhilfe. In: Löcherbach P/Klug W/Remmel-Faßbender R/Wendt WR (Hrsg.): Case Management. Fall- und Systemsteuerung in der Sozialen Arbeit. Reinhardt, München, Basel: 2005. S. 181-198.

Thomas B u. a.: Stellenbeschreibung Pflege-Case-Manager/in. In: Die Schwester/Der Pflege, 42. Jg. 12/03, 2003, S. 933.

Wendt WR: Case Management im Sozial- und Gesundheitswesen. Lambertus, Freiburg i. Br. 1997, S. 152-164.

Wendt WR: Praxis und Weiterbildung: Ansprüche an die Qualität von Case Management. Beitrag zum 1. Qualitätszirkel am 24.09.2004. http://www.casemanager.de/_themes/Wendt.pdf (Mai 2005).

Stichwortverzeichnis

Die fett gedruckten Zahlen beziehen sich auf die Beitragsnummern, die mageren Zahlen auf Randziffern.

Ability Management **10** 1, 8, 11, 15, 22
Aktivierender Sozialstaat **2** 7
Altenheime **13** 22, 23, 24, 28
Altenhilfe **15** 21
Anamnese **4** 22, 23
Anwaltschaft **10** 39
Arbeitsbündnis **1** 29, 44; **4** 18, 19, 26
Assessment **1** 82, 83; **4** 22, 23; **5** 32; **6** 43; **7** 12; **8** 28; **9** 13, 22; **11** 35; **13** 17; **14** 17, 39; **15** 17
Assistenz im CM **1** 40
Augsburger Modell **8** 8
Ausbildung **5** 8, 31; **8** 48; **13** 3; **16** 7, 31, 33, 39

Basisdokumentation **12** 14
Bedarfsgemeinschaft **1** 27; **4** 16
Bedarfsklärung **1** 12; **10** 16
Bedarfsplanung **12** 3
Behandlungspfade **1** 24; **7** 33
Behindertenhilfe **8** 41, 42
Beratung **1** 31, 33, 34, 35, 36, 83; **4** 18; **8** 13; **9** 1; **12** 9; **13** 17; **14** 11, 45, 58; **15** 12; **16** 19
Beschäftigungsförderung **4** 1, 4, 11, 44; **15** 17, 21
Beziehungsarbeit **2** 17, 18, 20; **14** 33
Bildungsbegleitung **1** 26
Bildungsförderung **1** 66
Budgetierung **14** 19, 27
Budgetverantwortung **4** 29; **6** 24; **16** 16
Bundesagentur für Arbeit **4** 1, 3, 6
Bundesverband Bunter Kreis **8** 50
Bunter Kreis **8** 4, 7, 45

Care Management **1** 9, 13, 16; **3** 7; **16** 14, 16, 19, 33
Caring **1** 61, 68; **3** 3, 17, 19
Case Work **2** 3
Continuum of care **1** 36; **3** 4
Controlling **4** 32, 33, 36, 44; **6** 18; **7** 35; **14** 5, 28, 56; **15** 20
Counselling **1** 31, 32, 34

Datenschutz **4** 40
Deinstitutionalisierung **1** 15
Diagnose **1** 82
Diagnosis Related Groups **3** 11; **7** 6
Disability Management **1** 14; **10** 12, 13
Disease Management **1** 58; **3** 16
Dokumentation **1** 87; **4** 44; **9** 32; **10** 16; **11** 40; **12** 14; **13** 17

ECTS **16** 40, 41, 45
Eingliederungshilfe **1** 12
Eingliederungsmanagement **1** 68; **10** 1, 8, 11, 13, 44
Eingliederungsvereinbarung **4** 7, 25, 26
Einzelhilfe **1** 54
Empowerment **1** 41; **4** 16; **10** 22; **14** 33
Entlassungsmanagement **7** 41, 42, 43, 45
ETCS **16** 40
Ethic-Codes **2** 8, 30, 32, 39, 42
Ethik **4** 37; **16** 33
Evaluation **6** 59; **8** 31

Fachlichkeit **1** 58, 60, 78
Fallebene **8** 23
Fallführung **1** 20, 55, 65, 66, 69, 77, 78; **4** 12, 27; **9** 28; **10** 20; **16** 14, 17, 19

Fallgruppen **1** 53, 55
Fallkonferenz **4** 29
Fehlversorgung **12** 8
Forschungsarbeiten **15** 13

Geriatrie **5** 2, 6, 8
Geriatrisches Netzwerk **5** 4, 24
Gesamtplan **1** 67, 85
Gesundheitsmanagement **1** 14; **5** 17, 20, 23
Governance **1** 26, 41
Gruppenarbeit **1** 35

Hilfen zur Erziehung **14** 5, 13, 14, 17, 19, 27, 39, 55
Hilfeplan **1** 84; **8** 29
Hilfeplanung **4** 26
Humandienste **1** 60, 96
Hyperkinetische Störungen **12** 6

Implementierung **1** 17, 90; **7** 3, 14, 22, 24, 26, 31, 49; **9** 9, 25, 36, 39; **13** 28; **14** 15, 22, 45; **15** 4, 7, 8, 20
Informationsmanagement **1** 87
Intake **7** 12, 39, 45
Integrationsmanagement **1** 14
Integrationsplanung **4** 16, 25, 26
Integrationsvertrag **1** 8
Integrierte Versorgung **1** 17, 26, 65, 67; **6** 4; **12** 12, 14
Intervention/Controlling **8** 30
Invalidität **10** 2, 15, 22, 25

Jobcenter **1** 66
Jugendhilfe **1** 46; **14** 1, 12, 13, 14, 18, 25, 38, 54, 60

Klinische Pfade **7** 33, 35, 38, 39
Kompetenz **1** 73, 74, 79, 80, 81; **4** 24, 42; **5** 29, 35; **9** 35; **13** 30; **14** 56
Kontraktmanagement **4** 31; **9** 23
Koordinationsarzt **6** 26, 28, 32
Koordinationsstellen **3** 16
Koordinierungsstelle **5** 24
Krankenhaus **1** 22, 25; **3** 10; **5** 20; **7** 1, 6, 12, 22, 26, 34; **15** 10, 18

Langzeitarbeitslosigkeit **4** 8
Lebensführung **1** 10, 33, 39, 61, 78, 99; **9** 35; **11** 21
Lebenslage **1** 38, 48, 7 15; **9** 23; **13** 3; **14** 4
Leistungserbringung **1** 6
Leistungssteuerung **4** 27, 29; **15** 17
Leitlinien **9** 24, 25, 26; **13** 3
Life management **1** 35

Macht **1** 42, 43
Managed Care **1** 15; **3** 2, 14
Migrationserstberatung **1** 65
Monitoring **1** 67, 86; **9** 21, 22; **11** 39
Multimorbidität **5** 9, 22

Nachsorge **8** 5, 8, 10, 34, 37, 39; **15** 13
Netzwerk **4** 12, 16, 28; **5** 25; **6** 35; **7** 16, 18; **9** 13, 24; **10** 11, 40; **13** 3, 13, 16, 18, 21, 30; **14** 54, 56; **15** 13, 20, 22; **16** 17
Netzwerkarbeit **2** 23, 24, 36
Neues Steuerungsmodell **2** 6

Ökonomie **1** 88, 94, 99
Ökonomisierung **2** 25
Organisationsebene **8** 26
Organisationsentwicklung **1** 9, 13; **7** 26; **9** 24; **14** 44; **15** 20
Outcome **4** 36; **11** 13, 34; **15** 5
Outreach **7** 12

Pädiatrie **8** 1, 22
Patientenschulung **5** 20; **8** 9, 17, 43
Persönlicher Ansprechpartner **4** 7, 43, 46
Persönliches Budget **1** 17, 32, 58, 93; **13** 13
Pflegeberatung **3** 16
Pflegemanagement **1** 14; **3** 6; **11** 46
Planung **1** 84, 85; **9** 17; **11** 47; **14** 5, 14, 55; **16** 18
Prävention **1** 49
Praxisnetz **6** 2, 33
Profiling **1** 82; **4** 6, 26
Prozedurale Fairness **1** 37
Prozessmanagement **1** 22
Psychoedukation **1** 35; **12** 9
Psychotherapie **12** 3, 4, 10

Stichwortverzeichnis

Qualifikation **3** 9; **4** 3, 5, 44; **5** 29; **7** 30; **10** 44; **11** 10, 17; **15** 17, 22; **16** 8, 12, 14, 30, 36
Qualifizierung **3** 18
Qualitätsentwicklung **6** 21; **16** 45
Qualitätsmanagement **5** 34; **7** 28
Qualitätssicherung **4** 44; **9** 25; **16** 10, 40
Qualitätsverbund Bunter Kreis **8** 50
Qualitätszirkel **4** 44; **5** 37; **6** 6; **7** 29; **16** 40

Rehabilitationsmanagement **11** 1, 6, 7, 8, 11, 16, 31
Ressourcenorientierung **9** 24; **10** 1, 11, 21; **13** 33; **14** 59
Reviews **15** 6, 7, 10, 19

Screening **1** 52; **6** 38, 42; **14** 57
Selbstmanagement **1** 32
Servicestellen **1** 67
Sorgeberatung **1** 31, 32, 33, 34
Sozialarbeitswissenschaft **2** 13, 14, 15, 33
Soziale Einzelhilfe **2** 4
Sozialmanagement **2** 23
sozialmedizinische Nachsorge **8** 19
Sozialplanung **13** 14, 16; **16** 19
Sozialpsychotherapie-Vereinbarung **12** 12

Sozialraum **4** 16; **14** 21, 27, 28, 39, 40, 44, 46, 58; **16** 18
Standards **1** 30; **3** 16; **5** 36; **10** 1, 11, 13; **14** 28, 41, 58; **16** 7, 21, 22, 25, 26, 30, 31, 45
Supervision **10** 35; **14** 45
Systemebene **8** 24
Systemsteuerung **1** 9, 20, 24, 26, 77; **4** 49; **14** 10, 34, 54; **16** 13, 14, 18, 19

Überleitung **3** 16
Überleitungsmanagement **5** 33
Utilization Review **3** 7

Verantwortungsteilung **1** 37
Vernetzung **10** 20, 22; **13** 16; **14** 2, 31; **16** 8
Versicherungen **10** 17, 22, 42
Versorgungsplan **6** 36, 44, 46, 55

Weiterbildung **1** 74; **5** 29; **10** 38; **11** 13; **14** 23, 45; **16** 14, 17, 32, 35, 37, 38, 39, 41, 43
Wohnberatung **5** 20; **13** 5, 15, 16, 18, 30

Zertifizierung **1** 63, 74; **4** 5, 43
Zugang **1** 54; **4** 51; **13** 16; **14** 57